Dores Mudas
AS ESTRANHAS DORES DA BOCA

Dores Mudas
AS ESTRANHAS DORES DA BOCA

José Tadeu Tesseroli de Siqueira
Formado em Odontologia
Especialista em Cirurgia Bucomaxilofacial
Doutorado em Ciências pela Universidade de São Paulo
Professor de Graduação com enfoque na Dor Orofacial, no Hospital
das Clínicas da Faculdade de Medicina da Universidade de São Paulo

2008

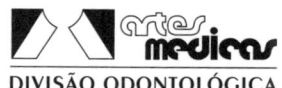

DIVISÃO ODONTOLÓGICA

© 2008 by Editora Artes Médicas Ltda.

Todos os direitos reservados. Nenhuma parte desta obra poderá ser publicada sem a autorização expressa desta Editora.

Diretor Editorial: Milton Hecht

Equipe de Produção
Gerente de Produção: Fernanda Matais
Projeto Gráfico: Mônica Abreu
Capa: Acqua Estúdio Gráfico (Nelson Mielnik/Silvia Mielnik)
Composição e Diagramação: GraphBox•Caran
Impressão e acabamento: RR Donnelley

ISBN: 978-85-367-0069-4

Dados Internacionais de Catalogação na Publicação (CIP)
(Câmara Brasileira do Livro, SP, Brasil)

Siqueira, José Tadeu Tesseroli de
   Dores mudas : as estranhas dores da boca / José Tadeu Tesseroli de Siqueira. – – São Paulo : Artes Médicas, 2007.

Bibliografia
ISBN 978-85-367-0069-4

   1. Boca – Doenças 2. Dor 3. Dor orofacial 4. Odontologia I. Título.

07-8035

CDD-617.60472
NLM-WR 140

Índices para catálogo sistemático:

1. Dor em odontologia   617.60472

Editora Artes Médicas Ltda.
R. Dr. Cesário Mota Jr, 63 — Vila Buarque
CEP: 01221-020 — São Paulo — SP — Brasil
Home Page: http://www.artesmedicas.com.br
E-Mail: artesmedicas@artesmedicas.com.br
Tel: (011) 3221-9033
Fax: (011) 3223-6635
Linha direta do consumidor: 0800-559033

Para Ireninha

O autor

José Tadeu Tesseroli de Siqueira é formado em Odontologia, especializado em Cirurgia Bucomaxilofacial e tem doutorado em Ciências pela Universidade de São Paulo. Foi professor de graduação por muitos anos e dedica-se, nos últimos 20 anos, ao Ensino, Pesquisa e Assistência em Odontologia Hospitalar, com enfoque na dor orofacial, no Hospital das Clínicas da Faculdade de Medicina da Universidade de São Paulo. É autor e colaborador de vários artigos científicos e livros sobre Dor.

Apresentação

A experiência mostra e escritores realçam que não se deve descuidar das pequenas coisas da vida. Este livro, de certa forma, ilustra a ingênua descoberta desse fato. Ficamos confusos quando queixas corriqueiras desafiam o sofisticado avanço da tecnologia médico-odontológica. De repente, certas dores parecem tão estranhas que causam espanto... Emudecem!

Curiosamente, os ganhadores de Prêmio Nobel, Ronald Melzack e Patrick Wall, em histórico artigo publicado na revista Science, em 1965, onde propuseram sua famosa teoria do portão e defendiam a interação neural na percepção do fenômeno doloroso, escreveram: "A estimulação de um único dente resulta na ativação eventual de não menos que cinco regiões do cérebro que incluem o córtex cerebral, a formação reticular e o sistema límbico...", possibilitando a integração sensitiva e afetiva da dor e atestando que é experiência multidimensional, independente da região do corpo em que se origina.

Quarenta anos depois, exames de imagem cerebral confirmam a extensa manifestação provocada pelo estímulo de um único dente. Os cientistas tinham razão; e os pacientes que já sofreram por dor de dente agradecem a explicação da ciência, ela justifica suas sofridas reclamações. Os clínicos, começamos a enxergar além da lesão física. A ciência também vai dando razão a artistas, literatos, filósofos e psicanalistas que se manifestaram sobre o sofrimento causado por dores comuns, como a dor de dente. As artes, a ciência e a filosofia também se expressam no sofrimento causado pelas dores da boca.

As estranhas queixas dos pacientes, o convívio interdisciplinar e a prática do ensino da dor odontológica no meio hospitalar auxiliaram-me a entender na clínica, pelo menos parcialmente, o comportamento dos pacientes com queixas de dor persistente. Assim, descobri que uma dor corriqueira, por ser

.Dores Mudas.
As estranhas dores da boca

corriqueira, pode ser pouco entendida; ao entendê-la melhor descobre-se que, como toda dor, é complexa, como os cientistas comprovam, e tem seu conteúdo sociocultural, como as manifestações artísticas e a nossa própria cultura popular expressam.

Portanto, este livro tenta integrar todas essas peças que formam o todo da dor na boca, justificando na clínica, o que Melzack e Wall disseram. No Brasil, em congresso Latino Americano no ano de 1929, no Rio de Janeiro, dentistas e médicos já discutiam sua perplexidade em relação às manifestações clínicas das dores faciais.

O livro tem quatro partes, independentes e complementares, que contemplam todas as faces da dor clínica. Nelas, inicialmente discutem-se as manifestações da dor a partir da experiência e narrativa do próprio paciente, o sofrimento causado por dores físicas corriqueiras, a ética e a relação profissional-paciente; apresentam-se informações e orientações detalhadas aos pacientes com dor crônica na boca. A seguir discute-se a influência das crenças nas queixas do pacientes e na interpretação dos próprios profissionais da saúde; para isso mergulha-se no tempo e na literatura para conhecer a curiosa história de uma velha dor que influenciou importantes descobertas científicas sobre dor: a dor de dente. Em seguida a dor é apresentada no contexto biopsicossocial, que permite a compreensão da dor total e realça a importância da interdisciplinaridade na educação e assistência às pessoas com dor. E finalmente, são apresentadas as doenças que comumente causam dores da boca; a relação entre dor e saúde bucal e seu impacto no sistema público de saúde.

O livro é permeado por 18 histórias de dor narradas pelos pacientes e descritas de modo a transmitir, minimamente, suas inquietudes e sofridas experiências. A narrativa busca chamar a atenção do leitor, seja o próprio paciente, o profissional da saúde ou qualquer pessoa interessada no assunto, para o contexto biológico, psicológico e cultural em que a dor ocorre. O Brasil tem características socioculturais peculiares e as histórias de dor dos pacientes são testemunhos que ultrapassam os limites de interpretação profissional, meramente técnica, da dor.

Ângelo Maciel enriqueceu o texto com cartuns que refletem criatividade e visão crítica do artista perante o sofrimento desprezado do cotidiano.

Meu agradecimento especial aos pacientes, aos colegas do Hospital das Clínicas de São Paulo pela amizade, convívio e aprendizado recebidos nesses últimos 26 anos. Aos Drs. Wilma A. Simões e Manoel J. Teixeira pela gentileza com que prontamente escreveram, respectivamente, o prefácio e a contra-capa, ao Ângelo Maciel, ao Sr. Milton Hecht, da editora Artes Médicas pelo desafio de editar este estilo de livro e aos familiares e amigos pelo apoio contínuo.

José Tadeu T. de Siqueira

Prefácio

A dor é suprema na hierarquia das sensações e prioritária em qualquer tratamento. Dor tem idade, sexo, profissão, passado e futuro, além de poder ser circadiana, sazonal, ter amizades próprias, como por fatores predisponentes e desprezo por outras, como pela farmacologia que possa eliminá-la. Enfim, ela tem um verdadeiro curriculum disponível para anamnesis, exames clínico e por imagem, entre outros.

Embora com os recursos mais avançados da tecnologia, a dor mais do que o movimento ou qualquer outra manifestação de defesa do organismo é um sentimento complexo no qual, a esperança de encontrar solução e até a culpa, podem estar envolvidas. Esta, muitas vezes surge quando o próprio paciente chega a perguntar se a dor é real ou criação de sua mente. Isto representa uma verdade patente, mas pouco reconhecida, quando o diagnóstico muito difícil leva ao abandono do tratamento.

O cenário atual é de forte desafio a qualquer área médica e odontológica, mesmo com a evolução da Ciência permitindo concentração mais apurada na abordagem da dor e todos os avanços de cada especialidade participante no processo de seu alívio, remissão ou cura. Por outro lado, não deixa de ser difícil a sincronização de toda a equipe de profissionais para reunir todas as possíveis forças para deslindar os mistérios da etiologia e combater a dor. Vale a pena mencionar ainda, as dificuldades constantes da observação prolongada de seu comportamento, como certos casos exigem.

Dores Mudas atinge certeiramente todos esses alvos inclusive o exercício da controvérsia, sumamente promissor para iluminar o aprendizado. *Dores Mudas* mais do que isso, contribui para não girarmos em torno da fogueira redundante das controvérsias não construtivas e ao redor dos eixos esparsos da reciclagem que atrai pela sofisticação, contudo, falha ao pular conceitos básicos.

A análise da dor como causa e efeito de infinitas circunstâncias vem quase sempre rebuscada em decorações fictícias para disfarçar o pouco que dela sabemos. Geralmente essas análises são foscas, cheias de indefinições, vazias de conceitos seguros e amarradas em confusas embalagens. Conseqüentemente estudos são suspensos quando deveriam exaustivamente continuar.

Dores Mudas traz a chave para abrir um horizonte claro, vivo e nítido de respostas a inúmeras perguntas do cotidiano do mundo odontológico, angustiado com o enfrentamento das dores não só de dentes mas, de outras estruturas orais, face e cabeça.

Considerando o substrato cultural que pode influir no índice de tolerância da dor, Dores Mudas mostra que não basta conhecimento científico tornando-se necessário também a mais profunda manifestação profissional de altruísmo.

Dores Mudas é expressão de Ciência, imersa em Arte da comunicação sincera de extraordinária experiência profissional, portanto, banhada em estratégicos raciocínios sobre etiologia, diagnóstico e procedimentos clínicos.

Dores Mudas traz idéias oportunas, preenchendo importantes lacunas do conhecimento. Certamente elas deverão alcançar o ensino e a pesquisa na direção do manejo da dor criando novos marcos na solução de problemas, inclusive abrangendo a Saúde Pública.

O fato de estar na sua terceira edição e carregar abordagens atualizadas não é nada surpreendente. O tempo da leitura é aconchegante e difícil de resistir ao atraente apelo de sua hospitalidade cultural. Não deixem de desfrutar desta maravilhosa oportunidade de conhecer mais, com um mínimo esforço, pelo toque agradável das sutilezas de um método espetacular de aprendizado. Este método é o complexo, simplificado na equação do melhor aproveitamento no menor tempo.

Wilma Alexandre Simões
Mestre em Ciências
São Paulo, 29 de junho de 2007

Sumário

Parte 1 – Ouvindo e orientando pacientes 1

1. As múltiplas faces das dores da face 3
   Introdução. As manifestações de dor e sofrimento no cotidiano.
   Dos filósofos aos clínicos. A linguagem da dor (identificação do
   ser humano). A linguagem das dores da boca (identificação da doença).
   Lições aprendidas com uma velha e conhecida dor. Dores mudas.
   Ouvindo pessoas com dor. Aos pacientes com dor na boca.

2. Dor persistente na boca e na face: O que tenho, afinal? 17
   "Parece tão bem fisicamente". A receita do médico dos faraós.
   Maldição dos faraós ou loucuras dos pacientes? Alguém acredita
   em dor de dente crônica? Dor facial atípica. Conhecer a causa de
   sua dor pode reduzir seu sofrimento.

3. Dor e sofrimento sob o foco de doença "simples" 25
   Dilema profissional e juízos de valor. Dor comum e desprezada.
   Lições do passado, avanço atual e desafios atuais e futuros.
   O todo. Novamente os poetas e filósofos.

4. Dor persistente da face, medo de câncer, medo da
   dor do câncer 33
   O medo do câncer. Medo de doença grave. "Será esta dor um tumor?".
   Dor por bruxismo. "Você não tem nada!". Dor em paciente curado
   de câncer. "Minha boca queima e meu rosto dói". Disfunção da ATM.
   Dor facial como manifestação inicial de câncer. "Minha gengiva
   parece inchada". Dor facial por tumor. O cirurgião-dentista no
   diagnóstico do câncer bucal.

.Dores Mudas.
As estranhas dores da boca

5. Ética e Dor: O impacto das decisões profissionais na vida do paciente 47

Juízos de valor na prática clínica. Ética em pesquisa. Ética e dor na prática clínica. Decisões afetam a boca ou a vida do paciente? "Parece um sonho, mas passou!". Expectativas e complicações nas cirurgias bucais. "Só queria melhorar meu sorriso". A beleza é individual. "Só queria uma pratinha".

6. Aprendendo sobre dentes e boca 61

Cárie dentária. Doença periodontal. A dor de dente. Boca seca e sensação de garganta enroscando. Escovação dos dentes. Implantes dentários. Próteses dentárias. Dor na face e na cabeça e próteses dentais. Cuidados de higiene bucal e manutenção das próteses totais (dentaduras). Aspectos funcionais, estéticos e psicológicos das próteses totais. Recomendações sobre alimentação aos pacientes que têm novas próteses. Relaxamento mandibular e vícios adquiridos com próteses totais. Próteses maxilares ou faciais. Restauração dos dentes: amálgama e resinas compostas.

7. Medo, ansiedade e incertezas frente à dor persistente na boca ou na face: O que fazer? 77

É real a minha dor? Tenho algum tumor? Tirei o dente que doia e não passou a dor. Passei por muitos profissionais e continuo com a mesma dor. Queimação da boca. Neuralgia do trigêmeo. Por que consultar o psicólogo. O fascínio do sorriso. Lições das ruas – A felicidade de um sorriso desdentado. Sentido da vida.

Parte 2 – *Aprendendo com uma velha dor* 85

8. O martírio nas extrações de dente e a descoberta da anestesia 87

Quando o pior era a dor de tratar os dentes. A nova era das cirurgias indolores. Horace Wells, o pai da anestesia. A dor de dente torna-se modelo para avaliar a eficácia de drogas analgésicas.

9. O medo do dentista e a ação analgésica da música 95

Mário de Andrade, música e tratamento dentário. Expectativa da dor, o papel do profissional no controle da dor e os estudos do Dr. Melzack. De Napoleão Bonaparte aos *Doutores da Alegria*. Efeito placebo no controle da dor sem "remédios". Efeito das orações na cura da dor. "Ela curou a minha dor". Quando o medo e o sofrimento não é da dor. "Meu lábio tá estranho".

10. Odontalgias e neuralgias explicam a complexidade das dores faciais 107

A origem das dificuldades no diagnóstico das dores orofaciais. Perturbações orgânicas por dor de dente – um pouco de história. "Que dor de cabeça!" Odontalgias difusas – as cefaléias de causa dental ou falsas cefaléias. Neuralgia do trigêmeo – a falsa dor de dente. "Que choque é este, meu Deus?" "A dor que mudou minha vida". Dores de dente que são falsas neuralgias do trigêmeo. "Nunca tive nenhuma dor, doutor". Odontalgia atípica – a dor de dente fantasma. "Já consultei tantos dentistas e médicos... e agora?"

Sumário

11. Literatura, poesia e psicanálise expressam o sofrimento da boca 129
    "O milagre da dentadura". A dor de dente da poesia de Gregório
    de Matos à psicanálise de Freud. Dor de dente ou dor da alma –
    Quem dói mais? Fernando Pessoa explica. Mal comum a felizes
    e infelizes. Simbolismo de sofrimento na "poesia" de Clarisse Lispector.

12. História e curiosidades sobre o tratamento da dor
    em odontologia 141
    Pierre Fauchard, pai da Odontologia moderna. Tiradentes na poesia
    de Cecília Meireles. Mestre Domingos – De alforriado a ilustre dentista
    no império. Coelho e Souza, pai da odontologia brasileira. Tratamento
    da dor de dente, dos gregos aos brasileiros do sertão nordestino.
    A luta para prescrição de medicamentos pelo dentista brasileiro.
    Santa Apolônia, padroeira dos dentistas: de Dom Quixote à manifestação
    de fé do povo brasileiro. Dentes, estética e dor – práticas que se
    perpetuam. Criação do curso de odontologia no Brasil. A odontologia
    brasileira na atualidade.

Parte 3 – Dor e saúde bucal

13. Dor e Saúde Bucal: A ponta do iceberg 161
    Saúde bucal. "A boca é um espelho". Saúde bucal no Brasil. Breve
    olhar no passado. As dores mais freqüentes dos brasileiros. Cárie,
    a principal causa de dor na boca. Saúde bucal nos pacientes com
    doenças sistêmicas. A dor de dente no panorama social brasileiro.
    "A escova coletiva". O custo da dor de dente. Foco infeccioso dental e
    saúde geral – Das crenças à ciência. Banalização das extrações dentárias.
    Dor orofacial e extração de dentes – possíveis razões.

14. Saúde bucal, dor e as diretrizes do Sistema Único de Saúde (SUS).... 189
    Níveis de atenção à saúde. Níveis de complexidade em Odontologia.
    Dor em Odontologia e níveis de complexidade – sugestões.

15. Educação em dor: Complexidade e desafio interdisciplinar 195
    Dor orofacial. Abordagem da dor nos cursos de graduação.
    Desafios à educação profissional em dor. O diagnóstico da dor
    em odontologia no SUS. A experiência da cirurgia.

16. Odontologia hospitalar: A residência odontológica 203
    A medicina oral. Odontologia hospitalar no Brasil. Residência
    em odontologia hospitalar: experiência brasileira de 20 anos.
    As interfaces profissionais.

Parte 4 – Entendendo dor e as dores da boca 211

17. A face! Características e representação no cérebro 213
    Inervação da face e o nervo trigêmeo. Mucosa oral e sensibilidade.
    Articulação temporomandibular (ATM). Músculos da mastigação,
    funções e dor. Aparelho mastigatório. Oclusão dentária e o
    "ouvido" de Beethoven.

.Dores Mudas.
As estranhas dores da boca

18. O dente! O que é e como se relaciona com o organismo humano 221
    A relação do dente com o cérebro e com o organismo. Polpa dentária. Como a dor de dente se irradia. A dor pulpar. Periodonto – A articulação do dente com o osso maxilar. Dor periodontal.

19. O modelo biopsicossocial da dor 227
    "Doutor, esta dor me deixa triste". O paciente. As doenças. A dor. Mecanismos biológicos das dores faciais. A face. Modelo biopsicossocial de doença.

20. Dores orofaciais: As dores da boca e da face 239
    Classificações em dores orofaciais. Diversidade de dores. A semiologia da dor orofacial. "Agora só dói a boca e o rosto". Avaliando o todo. Estranhas dores da boca. Dor de dente – "cefaléia dentária" – odontalgia atípica – dor de dente fantasma. Disfunção da ATM ou dor por disfunção mandibular. Bruxismo do sono. Bruxismo, o que é isso? Bruxismo do sono e dor de cabeça crônica. Neuralgia do trigêmeo. Síndrome de ardência bucal – a queimação da boca. Dor do câncer bucal. Dor facial atípica / Odontalgia atípica. Dores referidas à boca e face. Dor nos dentes, boca ou maxilares decorrentes de doenças sistêmicas.

21. Conclusões 257
    Quanto à relação paciente-dentista. Quanto à história. Quanto ao sofrimento por dor corriqueira. Quanto à integridade do organismo humano. "O caminho da dor é o amigo."

22. Referências 263

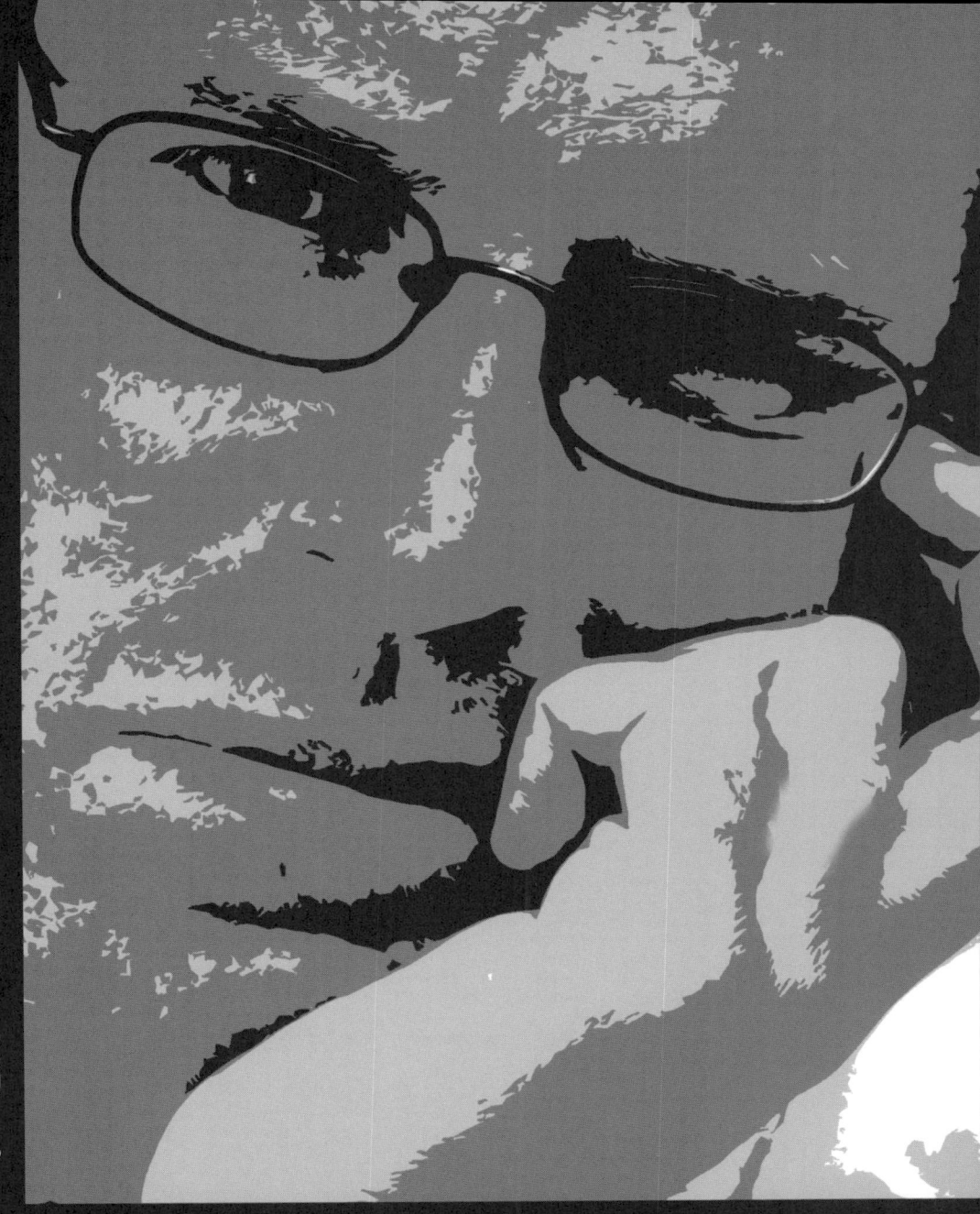

.Parte 1.

Ouvindo e orientando pacientes

… Parte 1 .

.1.
As múltiplas faces das dores da face

> *"Curae leves loquuntur, ingentes stupent."*
> *"Dores leves exprimem-se; as grandes calam-se."*
> Sêneca.

Introdução

Este livro fala de doenças "banais" do nosso dia-a-dia e de dores "esquisitas" imersas em um universo de dores corriqueiras. As dores "esquisitas" compõem a *face* pouca conhecida, e meio enigmática, de um expressivo grupo de pacientes com dor crônica; recebem a denominação genérica de dores crônicas orofaciais. As doenças "banais" causam algumas dores esquisitas e muitas dores corriqueiras, como as dos dentes, que são velhas conhecidas da humanidade. Historicamente, a compreensão dessas doenças e suas dores ajudou a decifrar parte dos mistérios desse complexo fenômeno humano da *dor*; porém, ironicamente, continuam sendo um grave problema de saúde pública. E não apenas nos países pobres ou em desenvolvimento. Pois é, "as dores da boca" são o substrato deste livro.

.Dores Mudas.
As estranhas dores da boca

Curiosamente, entender algumas dessas dores "esquisitas" remete a compreender, primariamente o dente, que é o órgão sede das "doenças banais", bem como os mecanismos biológicos pelos quais interage com as demais estruturas da face, do crânio e do organismo em seu todo. O dente ajuda a desvendar a própria história da humanidade, como mostram os estudos antropológicos, mas no cotidiano, a despeito do sofrimento que causa, ainda não é totalmente reconhecido sob o aspecto de saúde.

Para complicar nossas vidas, nenhuma dor física está só; acompanha-lhe o fiel parceiro *sofrimento*. Este pode ser subestimado quando a doença é considerada mais simples, *banal* ou ser supra-estimado quando temos dificuldade de identificá-la. Fazer uma reflexão sobre sofrimento e dores da boca, sejam "esquisitas" ou corriqueiras, é um dos objetivos deste livro.

Portanto, aqui não se fala de técnicas sofisticadas, e maravilhosas, diga-se de passagem; mas desse universo de pacientes, de seus atônitos familiares, de alguns boquiabertos profissionais da área da saúde e das surpresas que dores corriqueiras nos aprontam. Principalmente quando se trata dessa pequena região do corpo humano chamada boca. O livro foi escrito para lembrar que essas dores, e as doenças que as causam, também existem; e de forma tão presente como as existências que nos são lembradas por filósofos e cantores populares*

Além disso, dor e sofrimento são temas freqüentes de escritores, poetas, filósofos, psicólogos e médicos, mas raramente dos dentistas, embora o sejam de seus pacientes. É hora de ouví-los. É possível que seu apelo seja um grito de alerta aos jovens profissionais das áreas da saúde, e, com certo ceticismo, aos responsáveis pelos cursos de graduação que endeusam a tecnologia e negligenciam a formação humana. Os manequins usados nas faculdades são ótimos para ensino das técnicas operatórias; são indispensáveis para desenvolver a habilidade no manuseio de instrumentos pequenos e delicados; entretanto, os consultórios são freqüentados por pacientes que falam, se mexem, sentem e reclamam. Precisamos entendê-los, minimamente, para saber o que exatamente eles procuram... e necessitam.

Diz-se que quem tem boca vai a Roma, mas nem todas as bocas sabem informar exatamente onde fica Roma. Então, toda ajuda é desejável.

As manifestações de dor e sofrimento no cotidiano

Imagine que em certo dia de suas férias você caminha despreocupadamente por uma praia deserta de Guaratuba, litoral sul do Paraná, quando se depara com a curiosa frase: "AS MAIORES DORES SÃO MUDAS", rabiscada em

---
*René Descartes e Roberto Carlos

Parte 1
As múltiplas faces das dores da face

enorme pedra próxima ao mar (**Figuras 1.1A-B**). Ela o absorve. Em parte pela lembrança da tragédia humana que simboliza; em parte porque você estuda e trata pacientes com dores na boca, mas também pelo local em que está escrita. Você fica imaginando, quais seriam as razões dela estar ali, e divaga: seriam lembranças, na solidão de alguém que fita o mar imenso, no princípio de uma noite qualquer? Resignação? Uma triste e dolorosa notícia? A perda de um ente querido? O fim de um grande amor? O momento de reflexão de um jovem estudante de filosofia ou apenas a transcrição de uma enigmática frase lida em um almanaque qualquer? Quem saberá ... Passam-se os segundos, e você se dá conta do som rude e repetitivo do mar às suas costas, e percebe que nem o barulho tem a força de alterar nosso estado de espírito. Agora, já no auge da divagação, ao fitar no horizonte o mar imenso encontrando-se com o céu azul, tem a estranha sensação de sentir a solidão da pessoa que escreveu a frase. Mas, como dizem poetas, filósofos e cientistas, o sentir é individual...

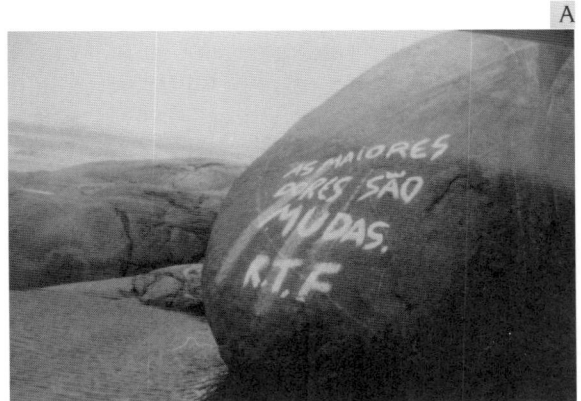

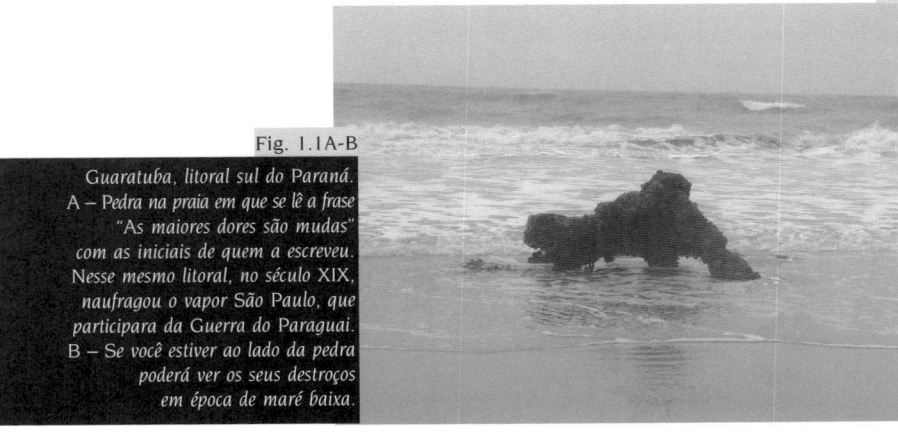

Fig. 1.1A-B
Guaratuba, litoral sul do Paraná.
A – Pedra na praia em que se lê a frase "As maiores dores são mudas" com as iniciais de quem a escreveu. Nesse mesmo litoral, no século XIX, naufragou o vapor São Paulo, que participara da Guerra do Paraguai.
B – Se você estiver ao lado da pedra poderá ver os seus destroços em época de maré baixa.

.Dores Mudas.
As estranhas dores da boca

você está sob influência da frase... divagando... A culpa é daquele trapezista que, segundo Machado de Assis, "habita nossa mente e vive a dar cambalhotas". Creio que louca e perigosamente. Afinal:

> "...O Universo pode viver e trabalhar e fazer planos
> Finalmente convertido em Deus dentro da mente do homem."
> J Huxley (1926).

Curiosamente, talvez pura obra do acaso, ou a confirmação do destino, você descobre que nesse mesmo mar, há cerca de 100 anos, ocorreu o naufrágio da Fragata São Paulo. Ela participara da Guerra do Paraguai e retornava ao Rio de Janeiro. Seu comandante era o marido da famosa cantora Chiquinha Gonzaga. Contam que em uma manhã fechada por espessa neblina ela encalhou nos baixios, próximos à praia, e os gritos desesperados de susto, ou de dor, de cerca de 600 pessoas ecoaram pelas encostas, atraindo a atenção dos pescadores. Tem uma placa na orla da praia, fixada em outra pedra, que relembra o fato e atrai a curiosidade de quem por ali transita. Ao lado dela o grito silencioso da frase escrita à mão: "As maiores dores são mudas" (**Figuras 1.1B**).

Você imagina que se a pessoa que rabiscou a frase permanecesse sentada ao lado da pedra, por alguns minutos, distraidamente, dificilmente alguém lhe identificaria a razão desse gesto, talvez nem viesse a saber que fora ela quem escrevera a frase, independente da tristeza que a invadisse. Mas que os gritos dos náufragos despertariam a sensação de alerta, seriam um pedido explícito de socorro e a motivação imediata de auxílio.

No silêncio do indivíduo da pedra, apenas a frase expressaria o seu sofrimento; e se não houvesse frase alguma? Pois é, graças aos latinos, inspirados na tragédia grega, ela existe e lembra que o sofrimento nem sempre se expressa facilmente, ou totalmente, embora sempre exista. Já os gritos dos náufragos traduziriam a expressão máxima, e momentânea, dos seus sentimentos; se estivéssemos próximos certamente compreenderíamos o que estava acontecendo e, talvez, tentássemos dar alguma ajuda. Ao mesmo tempo, nesta cena é possível que você identificasse apenas uma tragicomédia latino-americana, à brasileira, com um final previsível.

Nesse enlevo, você se surpreende por identificar diferentes formas de expressar a dor, no mesmo local, em dois tempos distintos da vida humana. A frase da pedra, e as cenas do naufrágio, lhe despertam a lembrança inevitável de que somos herança do passado, e, talvez, parte inseparável de uma razão universal, conforme a doutrina filosófica da qual se originou. É, pensa, será mesmo que tudo se repete? Você não deixa de pensar que

Parte 1.
As múltiplas faces das dores da face

a frase também simboliza a existência da boca e você identifica nesta estrutura a expressão dos sentimentos, nas duas cenas. Calada na primeira, escancarada na outra.

Aí você recorda que: "sofrimento é a ameaça à integridade do ser e requer distinção entre os níveis de ameaça percebida"[1].

Neste momento você volta a si, ouve o barulho hipnótico das ondas, olha ao redor e pensa no seu pequeno universo profissional. Afinal, ele se enquadra em alguma parte dessa razão universal. Como você trata pacientes com dor, você não consegue deixar de fazer uma associação e se perguntar: de quantas formas diferentes nossos pacientes expressam suas dores? Consegue-se identificar todas elas e a principal em cada um deles?

Afinal de contas, podem ser muitas as faces da dor.
E nas dores da face, quantas serão?

Dos filósofos aos clínicos

A frase da pedra e as divagações que ela motiva levam involuntariamente a pensar em alguns pacientes que se queixam de estranhas dores nas suas bocas, e que deixam desconcertados os dentistas e os médicos que os atendem. Essas ilações lembram outra frase do especialista americano, o Dr. John Ingle[2], que escreveu um excepcional livro de odontologia, e que diz em seu prefácio:

> "Seria ridículo afirmar que as idéias contidas neste texto são nossas ou são originais. Não há nada de realmente novo sob o sol odontológico".

Filosoficamente temos de concordar sobre a vastidão do conhecimento atual, inclusive já reconhecido pela própria inspiração bíblica dessa afirmação, e de que nem sempre é fácil distinguir o velho em sua roupagem nova: é o emaranhado do conhecimento.

A frase da pedra "as maiores dores são mudas", é filosófica, desperta emoção e traduz algo do sofrimento humano, enquanto a frase do "sol odontológico" dá noção do avanço científico em que vivemos, e do conhecimento que o mundo atual crê dominar, sob o aspecto de pura técnica. O "sol odontológico" reflete o conhecimento técnico, indispensável ao tratamento de doenças, mas, ao se falar de doentes, não se pode esquecer também de sentimentos.

.Dores Mudas.
As estranhas dores da boca

Na verdade, nestes últimos 40 anos, a tecnologia em Odontologia e Medicina avançou de forma impressionante, como em todos os setores da vida humana. Mas, em se falando de dor, se não há nada novo, por qual razão ouvimos e vemos pacientes repetindo as mesmas queixas, a despeito da diversidade de profissionais que consultaram, e da técnica aprimorada que dominamos?

Em dor, o avanço científico sobre seus mecanismos neurais, sua genética e a própria dinâmica do cérebro foram incríveis. Mas na clínica ainda persistem muitas dúvidas, particularmente a nossa incompreensão sobre alguns pacientes dos quais pensamos decifrar suas dores. E, neste caso, creio que pensamos acentuadamente sob o aspecto físico ou orgânico, na maioria das vezes. Será que isto é possível? No laboratório experimental o conhecimento adquirido é extraordinário, mas lá ele está isento das crenças, do sofrimento e das interações sociais que acompanham os pacientes que nos consultam.

É, é possível que o Dr. Ingle tenha razão e que não haja nada novo neste nosso "sol". Mas então, o que esse "sol" precisa nos mostrar para resolvermos os problemas de alguns pacientes com dor persistente ou crônica? E se imaginarmos que nesse "sol" está oculto o recado que a frase da pedra nos dá? Então?

Então... ora, comecemos a "ouvir" os filósofos e os escritores, pois ajudam a compreender o sentir. Talvez nos estimulem a refletir sobre o uso obsessivo de técnicas rebuscadas, certamente úteis, mas que nem sempre curam. Talvez auxiliem a compreender melhor todas as faces da experiência de ter dor, incluindo os aspectos éticos da relação entre pessoas completamente diferentes entre si e que, na maioria das vezes, não passam de estranhos.

Na clínica precisamos nos preparar para identificar todas as possíveis faces da dor.

A linguagem da dor (identificação do ser humano)

A dor é um fenômeno curioso e a comparam à beleza[3]. Dor e beleza, simbolicamente parecem ser diametralmente opostas, mas afinal, o que elas têm em comum? Possivelmente o fato de serem manifestações individuais, representarem fenômenos multidimensionais complexos e dependerem da memória. Ao mesmo tempo, é possível que o culto à beleza tenha surgido como compensação ao sofrimento e à dor, como especula o filósofo italiano Domenico de Masi[4]:

Parte 1.
As múltiplas faces das dores da face

> "A evolução do animal ao homem é uma passagem muito lenta: dura oitenta milhões de anos e ainda não se concluiu. Dessa evolução também fazem parte a descoberta da eternidade (como compensação para a morte) e a descoberta da beleza (como compensação para a dor)".

Felizmente a ciência está desvendando, gradativamente, os fenômenos biológicos da dor. Mas, infelizmente, na clínica nem sempre a manifestação desses fenômenos é claramente identificada. Certamente precisamos fazer uma leitura objetiva dos sinais da dor, de forma a reduzir o subjetivismo da interpretação profissional, se é que isso é possível. A linguagem da dor é a expressão da atividade biológica, mas também é cheia de simbolismos que identificam cada indivíduo. Afinal, como diz a Associação Internacional para o Estudo da Dor (IASP)[5]: *"dor é uma experiência sensitiva e emocional desagradável..."*

Curiosamente, o homem persegue o entendimento do universo, macro ou micro, imaginando uma leitura da imensidão de seus sinais. E os sinais que acompanham a dor, serão tão difíceis de ler? Em 1973, o Dr. Melzack[6] já falava de uma leitura da dor que nos permitisse entender os relatos subjetivos dos nossos pacientes. De forma simplista, comparemos essa leitura a outras leituras, que no dia-a-dia nos desafiam. Muitas delas pareciam ser unicamente estéticas, desprovidas de sentido organizado, como: os símbolos do homem das cavernas, os hieróglifos egípcios, a escrita maia e tantos outros exemplos. A própria célula, a unidade da vida, tem sua linguagem que está sendo desvendada gradativamente. A escrita oriental ainda parece sem sentido aos ocidentais, a despeito de ser milenar e em uso corrente.

Assim, o alfabeto da dor pode ser de difícil leitura algumas vezes, e nas dores consideradas "mais simples." Também temos dificuldade de reconhecer a expressão do sofrimento e distingui-la claramente da causa física da dor (a doença); além de nem sempre identificarmos, no todo da dor, as suas peculiaridades. Outras vezes é a expressão clínica mais evidente da dor que chama nossa atenção e nos confunde. Por isso é que os gritos dos náufragos chamam mais a atenção que o indivíduo pensativo, sentado em uma pedra à beira mar, onde se lê: *as maiores dores são mudas*. Aqui não se discute a atenção que ambos merecem.

Talvez essas sejam algumas das razões pelas quais estudiosos em dor, como descrito no brilhante texto do próprio Dr. Ingle, sugiram que paciência é outro ingrediente indispensável para se fazer a leitura da dor expressa pelos nossos pacientes.

A guisa de ilustração, um exemplo curioso de leitura difícil, mas possível, é a própria palavra *paciência* em dialeto chinês (Figura I.2). Sem sentido para a maioria dos ocidentais, mas cheia de simbolismos para aqueles que a conhecem.

.Dores Mudas.
As estranhas dores da boca

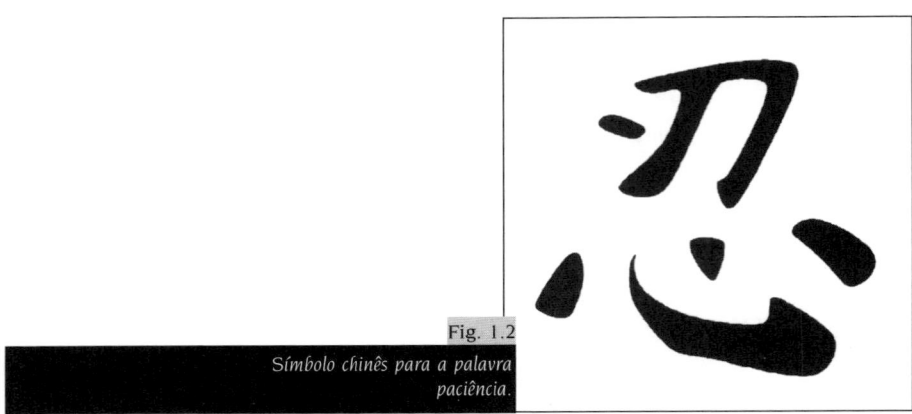

Fig. 1.2
Símbolo chinês para a palavra paciência.

Nas queixas de dor teremos de identificar seus estranhos, e aparentemente confusos, dialetos biológicos. Certamente não é tarefa fácil, mas é possível, sem dúvida.

A linguagem das dores da boca (identificação da doença)

A população em geral, e muitos profissionais da área de saúde, desconhece a variabilidade das dores na boca e na face, muito menos conhecem seu impacto, psicológico e social, na vida dos doentes: dor de dente, neuralgia do trigêmeo, ardência bucal, dores faciais atípicas e as dores de cabeça proveniente dos músculos da mastigação ou da articulação da mandíbula (disfunção da ATM) são partes desse micro universo.

O câncer bucal causa dores fortes e abate emocionalmente o doente, muitas vezes confunde-se com uma inofensiva afta, ou com uma *simples* dor de dente. Uma *simples* dor de dente pode decorrer da cárie dentária, de uma enxaqueca, da dor cardíaca, de um tumor ou ser a expressão clínica de doença psiquiátrica.

A dor na *boca* pode ser provocada por doenças sistêmicas como a leucemia, pode variar de intensidade leve a excruciante, localizar-se em um único dente ou espalhar-se pela cabeça, pescoço, tórax e até pelo corpo.

As mulheres que entram na menopausa e se queixam de terrível ardência bucal são ouvidas incredulamente; e desacreditadas por maridos, filhos e mesmo por seus médicos ou dentistas. Sofrem quietas, sem saberem claramente o que têm. Sensação de loucura... ou medo da loucura....

.Parte 1.
As múltiplas faces das dores da face

Enfim, quantas são as doenças da boca, como identificá-las e como reconhecê-las quando se manifestam pela queixa de dor?

> A variabilidade das dores da boca exige uma compreensão ampla desse pequeno segmento do corpo humano.

Lições aprendidas com uma velha e conhecida dor

Como falar da boca sem lembrar que das suas dores destacam-se as dos dentes. Famosas pelo sofrimento que causam, e expressado de maneira impressionante algumas vezes. Um excepcional exemplo do sofrimento provocado pela dor de dente, e expresso artisticamente, vem de artista anônimo do final do século XVII[7]. Ele esculpiu em marfim a réplica de um dente molar dividido em duas metades, colocadas lado-a-lado. No interior de cada metade ele representou o sofrimento do mal dos molares: à esquerda vê-se um homem sendo engolido por uma cobra e à direita homens sofrendo os tormentos do inferno (**Figura 1.3**). De certa forma essas imagens são manifestações simbólicas da cultura cristã e, coincidentemente, ou não, elas representam um verdadeiro inferno de Dante, embutido dentro de um dente, de onde vem a tortura que aterroriza os homens.

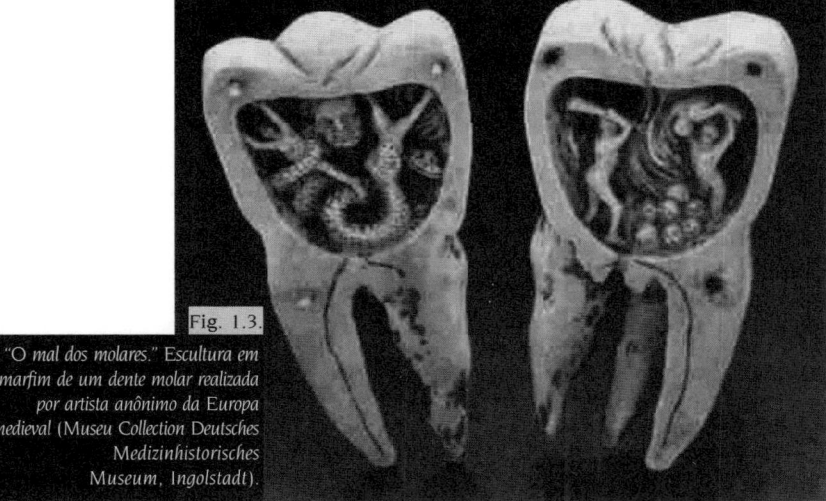

Fig. 1.3.
"O mal dos molares." Escultura em marfim de um dente molar realizada por artista anônimo da Europa medieval (Museu Collection Deutsches Medizinhistorisches Museum, Ingolstadt).

.Dores Mudas.
As estranhas dores da boca

Creio que este é o símbolo mais forte que traduz a brutalidade do sofrimento causado por dor de dente. Mal antigo e universal, mas que é, felizmente, possível de controlar e curar nos dias de hoje.

Pode-se dizer que este livro é composto por ensaios sobre a dor de dente em seus aspectos histórico, cultural, biológico e científico. Sendo a mais comum dor da face, também considerada uma das dores mais comuns do corpo humano, ela varia do previsível ao desconcertante; da despreocupação à incapacitação; muitas vezes é esquisita e curiosa; debilita, incapacita e causa sofrimento. Entender a dor crônica da boca e da face (orofacial) torna implícito o entendimento desta estrutura banal, o dente, que segue, par e passo, a própria história da civilização humana.

Além disso, dor de dente é a expressão primeira de um grave e crônico problema de saúde pública: a infecção dos dentes (cárie e doença periodontal). Onera o indivíduo, sobrecarrega os serviços públicos, confunde-se com outras dores faciais e tem forte impacto econômico e psicológico nas esferas familiar e social.

Talvez, por essa razão, algumas importantes descobertas científicas sobre dor foram realizadas estudando esse pequeno órgão. É o caso da anestesia e de alguns aspectos afetivos e cognitivos da dor. Melzack e Wall (1965)[8] em seu artigo clássico sobre os mecanismos de dor, que os levou ao prêmio Nobel de Medicina, destacam que *"o estímulo de um único dente é capaz de desencadear uma seqüência de eventos em todo o cérebro de quem o sente"*. Têm razão, e a tecnologia atual que permite obtenção de imagens cerebrais comprovam esse antigo e reconhecido fato[9].

A dor de dente integrou-se ao imaginário popular e à própria literatura universal. O dente como estrutura viva, quando despertado é como uma pequena e terrível campainha escondida no recôndito da boca, oculta pela cortina dos lábios, que ao disparar cria um alerta no cérebro do indivíduo que o desassossega.

Entender o dente, suas doenças e as manifestações variáveis de sua dor é indispensável para entender as dores da boca.

Dores mudas

Estranhas dores da boca. Estranha estrutura, a Boca. Abriga funções indispensáveis à vida e expressa nossas emoções mais íntimas. O paradoxo, é que essa mesma boca parece não conseguir exprimir seu próprio sofrimento. Por isso, inspirado na frase da pedra, creio que algumas dores da boca são

.Parte 1.
As múltiplas faces das dores da face

"*DORES MUDAS*", não porque elas se calam, ou que sejam grandes, como disse o filósofo, mas porque não se fazem ouvir, são gritos silenciosos e não têm eco, nem respostas; causam apenas espanto, incredulidade e indiferença. Não expressam o sofrimento de quem as sente.

> É como se os pacientes "escrevessem" a frase na pedra; nós a lemos, mas nem sempre os percebemos. Em compensação os gritos dos náufragos chamam a atenção, inevitavelmente.

Ainda bem que existem os filósofos que em sua lucidez, novamente, agora talvez com um fiapo de romantismo, como Edgar Morin[10], renovam a esperança ao lembrar-nos fatos cotidianos, intrínsecos ao viver:

> "A boca é algo verdadeiramente extraordinário, algo aberto para o mitológico e o fisiológico. Esquecemos que esta boca fala, e o que há de muito belo é que as palavras de amor são seguidas de silêncios de amor".

O nosso cérebro é testemunha disso, pois a boca destaca-se na região do córtex cerebral, sensitivo e motor (**Figura 1.4**), fato que demonstra sua importância e necessidade para a vida, pelo menos até o presente momento da evolução animal. No futuro, quem o saberá exatamente? Afinal, são tantas as interferências do homem na natureza, incluindo a sua própria, que é possível que ele mude a sua própria boca. Que dela reste pelo menos a lembrança e o romantismo que é nossa admiração, e desafio atual.

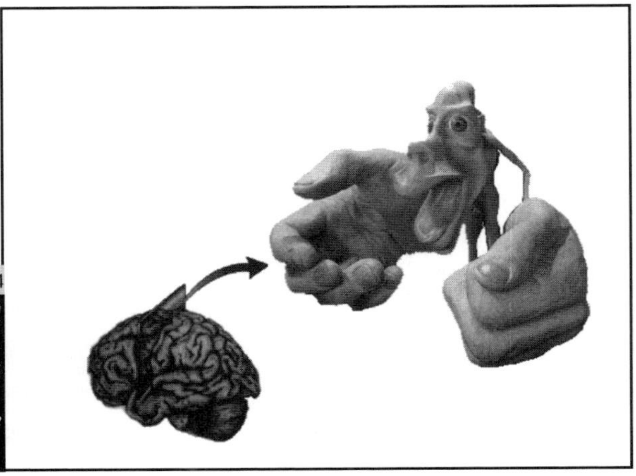

Fig. 1.4
Representação cerebral do terço inferior da face. Observe que a face e as mãos têm enorme representação, o que indica abundante inervação e requintadas funções.

.Dores Mudas.
As estranhas dores da boca

Ouvindo pessoas com dor

Creio que é desafio deste livro refletir sobre o paciente, como substrato físico, psicológico e social da dor, quando ele sofre por dores corriqueiras, como as de dente, ou "esquisitas" como algumas dores da face, e cronicamente. Não é tarefa fácil, pois outro grande desafio é o combate às crenças que criam rotinas viciadas dentro das quais fomos treinados e que, felizmente, começam a ser revisadas. O desafio maior da clínica é saber do que exatamente o paciente se queixa e tratá-lo como gostaríamos de ser tratados, caso estivéssemos em seu lugar, pois quando se é paciente somos semelhantes: preocupados, frágeis, dependentes e confiantes em quem nos atende.

Embora o tema deste livro seja a dor, sua mensagem não é triste, depressiva ou negativa. Pelo contrário, procura mostrar de forma leve o cotidiano da dor na boca, as curiosidades sobre algumas dessas dores, o drama de alguns pacientes, o universo social brasileiro em que isso acontece e as raízes históricas de algumas crenças sobre dor nessa região. Inclui orientações aos pacientes com dor persistente na boca e esclarecimentos sobre a boca e os dentes.

Faz também uma análise crítica sobre a formação profissional em dor e sobre a importância do ambiente hospitalar para o convívio interdisciplinar dos profissionais da saúde. É esse ambiente que facilita o contato do estudante, ou jovem profissional, com a complexidade de alguns doentes (doenças) dentro da realidade social que nos cerca.

Ressalta a importância do Sistema Único de Saúde e a necessidade de adequar recursos humanos para os diversos níveis de complexidade das doenças e de doentes que têm dores *simples* na boca. Neste contexto, um breve capítulo sobre Ética, Dor e Sofrimento, indispensável aos profissionais da saúde, complementa nossa viagem por este mundo da dor orofacial.

Cada capítulo foi introduzido por uma frase da literatura brasileira ou universal com o intuito de discutir seu conteúdo de forma global, expressando a complexidade em que vivemos e sentimos dor, inclusive da boca. É a forma de expressar a amplitude do mundo em que vivemos em contraposição com a formação tradicional do dentista: isolado, fechado em quatro paredes, como um *frágil* todo-poderoso, muitos vezes formado com a sensação de que deve decidir sozinho sobre assuntos tão complexos.

O poeta brasileiro Olavo Bilac escreveu a poesia bem conhecida entre nós, aprendida nos bancos escolares, *"Ouvindo estrelas"*. Eis alguns dos seus versos:

"Ora (direis) ouvir estrelas! Certo Perdeste o senso!...
... Que sentido Tem o que dizem, quando estão contigo?"
... Amai para entendê-las! Pois só quem ama pode ter ouvido..."

.Parte 1.
As múltiplas faces das dores da face

Não me leve a mal o poeta, admiro sua poesia, mas sem parecer ingênuo ou caridoso, creio que a mensagem desses versos, simbolicamente, despertam a importância para a arte da atenção, dar atenção a alguém que precisa ser ouvido.

Os poetas são pessoas sensíveis, então... que tal ouví-los? E se ouvíssemos os pacientes?

Talvez em queixas crônicas de dor, esse seja o caminho para despertar o esperado "olho clínico" que existe em cada um de nós. A narrativa de dor enriquece a história do paciente e permite reunir detalhes que ajudam a desvendar o complicado novelo das suas queixas.

> *O mundo em que vivemos é multicultural e multiprofissional, e exige o interdisciplinar. E é neste contexto que conseguiremos aglutinar o máximo de ensinamentos, e experiência, para ultrapassar os desafios do dia-a-dia na complicada tarefa de ouvir e tratar pacientes com dor.*

Aos pacientes com dor na boca

Creio que é oportuno lembrar àqueles, que em certo momento de suas vidas, tornaram-se *pacientes*, muitos sem entenderem bem as suas *doenças de dor na boca*, que em cada época de avanço do conhecimento humano, de certa forma, nós seres humanos somos *cobaias do nosso próprio tempo*. Sempre que nova técnica, novo procedimento cirúrgico ou novo medicamento é introduzido, por mais ética e cuidadosa que tenham sido as etapas iniciais da pesquisa, eles sempre trazem riscos intrínsecos, ainda desconhecidos.

Por outro lado, muitas dores da boca, por mais *familiares* que pareçam, ainda não são completamente compreendidas por clínicos, professores e cientistas.

Certamente, em futuro próximo, os pacientes com estas queixas não perderão anos de suas vidas com incertezas e angústias, recebendo procedimentos desnecessários, ou iatrogênicos, sem saberem exatamente qual é a sua doença, se é possível tratá-la ou se é grave, embora lhes cause grande desconforto. Esta é a mensagem positiva que quero transmitir a todos eles, em reconhecimento à paciência e confiança que depositam nos profissionais da área da saúde.

.2.
Dor persistente na boca e na face:
O que tenho afinal?

> *"Pois meus olhos não cansam de chorar*
> *tristezas, que não cansam de cansar-me;...*
> *... nem deixe o mundo todo de escutar-me,*
> *enquanto me a voz fraca não deixar.*
> *...ouçam a longa história de meus males,*
> *e curem sua dor com minha dor;*
> *que grandes mágoas podem curar mágoas".*
> Camões.

Estes versos de Camões talvez ilustrem a epopéia de alguns pacientes com longas histórias de dores em seus corpos. Dor crônica afeta a vida da pessoa que a sente, de forma profunda muitas vezes. Além da lesão física, que causa a dor, que os profissionais da saúde foram treinados a entender, ocorrem alterações emocionais, insatisfações com os resultados dos tratamentos, frustrações e um leque de problemas que decorre da própria dor e, por outro lado, acaba se interligando com os problemas diários da vida, que continua.

Dores na boca têm inúmeras causas: a dor de dente é freqüente, a dor de garganta não é novidade e as aftas incomodam e muito. São dores corriqueiras e não são novidades para dentistas e médicos; fazem parte do nosso dia-a-dia, e, em sua maioria, são bem conhecidas e respondem bem aos tratamentos disponíveis. O que pensar quando a dor dessa região não responde

.Dores Mudas.
As estranhas dores da boca

aos tratamentos convencionais, não é bem identificada, passa a ser crônica e parece que não tem cura? Clinicamente encaixa-se no mesmo contexto de dor crônica descrita, mas, seguramente, trará insegurança ao paciente que não consegue imaginar que a boca possa lhe causar tão prolongado desconforto e sofrimento. Afinal, a boca abriga estruturas orgânicas nem sempre consideradas indispensáveis à vida e, em geral, suas doenças são consideradas de fácil tratamento.

Um bom exemplo, que parecerá estranho a muitos, é a própria dor de dente. É certo que os dentistas têm fama milenar, nem sempre tão boa, pois despertam ansiedade e medo: medo da dor, medo do tratamento, medo! Mas há compensação, pois, em geral, ir ao dentista significa também ficar livre da dor. Ainda que, na pior das hipóteses, você acabe com um dente a menos. Assim, embora nem sempre seja atraente ir ao dentista, pode ser benéfico e tranqüilizador. O problema começa quando a dor de dente, ou que você julga ser de dente, não cessa, mesmo após prolongado tratamento dentário e, outras vezes, até após diversos tratamentos médicos.

Imagine qual seria seu comportamento na seguinte situação:

"Parece tão bem fisicamente"

"Maria teve fortes dores nos dentes; naturalmente foi ao dentista e está em tratamento... há cinco anos. Não refere melhora expressiva, embora já tenha removido 3 dentes; diga-se de passagem que antes de perdê-los passou por exaustivos tratamentos. "– Tudo inútil, doutor, parece até que piorou." Para não ficar com um vazio na boca, seu dentista fez-lhe uma prótese, a qual não consegue usar, pois tem a sensação que ela piora a sua dor. Vira-e-mexe lá está a sua dor... dos dentes, mas estes já não estão mais na sua boca! Parece dor fantasma! A dor espalha-se pela cabeça e a deixa muito, muito nervosa. E surge bruscamente, é fraquinha no início, mas depois... depois avoluma-se, como se fora um balão inchando, que depois arrebenta e espalha seus pedacinhos por toda a cabeça.

Resolveu parar de mexer nos dentes. Atualmente está em licença no trabalho na busca de solução para esse problema. Lembra que no início as dores eram mais espaçadas, hoje em dia não fica um dia sem dor; inexiste melhora a despeito de ter consultado inúmeros dentistas, médicos e 'até', frisa, psicólogos. As dores persistem, desesperam-na; está abalada emocionalmente. Recentemente recebeu sugestão para operar o nervo trigêmeo. Tem dúvidas sobre o que fazer. Refere que "– quando tenho dor em qualquer outra parte do meu corpo não tenho preocupação exagerada, pois escolho o especialista, passo pela consulta e resolve-se o problema." Era assim também com o dentista,

> *até surgirem estas dores. O pior de tudo – diz ela – é ainda não saber que dor é esta; se é doença grave... ninguém lhe diz exatamente o que tem, apenas lhe dão novas receitas, novos remédios, alguns se repetem; e indicam-lhe novos procedimentos.*
>
> *O habitual, lamenta, é ouvir de todos que é muito tensa e precisa relaxar. Afinal, parece tão bem fisicamente!"*

Você pode pensar que essa senhora consultou maus profissionais; que eles erraram ou que se enganaram nos tratamentos; ou até que não lhe deram a atenção devida. Pode pensar que ela é muito nervosa mesmo; que quer chamar a atenção da família; fugir de outros problemas; ou até que não quer trabalhar. Independente da impressão inicial sobre esta intrigante história, medite sobre o fato de que alguém, por cinco anos consecutivos, fez, espontaneamente, tratamentos que sabidamente são incômodos, e muitas vezes dolorosos e caros, e que podem afetar a estética e até o desempenho social. Afinal de contas, ficar sem dente e não poder usar próteses nem sempre é uma opção pessoal. Os dentes contribuem para a beleza e harmonia facial, e a maioria de nós recusa-se a retirar um dente "bom", a não ser que exista uma forte razão para isso. Talvez seja a desta paciente. Além disso, erros profissionais grosseiros dificilmente se repetem, e, quando ocorrem, alguém os corrige em algum momento da trajetória do doente.

Que tal mudar o foco de atenção, sair dessa busca por algum sinal *visível* da doença, e refletir sobre as relações entre pacientes e profissionais da saúde, das suas crenças e interpretações pessoais, principalmente quando não há melhora da dor, a despeito dos esforços despendidos:

> *"Profissionais da saúde podem divergir quanto às explicações sobre a narrativa da dor com os seus pacientes; divergir sobre o fato de que a dor depende de lesão e que dor sem lesão identificável não tem sentido, que é imaginária ou que é falsa.*
>
> *Eles também podem confrontar com outras histórias de dor, criando um impasse invisível que pode impedir o tratamento. "Sem dor sem ganho" expressão reducionista que acaba surgindo após longo acompanhamento clínico sem sucesso no tratamento. Essa expressão cria o paradoxo de que as pessoas valorizam a dor como o sinal de um objetivo pessoal, mesmo quando elas pedem aos médicos para remover a dor com comprimidos e até com cirurgias (Morris, 2005)[11]."*

Este texto talvez a ajude a compreender que estamos falando de pessoas que têm dor, e que dor é algo subjetivo, o que não significa abstrato. Por outro lado, esta história é um exemplo de que dor crônica também ocorre por pro-

.Dores Mudas.
As estranhas dores da boca

blemas dentários e foi escolhida por ser bom exemplo de doença corriqueira como causa de dor crônica. Mas poderia ser qualquer outro caso. Tantos pacientes relatam que não melhoraram a despeito do número de profissionais que consultaram e dos tratamentos que realizaram, desde dentários a cirúrgicos. Será que nós, profissionais da saúde que examinamos e tratamos esses pacientes, estamos preparados para esse desafio que não mais se resume a *obturar ou extrair* o dente?

Vamos voltar um pouco ao passado; ele guarda fatos interessantes que ajudam a compreender pelo menos uma parte do nosso presente, afinal, aproveitando o antigo pensamento filosófico, parece que tudo se repete sobre a face da terra.

A receita do médico dos faraós

Hipócrates (400 a.C.), o pai da Medicina, deixou várias orientações e explicações sobre dentes e tratamento da dor de dente. Eis uma de suas receitas:

> *"Em caso de dor de dente, se o dente está cariado ou frouxo ele deve ser extraído. Se ele não está nem cariado nem frouxo, mas dolorido, é necessário cauterizá-lo".*

Mas, antes mesmo de Hipócrates, os médicos egípcios já demonstravam suas preocupações sobre dentes e dor, como mostra a frase encontrada no papiro de Ebers, datado entre 3700 e 1500 a.C.[12]:

> *"...as dores nas tuas costas, na tua cabeça e nos teus pés provém dos teus dentes. Não recuperarás a saúde antes de removê-los".*

O Egito destaca-se, na história da humanidade pelos tesouros arqueológicos que abriga. É cercado por lendas e mistérios como a *"maldição dos faraós"*, que se espalhou após a descoberta do tesouro de Tutancamon, jovem rei do Egito. Sua tumba foi encontrada quase intacta e, após essa descoberta, uma doença misteriosa levou à morte várias pessoas nela envolvidas. Será que também a frase do médico do faraó, sobre extração dos dentes, espalhou-se pela terra como outra maldição, pois ao longo da história da humanidade milhares de dentes foram removidos na tentativa de melhorar a saúde de muitos doentes com as mais diferentes doenças.

Dor persistente na boca e na face: O que tenho afinal?

.Parte 1.

Até homens famosos, como o compositor Beethoven, considerado um dos maiores gênios da música universal, não escapou dessa sina. Ele sofria por dor em seu corpo, e, ainda relativamente jovem, submeteu-se à extração de vários dentes na esperança de que algumas de suas dores de cabeça desaparecessem[13]. Mas, parece que esse sacrifício foi inútil.

Maldição dos faraós ou loucuras dos pacientes?

O curioso é que ainda nos dias de hoje alguns pacientes queixam-se de dor de cabeça, na boca, ou nos próprios dentes, e nos dizem:

> *"Doutor, tirei todos os meus dentes, mas continuo com a mesma dor" e algumas vezes insistem "mas, eu juro que é dor de dente. Será que é coisa da minha cabeça, será que estou ficando louco?"*

Maria é um exemplo dessa perplexidade.

Afinal, que dores estranhas são essas? Quem são esses pacientes? O que mudou nesses quatro mil anos que nos separam dos faraós no que diz respeito a esse órgão simples, que dói e causa tanto sofrimento? O que a ciência descobriu e nos ensina sobre a dor de dente? Por quê dores de origem não dentária, como algumas provenientes de cânceres bucais, simulam dor de dente e por quê algumas dores de dente são tão difíceis de serem identificadas? Será que a odontologia e a medicina atual, altamente avançadas, não têm respostas para estes casos e precisamos sacrificar órgãos sadios do nosso corpo, como os dentes, como tentativas de cura?

O fato é que existem casos que fogem da rotina a que estamos habituados, e são difíceis mesmo. É possível que Maria tivesse dor de dente, que ainda tenha dor de dente ou que tenha outras dores que se assemelhem a dor de dente. Independente da origem da dor da Maria, a verdade é que a sua persistência tem conseqüências emocionais, financeiras e sociais, e afeta a vida dela e a de seus familiares.

> *Certamente já temos as respostas para esses casos complexos, que parecem simples. É como se neles ocorressem todas as manifestações do fenômeno doloroso. Além disso, o fato de doer um dente não quer dizer que seja ele o culpado pela dor. A dor pode ser de outro local e projetar-se como dor de dente.*

.Dores Mudas.
As estranhas dores da boca

Alguém acredita em dor de dente crônica?

Ter dor crônica de cabeça, como uma enxaqueca, ou da face, como uma sinusite, é comum e aceitável culturalmente, mas ter *dor crônica ou persistente* no dente ou na boca não parece comum. Na maioria das vezes, a dor na boca é associada à conhecida dor de dente, que é forte, desestabiliza emocionalmente e incapacita. Ocorre que na maioria das vezes ela é de curta duração e, na pior das hipóteses, cessa após a remoção do dente. Imagine que você tem dor de dente, e descobre que ela continua, mesmo depois que seu dentista removeu o dente. O que pensar!!! O que fazer!!!! Algumas situações clínicas parecem patéticas ou irreais, particularmente quando acontecem conosco.

Como vimos anteriormente, a dor crônica da boca ou da face não é diferente, em sua expressão clínica, de qualquer outro tipo de dor crônica que afete o ser humano. É de natureza multifatorial, produz disfunção neuronal, altera o comportamento habitual do indivíduo, pode desencadear sérios problemas emocionais e limitar, ou alterar, as atividades diárias e os convívios familiar e social dos doentes.

Imagine, além disso, qual é o sentimento de Maria ao não ter sua dor claramente identificada; não saber verdadeiramente o que tem e, além de tudo, *ver* a dúvida expressa no rosto dos que ouvem sua história e *ouvir* comentários inapropriados dos profissionais que a atendem, quando não dos próprios familiares. Como isso mexe com a mente dela ou de qualquer outra pessoa que tenha dor persistente e não identificada? Afinal, não aprendemos que cada pessoa é o universo de sua mente? É natural que Maria tenha dúvidas, afinal de contas, continua sendo encaminhada aos dentistas e aos médicos de várias especialidades, então vai imaginando que seu caso é muito grave, intratável, além de tantos outros pensamentos que lhe passam pela cabeça.

Mas a incerteza sobre a sua dor pode ser um o ponto mais importante para ela.

Conhecer a causa de sua dor pode reduzir seu sofrimento

A situação de Maria é incomum, mas não rara, e as pessoas que passam por essa experiência têm reações semelhantes, às vezes de incredulidade, independente de suas profissões ou de suas condições sociais e econômicas.

"De certa forma, o sofrimento pode até ser aceitável, mas o terrível é a solidão do sofrimento" é que nos diz Leonardo Boff. Afinal, o que ocorre com Maria? Que estranhas dores são essas? Será que distinguimos seu sofrimento, ou ela está imersa nele sozinha, solitária como diz o filósofo?

Parte 1.
Dor persistente na boca e na face: o que tenho afinal?

> *Esta é uma das encruzilhadas que nos defrontamos ao ouvir histórias de pacientes como ela, de um lado um local de dor física inexplicado e do outro lado o sofrimento decorrente de toda a história dessa dor física não identificada.*

Muitas vezes salientamos, por não identificar a causa física que faz doer, os aspectos emocionais que traduzem o próprio sofrimento do paciente; até exageramos por afirmar que o problema é psicológico; mas não devemos deixar de pensar que o sofrimento é compreensível, principalmente por não termos identificado o problema que o alimenta, a despeito dos cinco anos de buscas e tratamentos para a dor dessa paciente.

Mas pode ocorrer que a causa da sua dor já foi identificada, mas não conseguimos um controle adequado, e tampouco lhe explicamos claramente o que ela tem.

Há alguns anos, no Hospital das Clínicas de São Paulo[14], foi realizado um trabalho com pacientes que apresentavam dor crônica da face com o objetivo de avaliar a adesão deles aos tratamentos propostos pela equipe de saúde que os cuidava. Metade dos pacientes queixou-se que se falava muito dos tratamentos, mas pouco, ou nada, sobre o problema que eles tinham. Enfim, '– qual é a minha doença, doutor?" É o que gostariam de perguntar.

Aqui surgem os juízos de valor: opinamos amplamente sobre o que desconhecemos ou cremos conhecer, mas em boa hora Hipócrates nos lembra que *"Há, verdadeiramente, duas coisas diferentes: saber e crer que sabe. A ciência consiste em saber, em crer que se sabe está a ignorância."*

A presença de dor persistente na face, principalmente quando envolve dentes, e que não melhora aos tratamentos realizados, cria um dilema na mente do paciente: *O que eu tenho, afinal?* Quando existe uma ferida, ou uma doença visível, é diferente, pelo menos se comprova que alguma coisa está anormal, por mais grave que seja. E quando não há lesão visível?

A ausência de sinais visíveis da doença permite fantasias que geram medo e ansiedade; o paciente pensa no pior: *"será que tenho um tumor, ou uma doença grave que ninguém descobriu ainda, ou não querem me falar?"* Curioso, não? Jamais os pacientes imaginam, que nós, os profissionais de saúde, é que nem sempre sabemos exatamente o que eles têm, e nem sempre admitimos. Esta atitude de falta objetiva de um diagnóstico desconcerta o paciente, piora seu estado emocional e o deprime. Deixa-os desolados, sem esperança, impotentes.

É certo que estamos aprendendo e avançando gradativamente no conhecimento científico; intercalando velhas e novas lições que voltam a nos lembrar que, antes de qualquer tratamento, temos de saber exatamente o que o paciente tem. Será que todos entendemos as queixas exatas dos pacientes?

.Dores Mudas.
As estranhas dores da boca

E o que tinha Maria, afinal? Seu diagnóstico foi de Dor Facial Atípica, que é dor persistente, sem causa definida e que está associada a problemas emocionais e psiquiátricos. Ela pode ter tido várias dores, como de dente ou do maxilar também. O diagnóstico e o tratamento deverão ser realizados por profissionais com experiência nesses casos.

Compreender pacientes como a Maria, e entender essas dores, exige conhecimento amplo da face, dos mecanismos de dor e das manifestações emocionais frente à dor desconhecida ou persistente. É um verdadeiro exercício de paciência e obstinação, de curiosidades e de surpresas e de informações científicas magníficas. Como as que atestam como uma estrutura minúscula, o dente, tão desprezada, culturalmente, em termos de saúde, pode ser tão desconcertante do ponto de vista clínico.

Veremos, nos próximos capítulos, que a queixa de dor de dente pode ter várias causas, algumas delas pouco conhecidas, outras nem são dentárias. Esse desconhecimento acaba favorecendo as opiniões empíricas e constrangedoras, como a de que o paciente não tem lesão física que justifique sua queixa, ou que sua dor tem fundo emocional. Neste caso, na maioria das vezes, infelizmente, com a clara, e falsa, conotação de que não tem nada.

.3.
Dor e sofrimento sob o foco de doença "simples"

> "Minha dor é velha
> Como um frasco de essência cheio de pó.
> Minha dor é inútil
> Como uma gaiola numa terra onde não há aves,
> Minha dor é silenciosa e triste
> Como a parte da praia onde o mar não chega."
> Fernando Pessoa.

É possível que os poetas sejam os que melhor falam, e talvez entendam, de dor em sua conotação de sofrimento. Aos profissionais da saúde cabe-nos o trabalho do detetive em busca da fonte física da dor. Este pensamento norteia a formação da maioria dos profissionais da saúde até o momento em que se defrontam com a realidade da prática clínica. E é na experiência que se descobre o universo de ser humano. Esta também é a realidade do cirurgião-dentista, com o agravante de que na maioria das vezes é formado de forma dissociada da realidade de saúde da população que atenderá, e, na maioria das vezes, sem a prática clínica em ambientes que exigem a multidisciplinaridade, como ocorre principalmente com médicos e enfermeiras.

.Dores Mudas.
As estranhas dores da boca

Imagine que você acompanha um paciente no pronto-socorro de um grande hospital público de São Paulo. Subitamente ouve gritos na porta de entrada e depara-se com um jovem que se jogara ao chão, sacudindo-se enquanto levava as mãos ao rosto. Alvoroço geral. Rapidamente forma-se uma roda de pessoas ao seu redor: médicos, profissionais de saúde e os amigos que o acompanhavam. Perguntas comuns: O que houve? O que ele tem? É grave? E alguém disse: Ele tem *dor de dente* e pede que alguém, pelo amor de Deus, o atenda ou dê um remédio. Curiosamente, o grupo desfaz-se; ficaram os dois ou três amigos. Você ouve comentários como: "*é só dor de dente*" ou "*que escândalo, hein*". Lá fica o rapaz contorcendo-se em sua dor, observado por seus companheiros. O episódio impressiona-o; você não sabe exatamente o que pensar: será que foi exagero do paciente? Será que a dor de dente pode ser tão cruel assim? Ou, será que ele exagerou para chamar a atenção? O que é exatamente o sofrimento provocado por uma "*simples*" dor de dente? O que é urgência para um hospital que tem dentistas entre seus plantonistas?

> *Afinal, existe diferença entre o sofrimento/dor dos poetas e a dor/sofrimento da doença física, principalmente aquela considerada "banal", como uma dor de dente?*

Passam-se os anos, mais de dez; eis que você trabalha em um grande hospital público de São Paulo e recebe um paciente jovem com fortíssimas dores no rosto. Ele recusa-se a abrir a boca para o exame devido à fortíssima dor que esse simples movimento lhe provoca; contorce-se de dor. Passara pelo pronto-socorro e fora encaminhado de maca para avaliação odontológica. Muitos profissionais se aproximam, perguntam, examinam, questionam a acompanhante e não descobrem nada relevante naquele momento, que justificasse sua dor. As crises iniciaram-se há cerca de três meses, *enlouquecedoras*, descrevia o paciente, que naquela altura já era conhecido em todos os *postinhos* de saúde da sua região. Era tanto o desespero frente à dor, ou à sua descrição, que exagerava nos analgésicos e, em uma única tomada, fazia desapacerer todo o conteúdo de um frasco de analgésicos. Qualquer um que estivesse ao seu alcance. Fora examinado por dentistas, otorrinos, neurologistas e médicos de várias outras especialidades. Passara pelo psiquiatra que nada encontrando de anormal pedira sua reavaliação física. Nada fora encontrado. No desespero tentara jogar-se de um edifício e salvara-lhe a amiga que acompanhava sua maratona de dor. Duas vezes você o vê em crise, aos prantos, tentando imobilizar a boca tal era a intensidade da dor. A dor acalmava, quando às cegas era anestesiado o seu rosto, enquanto aguardava o resultado dos exames solicitados. Enquanto isso foi reencaminhado para ser reexaminado. Alguns profissionais, que já o conheciam, não queriam reexaminá-lo, pois acreditavam ser emocional. Um dia, o resultado de uma tomografia da face deu a resposta: havia enorme tumor que se estendia da garganta ao crânio e passava próximo à mandíbula. Esta, ao movimento, comprimia o tumor e desencadeava as crises. Surpresa! Todos se apiedam desse jovem. A doença é grave, gravíssima. E agora? Coitado!

Dilema profissional e juízos de valor

Eis aqui o dilema dos profissionais da saúde: ao procurar a causa física da dor defrontamo-nos com o sofrimento e nem sempre o compreendemos; mas, quando não encontramos a causa física pregamos uma tarja abstrata na testa do paciente: *é psicológico*.

Esses dois episódios ajudam-nos a refletir sobre sofrimento humano, doentes, profissionais da saúde e sobre esta profissão de dentista e a sua responsabilidade no diagnóstico preciso da dor. Sobre sofrimento e iminência de morte e sofrimento e aparente vida saudável. Curioso, parece que o sofrimento tem níveis diferentes de importância. A surpresa com o sofrimento alheio pode impressionar, mas a descoberta de sua causa pode aniquilar com os sentimentos de comiseração, piedade ou humanitarismo.

Mas, o que a ética nos ensina nos bancos escolares sofre sofrimento humano: o valor do sofrimento depende do tipo de doença que o provoca? Existem doenças de primeira, de segunda ou de terceira classe?

Como alerta o professor Morris[11]:"*o sofrimento depende menos da magnitude do evento do que da forma como a pessoa percebe o evento.*"

Quem nos ensina a julgar o sofrimento alheio de forma tão banal? Presto solidariedade ao sofrimento recente, cuja causa desconheço, deixo de fazê-lo quando descubro banalidade em sua causa, ou quando ele se torna crônico e não sei o que o causa. Ora, se sofrer é expressão individual, como posso julgar o sofrimento alheio? Esses casos lembram do conto *Metamorfose* de Kafka, em que um jovem transforma-se repentinamente num inseto. Surpresa, comiseração, dó são as manifestações iniciais; desprezo, chateação e abandono são o desfecho final. Será que isto é próprio da natureza humana? O sofrimento abrupto e desconhecido impressiona; o sofrimento crônico cansa e banaliza; descoberta a causa, se banal, surge a indiferença prepotente, se fatal, gera a piedade impotente.

Aproveitemos para lembrar nosso educador Paulo Freire[15]:

.Dores Mudas.
As estranhas dores da boca

> "Nem a arrogância é sinal de competência nem a competência é causa de arrogância. Não nego a competência, por outro lado, de certos arrogantes, mas lamento neles a ausência de simplicidade que, não diminuindo em nada seu saber, os faria gente melhor. Gente mais gente".

Enquanto desconhecidas as causas do sofrimento desses dois jovens, como fazer um juízo de valor que não fosse isento de preocupação, ou de piedade? Quando descobertas as respectivas causas de seus sofrimentos, expressos semelhantemente, o julgamento foi cruel em um extremo e piedoso no outro. No primeiro, pela indiferença ao se conhecer a causa: uma *simples dor de dente*; no segundo pela indiferença à queixa persistente, não identificada a causa, e pela piedade despertada à descoberta da gravidade da doença fatal: *tumor*.

Dor comum e desprezada

Esquisita profissão esta de dentista, dizem que a dor de dente é uma das dores mais fortes e inesquecíveis, mas parece receber tanto desprezo pelo próprio profissional nela especializado. Mas de súbito descobrimos que uma "desprezível" dor de dente é provocada por um grave tumor. Afinal, como os cursos de graduação em odontologia nos preparam para enfrentar estas *"surpresas"*?

O corpo humano tem áreas obviamente indispensáveis à vida, outras necessárias ao relacionamento humano, e todas nos conferem essa propriedade magnífica do ser. As doenças seguem uma graduação semelhante, preocupa-nos um câncer muito mais que uma dor de dente. É natural essa apreensão. Não podemos, entretanto, confundir com a *dor a esclarecer*, que pode decorrer de variados problemas, desde a cárie dental ao câncer. Enquanto se procura a origem da dor, todos os pacientes serão atendidos de forma igual, obviamente. Depois também receberão tratamento igual, respeitadas as características de cada doença, obviamente.

Nas situações em que a queixa do sujeito refere-se a uma doença considerada menos agressiva ao organismo não significa que não lhe seja importante e que não lhe tolha as atividades mais elementares.

Como dentistas nosso foco de atenção principal é o dente e suas relações com o organismo, não importa qual seja o pensamento, ou os juízos de valor que dele tenhamos. Importa o que o paciente sente e, se ele relata ter dor em seu dente, é nela que ele se concentra; é dela que quer livrar-se e é ela que lhe desequilibra a vida, pelo menos temporariamente. É nela que você também se concentrará na sua atividade de curar. Certamente a personalidade do paciente e suas características pessoais darão um peso e estarão implícitas na expressão da queixa. É aqui que dor física e sofrimento nos confundem. Mas cabe ao profissional da saúde identificar a doença, fonte da dor e do sofrimento. Por mais que o sofrimento o comova, sua função primária é investigar as possíveis causas *em sua área de atuação*, ou estar certo de que inexistem, e que o paciente deve receber outras avaliações.

A procura da doença reveste-se de uma "aura" técnica que compreende sua identificação e, imediatamente após, o tratamento. Não há dúvidas que temos elementos suficientes para realizar esta tarefa muito bem, no presente momento. Enquanto respeitamos o sofrimento do paciente e, se possível, o reduzimos.

É bem conhecido e relatado, até comicamente, o medo das pessoas sentadas na cadeira do dentista. Será que vemos e entendemos seu olhar fitando-nos aflitas, acossadas no encosto da cadeira, sem fugas laterais? Imagine-se jovem, recém-formado, portando um bisturi, uma seringa de injeção ou o temível motor ameaçador, furando desesperadamente aquele pedaço de osso que, como diz o cronista, não é osso: o dente. Tudo em frente ao paciente, premido pelo horário, incomodado com a sala de espera, ávido por terminar o expediente. Cansado! Mas tem o outro lado desta história, o dele: *paciente*. Onde mora, o que faz, qual a razão dos seus medos, o que deixou de fazer para estar ali e quais problemas o esperam ao sair do seu consultório. Afinal, a vida é dinâmica e contínua. E cada um é que sabe da sua.

Dizem que devemos tratar nossos pacientes como se fossem nossos filhos ou parentes, talvez devêssemos tratar nossos filhos e parentes como se fossem nossos pacientes. Demonstraríamos nosso compromisso de cuidar, embora a ligação com os filhos seja especial, felizmente.

A Odontologia é uma curiosa profissão e nós dentistas defrontamo-nos com situações inusitadas e angustiantes. Tudo nela é simplificado, como: "é só um dente" ou "é apenas um probleminha dentário" ou ainda, "só um probleminha da ATM". Dizem que a dor de dente é a mais comum que aflige o homem e todos que a tiveram, independente de sexo, cor ou situação econômica, confirmam o sofrimento que provoca. Ora, não é natural que você atenda o paciente com essa queixa? Não é também uma questão humanitária? Afinal, o que são urgências em odontologia, seja no consultório ou no hospital?

Lições do passado, avanço atual e desafios atuais e futuros

Com o passar dos anos vemos muitos pacientes, ouvimos muitas queixas sobre boca e dentes, vai-se aprendendo e entendendo melhor essa *esquisitice*

.Dores Mudas.
As estranhas dores da boca

da dor de dente. Perguntamo-nos sobre sua importância e repercussão na vida de cada pessoa que a sente. Creio que, ouvindo queixas estranhas de dor nos dentes e na boca, sem compreendê-las totalmente, vamos amadurecendo. É a saborosa compensação da experiência, muitas vezes sofrida. Até que entendemos o óbvio, como por encanto, que se atendem pessoas, pacientes, doentes. Exatamente iguais a nós. Que têm uma história, que sua vida não se resume a consultar dentistas, que não podem passar o dia inteiro escovando obsessivamente seus dentes, que não querem ouvir sermões fortuitos, que, sendo pacientes, têm o direito de falar, relatar suas queixas, ter a sensação de que alguém acredita nas suas estranhas dores; que gostariam do apoio do seu dentista quando precisarem, em uma urgência, um conselho, um apoio profissional confiável. Que poderemos deixá-los um pouco mais calmos e confiantes.

Então, ao olhar com mais atenção os jovens dentistas que realizam aprimoramento (residência odontológica) em odontologia hospitalar do Hospital das Clínicas de São Paulo, vê-se respeito e verdadeira entrega dos pacientes a esses jovens, cujas enormes diferenças de idade os transformam em filhos ou netos. Pacientes que confiam na instituição – *Clínicas*. O *olhar* nessa cena convence que nossos dentistas precisam amadurecer sendo formados em centros adequados, com experiências multiprofissionais, de forma interdisciplinar, em que o paciente é o objetivo, e foco central; não uma mera cobaia para aprendizado técnico e seqüência de erros e acertos, por tentativas.

O conhecimento acadêmico e o domínio de técnicas avançadas para reabilitação oral, cirurgias bucais, implantodontia, próteses e correção dos dentes coloca o dentista brasileiro na elite mundial. Por outro lado, a carência de saúde da nossa população, o sofrimento freqüente dos nossos doentes devido à morbidade, às vezes grave, da cárie dentária, a maior complexidade dos doentes hospitalares que necessitam da odontologia, e o desafio do diagnóstico e tratamento das dores na boca e na face, apontam para a necessidade de reflexão sobre a formação profissional do dentista brasileiro, como profissional *integrado* à saúde e responsável pelo diagnóstico de doenças que se manifestam na boca.

O todo

Integrar a boca ao corpo, como referem sábios e antigos professores de odontologia e de medicina, parece que finalmente é o caminho que estamos aplicando em nossa prática clínica. E ensinando, espera-se, aos jovens profissionais das áreas da saúde.

.Parte 1.
Dor e sofrimento sob o foco de doença "simples"

O avanço do conhecimento atual exige compreender o paciente em seu todo. Mas é difícil o significado do todo quando se é formado em uma área restrita do corpo humano, como é o caso da Odontologia, dissociando-a do todo. Os currículos mínimos limitam o conhecimento das disciplinas básicas em função das técnicas. Mas, ao se exigir o diagnóstico correto pelo dentista, ele também deve ser preparado para o diagnóstico diferencial que exige conhecimento das doenças que afetam sua área anatômica de atuação, que é a boca. Então, o conhecimento não pode ser limitado. Não pode haver dissociação, na formação profissional, entre propedêutica de doenças e técnicas de tratamento. São mundos diferentes, mas complementares e indissociáveis.

Os pacientes com dor persistente ou crônica da boca podem exigir conhecimento amplo de matérias básicas e clínicas, além de grande experiência clínica. A dor neste contexto pode identificar a doença e ao mesmo tempo ser uma síntese do sofrimento do indivíduo. Por essa razão a adoção de uma técnica de controle da dor é muito mais do que a aplicação das técnicas que aprendemos ou dominamos. E não é questão de sofisticação ou tecnologia. Um exemplo simples é o da neuralgia do trigêmeo que pode simular uma dor de dente. Pouco importa adotar a técnica mais sofisticada para o tratamento do dente, que não cessará a dor, pois a dor é no dente, como diz o doente, mas não é dor de dente. Então, sua dor poderá cessar com um velho e barato remédio, como a carbamazepina, ou exigir modernas e sofisticadas cirurgias neurológicas. Mas a escolha técnica só será eficaz, independente da sofisticação, se houver o diagnóstico correto da doença. É o princípio elementar em medicina e odontologia, mas no afã da atividade, enfatiza-se muito mais o tratamento. Na verdade, este deve ser precedido pela pergunta: já identificamos claramente o problema que queremos tratar?

E o todo para o cirurgião-dentista, o que será, quando um paciente queixa-se, e tem uma pulpite, por exemplo? Creio que é simples a resposta, basta recordarmos o princípio latino de *"antes de tudo não causar dano"*. Ou seja, para extrair o dente, dar uma anestesia ou prescrever um fármaco deve-se ter em mente essa frase, portanto, saber, além da doença do dente que iremos tratar, qual é o estado de saúde do doente e as eventuais restrições ao tratamento que estamos propondo. Se for um paciente diabético, exige conhecimento mínimo dessa situação e, se necessária, a interconsulta com o médico que o trata. É a interdisciplinaridade e é absolutamente normal na própria prática médica. Também não é novidade aos dentistas, pois especialidades como a cirurgia bucomaxilofacial, a estomatologia e a própria dor orofacial, têm implícitas essas exigências. Mas essa conduta deve ser comum a todos os dentistas, pois em algum momento necessitarão praticar essa interdisciplinaridade. Não só com seus colegas de profissão, mas também com todos os profissionais da área da saúde, e este relacionamento exige linguagem técnica adequada, que

.Dores Mudas.
As estranhas dores da boca

não se limita ao conhecimento de estruturas dentárias, embora este também seja indispensável.

Por exemplo, não existe uma farmacologia sobre analgésicos para dentistas e outra para médicos. Ela é a mesma para ambos, que decidirão pela escolha da droga de acordo com as características da doença que tratarão, que é própria de cada área, e também do perfil do paciente, que é o mesmo para todos.

Novamente os poetas e filósofos

Pois é, voltemos aos poetas, escritores e filósofos que têm a sensibilidade para *ver* o ser humano em sua totalidade, como na frase de Boris Pasternak, autor do livro inesquecível Dr. *Jivago*:

> *"Nosso sistema nervoso não é apenas uma ficção; ele é parte de nosso corpo físico, e nossa alma existe no espaço, e dentro de nós, semelhante aos dentes em nossa boca"*

Portanto, se nem os poetas esquecem os dentes na unidade do ser humano, não será o cirurgião-dentista que o fará, ao ouvir as queixas dos seus pacientes.

O universo do dentista é a boca. Como a boca tem um céu, e consta-nos que o céu é infinito, imaginemos simbolicamente que esse seja seu universo amplo e que ele não limite seu conhecimento apenas aos limites anatômicos em que realiza seus procedimentos operatórios.

> *O sofrimento que acompanha as dores da boca deve ser respeitado, mas não confundido como causa de dor por doença não diagnosticada ou como dor "psicogênica" ou "somatização". Tampouco deve ser menosprezado quando decorre de doenças mais corriqueiras como a "simples" dor de dente.*

.4.
Dor persistente da face, medo de câncer, medo da dor do câncer

> "Em verdade temos medo.
> Nascemos escuro.
> As existências são poucas:
> Carteiro, ditador, soldado.
> Nosso destino, incompleto.
> E fomos educados para o medo.
> Cheiramos flores de medo.
> Vestimos panos de medo.
> De medo, vermelhos rios
> vadeamos.
> ...O medo, com sua física,
> tanto produz: carcereiros,
> edifícios, escritores,
> este poema; outras vidas."
> Carlos Drummond de Andrade.

E também produz doentes. Pois é, nem sempre é a doença que faz sofrer. O medo de ter doenças graves pode gerar ansiedade, antecipar o sofrimento e produzir doentes. O comportamento de cada pessoa frente a doenças ou dores persistentes é variável e depende da personalidade e das experiências passadas com doenças e dores vividas por ela mesma, ou por pessoas próximas. Porém, uma preocupação freqüente dos pacientes que têm dor bucal ou facial persistente, da qual não sabem a causa, nem o que é exatamente, é que ela possa ser decorrente de algo ruim como o câncer. A proximidade da face com o crânio também desperta temor quando a dor facial espalha-se pela cabeça e confunde os pacientes.

Cancerofobia significa medo do câncer e alguns pacientes temem que sua dor seja devido a algo grave, como um tumor ainda não diagnosticado. Esse medo é mais freqüente em idosos com queixas persistentes, como a ardência da boca, particularmente na língua, em que há sensação de queimação permanente. Este incômodo é conhecido como síndrome da ardência bucal e, na maioria das vezes, não é causado por doenças graves, mas o tratamento pode ser difícil. Muitos desses pacientes são ansiosos e iniciaram suas queixas com eventos emocionalmente estressantes. Essa queimação pode iniciar após procedimentos corriqueiros, como, pequenas cirurgias dentais, troca de próteses ou restauração dental. Isso confunde o paciente e aumenta sua preocupação. Além disso, essa anormalidade ainda é desconhecida da maioria dos dentistas e médicos. Eventualmente o câncer bucal pode manifestar-se como uma queimação, entretanto o exame minucioso da boca e dos maxilares identifica essa condição. Pacientes que temem ter "doença ruim" são normalmente ansiosos e necessitam do esclarecimento claro e pacienciosos de suas queixas.

O medo do câncer

A seguir, a história de uma paciente que subitamente sofre por uma dor na face. Essa dor gera-lhe grande desconforto e preocupação que aumentam à medida que não descobre a causa da dor:

> "Será esta dor um tumor?"
>
> *"Ela tem cerca de 40 anos de idade e viajar sempre foi o seu grande prazer. Nos últimos dois anos sua vida é perturbada por fortes dores no rosto e na cabeça. Nesse período teve duas fortíssimas crises, com uma semana de duração cada, que a deixaram de cama. As crises de dor e o medo que se repitam deixam-lhe muito nervosa. A dor não é diária, ocorre uma vez ou outra, em fortes crises, e se espalha pelo rosto, cabeça e pescoço. Preocupa-a esse alastramento. Seu rosto está sempre cansado e tem dificuldade de mastigar alimentos mais consistentes, pois lhe doem os maxilares, aumenta o cansaço na face e pioram as dores da cabeça e do pescoço. Consultou vários dentistas e médicos, mas são controversas as opiniões; está confusa, insatisfeita e preocupada. Seu estado geral de saúde é bom; fez vários exames de sangue e radiografias de toda a cabeça que não mostraram nada de anormal. Por fim, recebeu a informação de que "não tem nada".*

> Os músculos da face eram muito doloridos ao exame. Ela apresentou sinais nítidos de que range ou aperta os dentes à noite (bruxismo do sono), fato que confirmou. Sua dor na face e na cabeça é devido ao bruxismo do sono, que causa cansaço e dor nos músculos da mastigação. Seu tratamento consiste em usar um aparelho à noite (placa de mordida miorrelaxante), tomar alguns medicamentos temporariamente e fazer exercícios. Melhorou completamente com esse tratamento.
>
> Retornou 6 meses depois com outra crise de dor, agora bem discreta. Nesta ocasião, está bem mais calma e conta alguns detalhes que coincidiram com o início das dores há 2 anos: '— Passava minhas férias em outra cidade e costumava almoçar no restaurante de uma amiga com idade próxima à minha; na última vez que lá estive soube que ela falecera devido a um tumor no rosto que surgira de uma hora para outra.' E continua, '— Pois é, doutor, você não sabe, mas no começo minha amiga só sentiu uma dorzinha no rosto. Na verdade, tenho dores no rosto há muito tempo, mas, quando soube dessa história, passei a prestar mais atenção nestas dores; daí elas pioraram, e vieram as crises; fiquei muito assustada', conclui pensativa.
>
> Agora ela não tem dúvidas que a ansiedade e o ranger dos dentes foram os grandes responsáveis pelas dores. Percebeu o impacto emocional que sofrera ao saber da triste sorte da amiga. Além do tratamento e acompanhamento odontológico, ela optou por fazer terapia psicológica que a ajuda bastante. Além disso, saber que a sua dor não foi por câncer lhe tranqüiliza, mas a lembrança da amiga ainda a angustia".

A dor que a paciente teve é conhecida popularmente por "disfunção da ATM" e uma das causas mais freqüentes é realmente o bruxismo. Apertar ou ranger os dentes continuamente exige muito dos músculos da mastigação, e pode causar fadiga muscular, cansaço facial e dolorimento. O bruxismo pode causar desgastes dentários e das articulações da mandíbula com o crânio, além de dor generalizada nos dentes, face e cabeça. Situações estressantes freqüentes podem aumentar o bruxismo, mas isso varia de pessoa a pessoa.

No caso da nossa paciente, fica claro que ela já tinha essas dores no rosto provavelmente pelo bruxismo. Essas dores em geral são de intensidade leve a moderada. O susto que levou ao saber da sorte da amiga causou-lhe grande ansiedade e medo, afinal tudo começara com uma leve dor no rosto. A partir desse instante aumentou sua preocupação com a dor e as crises assustaram-na. Mas tem outro fator que seguramente desconforta os pacientes: é que a despeito de insistirem que sentem algum incômodo ou dor, recebem a informação de que *não têm nada*. Imagine como se comportaria uma paciente ansiosa, que se abala com notícias tristes, ao receber semelhante informação. Como

.Dores Mudas.
As estranhas dores da boca

ficaria a cabeça de alguém nessa situação? Imaginar em um câncer não identificado pelos seus médicos e dentistas talvez seja seu primeiro pensamento; e, ironicamente, suas dores aumentam. É possível que seu bruxismo tenha piorado temporariamente, mas as razões não são bem claras neste aspecto.

Certamente é indispensável o diagnóstico correto da dor para que os pacientes sejam devidamente esclarecidos, embora nem sempre o diagnóstico final seja imediato. A frase: *você não tem nada* refere-se freqüentemente à ausência de sinais nos exames e radiografias, isso não significa que a dor não existe.

> *Mas essa frase confunde e desorienta os pacientes:*
> *você não tem nada!*.

O fato de existirem muitas causas diferentes para as dores da boca e da face exige cuidadoso exame para o diagnóstico diferencial. Excelente preparo profissional é indispensável, pois a orientação e o esclarecer o paciente dependem do conhecimento da doença que causa a dor, do seu prognóstico e das possibilidades de tratamento. Essa é a responsabilidade de cada profissional, em sua respectiva área de atuação, mesmo que participe de equipes multidisciplinares.

Em suma, a história da nossa paciente sugere:

1. Necessidade de entender claramente a queixa dos pacientes.
2. Necessidade de conhecer as diversas doenças ou distúrbios que causam dor.
3. Diagnóstico correto para esclarecimento do paciente sobre seu problema, significado, fatores envolvidos, prognóstico e opções terapêuticas.
4. Necessidade de esclarecer o paciente e acalmá-lo com medidas objetivas e claras; o paciente esclarecido saberá o que fazer quando a dor surgir novamente.
5. O tratamento constou de esclarecimento e medidas odontológicas para o controle da dor e restauração da função dos músculos mastigatórios.
6. O tratamento psicológico é útil e muitas vezes necessário para controlar a ansiedade e prevenir crises; porém nas crises de dor muscular ou articular há necessidade de tratamento específico, como os descritos acima.

Enfim, o sofrimento nem sempre está associada à presença da dor, mas à falta de explicação da mesma. A conduta profissional é fundamental para reduzir a expectativa de dor e tranqüilizar o paciente. Para isso, é indispensável o diagnóstico correto da doença ou do distúrbio que causa dor.

Dor persistente da face, medo de câncer, medo da dor do câncer

Dor em paciente curado de câncer

Quando o paciente já teve câncer na boca, ou em outra parte do corpo, certamente ficará mais atento e, até mais ansioso, ao sentir dor na mesma região, principalmente quando esta não for prontamente esclarecida. Ou será que não ficará nem um pouco preocupado? O câncer bucal pode se manifestar por dor, e das formas mais variadas, sendo motivo de preocupação constante do profissional da saúde que se defronta com queixas recorrentes de dor. O medo do câncer acentua-se também quando o paciente já fez tratamento de câncer em outra parte do seu corpo e, mesmo submetendo-se a controles periódicos com seu médico, receia que as dores que apareçam em sua boca, ou face, possam ser devido à doença.

O caso a seguir exemplifica bem essa situação e, ao mesmo tempo, mostra os transtornos que uma dor não identificada provoca nos pacientes e em suas famílias:

> "Minha boca queima e meu rosto dói".
>
> "Magrinha, pequena, falante e um olhar vivo; disseram-lhe que tratamento só em São Paulo; conseguira uma passagem e viajou mais de 2000 km para chegar lá. Tem 64 anos de idade e queixa-se de dor episódica na face há 6 anos. A dor piora ao abrir a boca, principalmente em frente aos ouvidos; e é mais forte no lado direito do rosto. Para complicar a situação, sua boca é seca, tem queimação na língua (às vezes parece fogo) e 'mastigo do jeito que dá, doutor', é o que relata. Há 20 anos extraiu seus últimos dentes e desde então usa apenas a dentadura superior – 'nunca me acostumei com a de baixo; nem sinto mais falta'. Reclama de pouca saliva e mostra um buraco no céu da boca, que é uma fístula entre a boca e o nariz, com cerca de meio centímetro de diâmetro; tem outra menorzinha no rebordo alveolar superior (gengiva sem dentes). A higienização dessas regiões é difícil e acumulam-se resíduos de alimentos. A falta de saliva piora essa condição. Esses orifícios são heranças de cirurgia realizada para remoção de câncer que sofrera na boca há 18 anos. A pele do rosto e as mucosas dos lábios e da boca são ressecadas e enrijecidas, devido à radioterapia a que se submetera na época. Por ser diabética necessita de 50 UI, diárias, de insulina.
>
> Sua dor piorou no último ano e, por morar no interior de Pernambuco, resolve vir a São Paulo procurar tratamento. Está ficando nervosa e achando que o câncer está voltando, pois não descobrem por que ela tem essa dor na boca e no rosto. Os exames não indicavam qualquer

.Dores Mudas.
As estranhas dores da boca

> *possibilidade de recidiva do câncer, mas os músculos da mastigação estavam bem doloridos ao exame e ela tinha a sensação de aumentar a dor nesse momento. A falta de saliva também contribuía para a sensação de queimor na boca.*
>
> *Seu diagnóstico foi semelhante ao da paciente anterior, ou seja, dor por "disfunção da ATM". Só que, neste caso, a dor dos músculos da mastigação e das articulações da mandíbula (ATM), eram em parte decorrente da falta da prótese dentária inferior. As demais condições bucais favoreciam a ampliação da dor. Corrigida esta condição ela ficou livre das dores faciais e pode retornar à sua terra. Novo sorriso; esvaiu-se o medo. Ficara oito meses longe da família, em condições precárias de sobrevivência. Agora, mais calma, aguarda a passagem da volta. 'não vejo a hora de voltá, doutor; meu véio me espera' diz ela, num misto de tristeza e felicidade".*

Ela não tinha câncer; tinha dor facial por "disfunção da ATM" e ardência bucal.

Como abordar esta paciente sem lembrar que seu câncer na boca poderia estar voltando? Medo que ela própria confirmava, principalmente à falta de melhora da dor no último ano. A sua queixa de queimação da boca poderia ser atribuída à falta de saliva, à recidiva do câncer e também à diabete. Pacientes diabéticos podem desenvolver neuropatia diabética também na boca, que se manifesta por ardência ou queimação. Curiosamente, a sua dor facial, e a queimação na boca, eram de origem muscular e principalmente pela falta de dentes. Os demais fatores certamente contribuíram na queixa total. Este não é um caso fácil e rápido de resolver e este fato contribui para a insegurança de profissionais e da própria paciente.

A avaliação destes casos implica em reconhecer a necessidade de investigação global dos pacientes: entender a queixa e fazer um histórico minucioso de suas histórias médica e odontológica. Além disso, este caso mostra como uma condição física, aparentemente não relevante, como a falta dos dentes inferiores, pode ter um papel importante em algumas queixas de dor facial. Faz-nos também meditar sobre o impacto dessa condição corriqueira, falta de dentes, em alguns dos nossos doentes. Esta paciente gastou precioso tempo de sua vida longe da família, em condições precárias de sobrevivência, tentando atendimento em centro de excelência, quando poderia perfeitamente ser tratada em sua própria região. Existem muitas explicações para sua vinda a São Paulo, onde permaneceu por oito meses, e não se pode apontar culpados, nem é este o objetivo desta discussão. No Brasil é imenso o número de pessoas desdentadas que usam próteses precárias ou que necessitam de próteses totais. Felizmente o governo brasileiro está tomando atitudes e criando meios para minimizar este sério problema de saúde pública. Também deve ficar claro que a falta de dentes não é a única causa de dores faciais e não podemos, precipitadamente, dizer aos pacientes que devem trocar ou fazer próteses dentárias antes do diagnóstico correto.

Dentistas treinados para avaliação de pacientes com dor crônica na boca, nas mais diversas condições, possibilitarão a triagem desses pacientes já no atendimento primário, nos postos de saúde, ou pela equipe de Programa de Saúde da Família. Diagnósticos precisos e a adoção de medidas simples e práticas são altamente necessárias em um país carente em saúde oral e com enormes dimensões territoriais, como o nosso. O Sistema Único de Saúde, deverá gradativamente melhorar e reciclar seus recursos humanos para atenção ao sintoma dor. Lembremo-nos que dor é considerado o sintoma mais comum que leva os pacientes a procurarem atendimentos nas Unidades Básicas de Saúde. O sistema de referência e contra-referência permite encaminhamento para centros mais avançados para os casos de dor persistente e o retorno do paciente para controle regular nessas unidades. Os ambulatórios das faculdades de odontologia e de hospitais universitários, que em sua maioria têm dentistas em seus quadros clínicos, poderão contribuir cada vez mais nessa tarefa. O contato dos alunos de graduação com esses doentes permitirá uma avaliação mais realista da nossa condição de saúde bucal.

Em suma, a história desta valente nordestina sugere:

1. O medo da dor não esclarecida pode ser o motivo da procura por atendimento à saúde, principalmente em pacientes que já se trataram de câncer.
2. Pacientes curados de câncer têm medo de recidiva da doença; podem apresentar seqüelas do tratamento do câncer; devem ser compreendidos pelos clínicos e deveriam ser reavaliados periodicamente.
3. A presença de dor inexplicada, do tipo *você não tem nada* pode causar medo em pacientes curados de câncer, principalmente se ocorre na mesma região do câncer curado.
4. Esses pacientes deverão ser avaliados minuciosamente;
5. Fatores locais, como a falta de saliva, e sistêmicos, como o *diabetes mellitus* produzem sintomas semelhantes de ardor (queimor) bucal.
6. A dor facial pode decorrer de condições físicas corriqueiras, como a falta de dentes.
7. Os músculos da mastigação são causa freqüente de dor facial.
8. O tratamento consiste em devolver a condição estrutural do paciente, ou seja, precisam de próteses dentárias quando não têm e de novas quando as antigas foram inadequadas.

9. Esses pacientes devem ser bem esclarecidos e orientados antes de qualquer tratamento; a prótese dentária pode ser parte do tratamento.
10. O Sistema Único de Saúde deve estar apto a diagnosticar e tratar esses pacientes; evitaria o custo de grandes deslocamentos que complicam a vida dos pacientes, de seus familiares e do próprio sistema de saúde já carente de recursos; além disso, a freqüência desses pacientes aos ambulatórios de dor, a automedicação e as ausências ao trabalho não deveriam ser desconsideradas.

Dada a imensidão do território brasileiro, às desigualdades sociais e ao próprio medo dos pacientes já curados de câncer bucal, não são poucos os pacientes com saúde bucal precária. Muitos deles precisam de novas próteses dentárias, de reabilitação oral e de reconstrução da face após a cura do câncer.

Dor facial como manifestação inicial de câncer

A dor também pode ser a primeira manifestação do câncer. Isto justifica a necessidade de que os pacientes com dores persistentes sejam cuidadosamente investigados. O cirurgião-dentista ocupa lugar de destaque no diagnóstico e prevenção do câncer bucal. Atualmente existe grande integração entre dentistas e médicos para a prevenção e o tratamento desse tipo de câncer. O exame periódico da cavidade oral e dos maxilares é indispensável e pode ser realizado rotineiramente durante os tratamentos dentários.

O câncer bucal ocorre em cerca de 40% dos cânceres de cabeça e pescoço[16] e corresponde a cerca de 3% dos cânceres que acometem o ser humano[17]. A dor é queixa freqüente em todos os estágios de evolução do câncer em geral e também do câncer bucal. Ocorre em cerca de 58% dos pacientes que aguardam tratamento e em cerca de 30% dos pacientes brasileiros já tratados[18] e afeta muito as função orais[19].

O câncer bucal nem sempre é um problema diagnóstico e o próprio auto-exame da boca é sugerido e bem eficiente em detectar anormalidades. Embora incomum, a dor pode ser a manifestação inicial do câncer de cabeça e pescoço, incluindo a boca, portanto não se deve subestimar as queixas dos pacientes, principalmente quando são ansiosos. No ambulatório de dor orofacial do Hospital das Clínicas de São Paulo, 1% dos pacientes novos com dor facial a esclarecer têm como causa algum câncer de cabeça e pescoço[14]. Estudo brasileiro retrospectivo realizado no Hospital Heliópolis de São Paulo mostra que 20% dos pacientes com câncer bucal tinham como queixa inicial algum tipo de dor na boca, na face ou no pescoço[20].

Parte 1.
Dor persistente da face, medo de câncer, medo da dor do câncer

A narrativa de dor da próxima paciente exemplifica como os tumores de cabeça e pescoço podem manifestar-se através de dor na face. Neste caso a paciente tratara-se de câncer do seio (mama esquerda) há dois anos e estava sob controle médico:

> *"Minha gengiva parece inchada"*
>
> *"Aos 62 anos de idade não sente dores no corpo e não tem nenhuma queixa de dor freqüente na cabeça; acha que tem boa saúde. Mas ocorreu algo estranho com ela nos últimos 6 meses, pois subitamente surgiu-lhe uma forte pontada na fronte direita que piorou nos últimos dois meses. Nesse período a dor tornou-se constante e espalhava-se pela face e por toda a cabeça. Finalmente as dores diminuíram de intensidade, mas o lado direito do seu rosto ficou adormecido; os dentes desse lado também e ela tem a estranha sensação de que as gengivas estão inchadas – 'doutor, a dormência no meu rosto começou na minha gengiva que parecia inchada.' Dorme pouco e a dor acorda-a à noite. Atualmente tem crises fortes de dor, diárias, que duram cerca de 15 minutos e se repetem várias vezes ao dia. Nessas crises tem a sensação de que a face toda queima como fogo. Lacrimeja freqüentemente e tem sensação de que sua narina direita está entupida. A dor piora quando fica nervosa e quando diminui a temperatura ambiente. Ao exame físico apresenta hipoestesia (menor sensibilidade) na face e na boca, incluindo a língua, do lado direito. Abre pouco a boca, só 23 mm, que é a metade do normal; e, ao abri-la, o movimento é irregular. Fez um tratamento inicial para "disfunção da ATM" mas não houve melhora.*
>
> *São pedidos exames radiográficos (tomografia computadorizada) da cabeça que mostram grande lesão expansiva dentro do crânio (região intra-selar). Essa lesão ocupa o cavo de Meckel e acompanha o trajeto do nervo trigêmeo desde a sua emergência na ponte, ultrapassa o forâmen oval e invade o espaço mastigatório superior. Portanto, ela não tinha câncer, mas tinha um tumor que começava no crânio e terminava na face. O nome é Schwanoma. Foi encaminhada ao médico neurocirurgião que a operou. Ela recuperou-se bem, ficando com pequenas seqüelas".*

Esta história ilustra um outro lado da dor facial, talvez o lado mais temido pelos pacientes com dores não esclarecidas: ela foi a mensageira de um tumor. Estes casos são raros, mas existem e demonstram a necessidade de atenção permanente do dentista ou do médico para queixas de dores orais ou

.Dores Mudas.
As estranhas dores da boca

faciais persistentes ou atípicas. Esta paciente assustara-se mais ainda, pois tivera um câncer recente.

Eventualmente ocorrem metástases de câncer de mama ou de próstata na região de cabeça e pescoço. Neste caso não foi a metástase do tumor de mama; ela teve outro tipo de tumor, felizmente benigno, mas de grande volume que se estendia do crânio à face e comprometia o nervo trigêmeo, o que explica sua queixa de *adormecimento* e *inchaço* na gengiva.

Essa paciente tinha os músculos da mastigação muito doloridos e recebera diagnóstico anterior de *"disfunção de* ATM". Porém o diagnóstico da *"disfunção de* ATM" é completamente diferente do diagnóstico de um tumor intracraniano, embora se assemelhem na manifestação da dor.

Em suma, eis algumas conclusões que nos fornece esta última e curiosa história de dor facial:

1. Tumores ou cânceres podem causar dor oral ou facial recorrente.
2. A paciente tratara-se de um câncer recente, fato que aumentou sua preocupação com essa dor.
3. Informações simples como *inchaço e adormecimento* na gengiva podem sinalizar para doenças graves; fato que exige investigação ampla e multidisciplinar.
4. A *"disfunção de* ATM" é freqüente na população em geral, mas não é única causa de dor facial; ela tinha pequena abertura da boca, que poderia ser também por disfunção, mas neste caso foi devido ao volume do tumor que a impedia de abrir a boca.
5. Nem sempre o diagnóstico da dor é imediato, mas os doentes deverão ser reavaliados permanentemente pelos exames disponíveis. Afinal, a tecnologia nesta área é extremamente avançada nos dias atuais.
6. O prognóstico do paciente e os possíveis danos dos tratamentos dependerão da rapidez do diagnóstico.

Três diferentes histórias de dor na boca ou na face que despertaram medo e ansiedade nos pacientes e que exemplificam situações que parecem iguais, mas que são completamente diferentes entre si. Embora a ansiedade e o medo possam alarmar o paciente e confundir os profissionais, jamais esquecer que os pacientes deverão ser avaliados amplamente quando a dor é recorrente ou quando surgem novos sintomas.

Como o dentista é normalmente o primeiro profissional que atende o doente com dor na boca e na face, sua responsabilidade é imensa. Não tem obrigação de descobrir a doença que causa a dor, pois são inúmeras causas, mas deverá ser cuidadoso ao tomar decisões que podem afetar a vida do paciente. Esta não é uma tarefa fácil, mas é possível realizá-la, dentro dos limites desta nossa condição humana.

Por isso vamos voltar um pouquinho mais no tempo para entender melhor o momento atual.

O cirurgião-dentista no diagnóstico do câncer bucal

Historicamente, o engajamento do dentista brasileiro na luta contra o câncer surgiu no início do século XX. A evolução do pensamento e a necessidade de educação profissional do dentista brasileiro no diagnóstico precoce do câncer bucal pode ser observada em três momentos diferentes de nossa história. Vejamos, em 1929, as conclusões do 3º Congresso Odontológico Latino-Americano[21]:

> *"Considerando que o odontólogo deve cooperar na luta estabelecida contra o câncer, terrível flagelo que preocupa a ciência mundial, o Congresso solicita a criação nas Faculdades de Odontologia de um regulamento de conferências e investigações científicas sobre o diagnóstico dos neoplasmas.*
>
> *Aconselhar a todo os cirurgiões-dentistas latino-americanos a profilaxia do câncer e comunicar à Associação Francesa para o Estudo do Câncer a sua adesão oficial à campanha movida no universo contra esse mal".*

Essa foi, possivelmente, uma das primeiras manifestações oficiais na América do Sul sobre esse importante tema e que estava em consonância com a preocupação mundial sobre essa doença.

Outra fase da participação dos dentistas brasileiros no combate ao câncer bucal ocorreu muitos anos depois e teve a participação de um grande especialista brasileiro em câncer bucal, o professor Jorge Fairbanks Barbosa, que em seu livro[22] *"Câncer da Boca"*, editado em 1968, insistia no *papel do dentista na luta contra o câncer da boca*:

> *"Consideramos, em separado, a situação dos dentistas no combate ao câncer da boca, porque eles ocupam situação privilegiada neste particular. Pela natureza da profissão que exercem, eles têm a possibilidade de examinar um grande número de bocas e, ainda mais, de repetir estes exames periodicamente nas mesmas pessoas.*

.Dores Mudas.
As estranhas dores da boca

> Os dentistas devem incluir, em seus exames de rotina, uma inspeção minuciosa da cavidade bucal... Ninguém mais do que o dentista tem a possibilidade de fazer o diagnóstico precoce de câncer da boca; e o câncer diagnosticado precocemente é curável em altíssima porcentagem".

Essa manifestação comprovava os esforços realizados em vários hospitais brasileiros, como no próprio Hospital do Câncer de São Paulo, para a integração entre dentistas e médicos nessa tarefa.

Atualmente as faculdades brasileiras de odontologia, particularmente as públicas, têm professores altamente qualificados para educar os jovens alunos na Patologia e Semiologia das neoplasias que afetam a cavidade oral. Os desafios atuais já são outros, como afirma o professor Antonio Fernando Tommasi, reconhecido especialista em Patologia Bucal, no seu livro[12] "*Diagnóstico em Patologia Bucal*", edição de 1982:

> "Tentar insistir na importância do cirurgião-dentista na prevenção e diagnóstico precoce dos tumores malignos da boca e do complexo maxilo-mandibular, seria derivar para discussões puramente bizantina.
>
> Dessa maneira, torna-se evidente que o conhecimento adequado das primeiras manifestações clínicas da doença, o exame bucal metódico e sistemático, visando a sua detecção e a correta utilização de exames subsidiários, constituem-se na pedra angular do diagnóstico precoce do câncer."

Nesta área houve avanço enorme e, periodicamente, são realizadas campanhas por faculdades e hospitais visando o diagnóstico precoce do câncer bucal. O Conselho Regional de Odontologia de São Paulo recentemente colaborou em extensa campanha com o apoio da mídia para a prevenção e detecção precoce do câncer bucal. Exemplos como da Liga de Neoplasias Orais na Universidade de São Paulo, para alunos de odontologia, integrando profissionais da Odontologia e da Medicina mostram o estágio atual da formação dos profissionais que têm a responsabilidade de detectar precocemente o câncer bucal e, posteriormente, engajarem-se na reabilitação, às vezes complexas, desses doentes. Os pacientes terminais por câncer bucal avançado necessitam de medidas paliativas para controle da dor e melhora de sua precária qualidade de vida, e outro exemplo de integração surge com a Liga de Dor do Hospital das Clínicas de São Paulo[14], em que os alunos de graduação da odontologia integram-se aos alunos da medicina, enfermagem e psicologia para atender esses e outros pacientes com dor crônica, seja de natureza benigna ou maligna, como no câncer. Os cuidados paliativos orais aos doentes terminais após câncer avançado também fazem parte da atenção médico-odontológica.

Dentistas das Unidades Básicas de Saúde recebem cursos de reciclagem sobre o câncer bucal. É necessário incluir a preocupação com o sintoma dor como manifestação inicial única de tumores de cabeça e pescoço. Será outro grande passo nesta área que mostra como é possível integrar os conhecimentos de áreas diversas em benefício da comunidade.

É certo que a prevalência do câncer bucal no Brasil ainda é alta, mas os esforços da odontologia e a preocupação crescente no treinamento profissional nesse sentido são promissores e mostram que nesse aspecto estamos contribuindo com a medicina para o controle dessa doença. Na reabilitação das seqüelas do tratamento do câncer bucal, a odontologia brasileira destaca-se pelo alto grau de sofisticação profissional e de técnicas que utiliza. Neste sentido o descompasso fica em relação às populações mais carentes, de todo o território brasileiro que nem sempre têm acesso a esse necessário tratamento. O Sistema Único de Saúde já adota atitudes mais ostensivas visando beneficiar estes doentes, principalmente no que diz respeito a procedimentos de alta complexidade. Esperamos que o primor alcançado no combate ao câncer bucal e à reabilitação de suas seqüelas, possa, no futuro, ficar ao alcance de todos os brasileiros.

O Instituto Nacional do Câncer* (2003) dá informações que são úteis no diagnóstico precoce do câncer de boca:

a) Feridas bucais que não cicatrizam ou duram mais que 15 dias.
b) Feridas sangrantes indolores na boca com diâmetro acima de 2 cm.
c) Manchas esbranquiçadas ou avermelhadas persistentes.
d) Dificuldades de falar, mastigar ou engolir.
e) Inchaços na base da mandíbula.
e) Emagrecimento acentuado.

---

*INCA (Instituto Nacional do Câncer). O Câncer no Brasil Disponível em: http.www.inca.org.br

.5.
Ética e Dor:
O impacto das decisões profissionais na vida do paciente

> "A complexidade humana aponta para dimensões essenciais que a racionalidade desprezou, como emoção, intuição, sabedoria, bom senso, indicando que o progresso material precisa ser complementado, pelo desenvolvimento da alma, do espírito e da ética. Não há nada de esotérico nisso. Apenas buscamos entender o ser humano em sua integralidade."
> Pedro Demo (2000).

A Medicina discute cada vez mais os aspectos éticos das decisões profissionais. Mas e os dentistas que exercem uma atividade semelhante, embora em área anatomicamente restrita do organismo, como se comportam eticamente? Sem dúvida, temos nosso código de ética que contempla os mais variados aspectos, incluindo o relacionamento paciente-dentista, bem como das decisões profissionais. Parece que o estágio atual da odontologia sinaliza para alguma reflexão nesse sentido.

Não surpreende a ninguém que dentes extraídos sejam jogados no lixo, que alunos de odontologia, cada vez em maior número saiam à procura de bocas completas de dentes para suas aulas, e, eventualmente escândalos de ossadas roubadas e comercializadas para estudantes das áreas de saúde sejam notícias

.Dores Mudas.
As estranhas dores da boca

de jornais. Gradativamente vão se tornando apenas histórias passadas, pois, felizmente, os tempos e os costumes estão mudando.

Outras anormalidades funcionais da mandíbula, como as chamadas *disfunções temporomandibulares*, freqüentemente confundem os profissionais que vêm a dor nessas disfunções sobre um aspecto meramente técnico e muitas vezes exclusivamente dentário. Este enfoque está mudando, felizmente, como exemplificam muitas das histórias descritas neste livro e sua abordagem de forma mais científica e humana demonstra nossa preocupação ética com esses pacientes.

Como não poderia ser diferente, inevitavelmente este tema da ética em odontologia inicia-se com o enfoque no dente. Afinal, é nele e em seu relacionamento com o organismo que se concentra a profissão do dentista. Os aspectos biológicos desses pequenos órgãos são curiosos, mas demonstram o cuidado que a natureza teve para adaptá-los às agressões que sofrem no dia-a-dia da mastigação.

Sobre esse aspecto, eis a posição do professor Euclides de Castilho, ex-presidente da Comissão de Ética em Pesquisa do Hospital das Clínicas e Faculdade de Medicina da Universidade de São Paulo (CAPPesq)[23]:

> *"O dente é descartável, mas é parte do indivíduo. Portanto, se o dente não vai ser descartado (segundo as normas de lixo de material biológico), porque será usado em pesquisa, torna-se obrigatório o TCLE dos pacientes. Quanto a "material estocado", identifico-me com a conclusão de um parecer aprovado pela CAPPesq, em junho de 2000: 'É nosso parecer que a questão ética fundamental a ser garantida, quando se considera a utilização de material estocado, uma vez estabelecida a adequada fundamentação científica e metodológica do projeto de pesquisa proposto, deva ser a da preservação rigorosa do anonimato dos indivíduos, originalmente envolvidos, e da conservação e utilização eticamente correta do material, bem como das informações obtidas a partir dele, sendo que, a forma específica em que isto estará sendo implementado só poderá ser definida no contexto de cada proposta, necessitando de uma análise sempre específica do Comitê de Ética em Pesquisa da Instituição".*

Juízos de valor na prática clínica

Intrigante consulta à Comissão Nacional de Ética em Pesquisa (CONEP) – perguntava como proceder quando a pesquisa envolvia dentes removidos nas mais diversas condições. A sugestão final foi que o paciente assine documento consentindo o uso desse material para pesquisa. Este fato, aparentemente inusitado, mostra que os tempos são diferentes. Vivemos a época do teste do DNA, graças aos avanços da biologia molecular. O dente é estrutura orgânica, tem células, mantém a identidade biológica do seu doador. O mapeamento genético pode identificar doenças e suscetibilidades com relevância clínica. Não existe nenhuma dúvida que o dente está integrado ao organismo, que é uma estrutura rica em células, nervos e vasos sanguíneos. E por isso a dor pode ser fortíssima e causar enorme sofrimento e insegurança.

Editorial publicado no British Medical Journal[24], em 2004, aborda o tema da bioética nas decisões e avaliações dos profissionais da área da saúde:

> "Na prática diária, os clínicos não fazem apenas avaliações científicas sobre a eficiência de uma intervenção em comparação com outra, mas também juízos de valor. Algumas vezes esses juízos são explícitos, pe., quando um médico reflete sua posição moral sobre o aborto. Em muitos casos, contudo, juízo de valor na prática médica está implícito na sua prática, ou seja, nas 'decisões clínicas'.
>
> ... a boa prática médica requer que tais juízos de valor sejam adequadamente analisados e abordados, apenas como evidência técnica e científica, de preferência avaliada e baseada em evidências. Isto requer também que, quando questionados, os médicos justifiquem seus julgamentos e os aspectos científicos decorrentes de sua prática.
>
> A crença de que as decisões em medicina têm importante componente ético é evidente, desde que a medicina é praticada. Sem dúvida, as dimensões éticas da prática tornaram-se mais proeminentes recentemente, inicialmente nas décadas de 70 – 80 nos EUA:
>
> ... Primeiro, as atitudes profissionais de que decisões são baseadas em boas razões mais que simplesmente na tradição ou autoridade. Segundo, o desenvolvimento tecnológico, como nos transplantes de órgãos, levou à criação de novas normas éticas e intensificação das antigas. Terceiro, o aparecimento de vários escândalos na medicina reforçou essa necessidade.
>
> O aumento da consciência da dimensão ética em medicina permitiu três avanços: a) leis e guias de conduta para regular a atividade médica em áreas sensíveis, b) formas novas de suporte ético na clínica e, c) aumento da ênfase na ética no currículo médico. Embora essas melhorias sejam bem-vindas, elas não são suficientes."

Inevitavelmente essas questões deverão ser discutidas também pela Odontologia. Seu objeto principal de atividade, o dente, defronta-se com inte-

.Dores Mudas.
As estranhas dores da boca

ressante situação: ele é considerado órgão importante à estética, aparência e mastigação. Mas nem sempre a idéia de saúde está presente no paciente que procura o dentista. Talvez os dentistas não tenham recebido, em suas formações, educação suficiente com ênfase em saúde, sob o aspecto global ou holístico. A técnica é supervalorizada em detrimento ao contexto biomédico em que exercerão suas profissões, pois farão diagnósticos e decidirão tratamentos com implicações nas vidas dos seus pacientes. Estas atividades envolvem os três níveis de complexidade da atenção à saúde, preconizadas pelo Ministério da Saúde (ver Capítulo 14).

O aprendizado técnico é indispensável na atividade operatória das profissões da saúde, como a odontologia, exige treinamento contínuo e experiência, mas, acima de tudo, discernimento na escolha do uso e reconhecimento de riscos e benefícios perante cada caso, individualmente.

Identificar o dente como órgão vivo e diferenciá-lo da sua aparente banalidade por não ser indispensável à vida é fundamental no processo de formação do dentista e de educação em ética. Evita-se que a facilidade aparente da extração do dente induza ao automatismo profissional, sem lançar mão da prerrogativa principal que é o discernir, fazer prognóstico e aplicar a terapêutica mais indicada para cada paciente, em acordo com seus problemas e necessidades. Essa aparente banalidade do dente induz aos juízos de valor, pelo dentista e pelo próprio paciente, de que não sendo essencial à vida ele pode ser removido por qualquer motivo, ou perante a primeira dificuldade terapêutica, ou econômica.

A participação do paciente nesse processo decisório, de manter o dente, passa a ser fundamental nas decisões profissionais. Mas, na dor do dente, ou que a simula, essa decisão acaba sendo do paciente, em decorrência mais do desespero gerado pelo sofrimento do que pelo discernimento racional. Neste momento a decisão profissional, do dentista, volta a ser imprescindível para evitar que a remoção do dente seja um ato desesperado, de ambas as partes. Aqui, a decisão profissional deve basear-se no conhecimento, nas evidências científicas e na análise cuidadosa de cada caso. A premissa de que *"se eu não tirar este dente outro dentista o tira"* não é adequada para esta decisão. Mas alguma atitude profissional deve ser tomada e, na dúvida, encaminhar o paciente para interconsulta com profissionais experientes. Sem dúvida, é a conduta ética, salvo casos excepcionais.

Além das extrações dentárias, que nem sempre são simples e sem riscos, existem inúmeras cirurgias odontológicas, com diferentes morbidades, que deveriam ser esclarecidas aos pacientes.

Por isso, o paciente participa do seu tratamento de forma ativa e não como mero expectador e vítima dos nossos desejos:

> "É amplamente aceitável que pacientes 'lúcidos' tenham controle sobre decisões que envolvem seus cuidados médicos... É uma implicação de respeito à escolha do paciente de que ele também terá o direito de decidir o que fazer com as informações recebidas do seu clínico"[25].

Ética em pesquisa

A preocupação com os aspectos éticos, relacionados à pesquisa e ao atendimento clínico, aumentou na década de 1990[26]. Por outro lado, as questões éticas e suas relações com a saúde não são recentes, datam da antiguidade e, na atualidade, principalmente após o Tribunal de Nuremberg, que julgou crimes contra a humanidade, esse assunto passou a ser motivo de interesse[23].

A Declaração de Helsinque da Associação Médica Mundial, de 1964, teve novas revisões[27]. Segundo ela, os protocolos de pesquisa em seres humanos devem ser analisados por comitê independente do pesquisador e que "relatos de experimentação fora dos princípios desta Declaração não devem ser aceitos para publicação".

Em 1988, o Conselho Nacional de Saúde do Ministério da Saúde (CNS-MS) [28]ditou a Resolução de número 1/88 que determina a necessidade do "consentimento pós-informação" e exige que os protocolos de pesquisa sejam aprovados por Comitê de Ética independente do pesquisador. Em 1996, o CNS-MS aprovou a Resolução 196/96[29] que incorpora vários conceitos da bioética e mantém o consentimento do indivíduo e a necessidade de aprovação prévia por Comitê de Ética.

Estudo, sobre normas e aspectos éticos, realizado em 139 revistas científicas brasileiras das áreas de medicina, biomedicina, enfermagem, odontologia e ciências gerais mostrou os seguintes resultados: 110 (79,1%) não fazem referências aos aspectos éticos; 17 (12,2%) exigem aprovação prévia pela Comissão de Ética; três (2,1%) fazem referência à Declaração de Helsinque; uma (0,7%) recomenda adotar o consentimento esclarecido; cinco (3,5%) seguem orientações dos requisitos uniformes para manuscritos submetidos a revistas biomédicas e três (2,1%) seguem princípios, normas e padrões éticos. Das 139 revistas, apenas 20,8% faziam referência a algum aspecto ético[30].

Nesse estudo foram avaliadas 44 revistas odontológicas, sendo que apenas 3 (6,8%) tinha em suas normas de publicação referências aos aspectos éticos exigidos e apenas a Revista de Odontologia da USP faz referência à necessidade do consentimento livre e esclarecido do paciente. Nenhuma revista de odontologia fez referências à declaração de Helsinqui sobre ética em pesquisa.

.Dores Mudas.
As estranhas dores da boca

O código de ética odontológico contempla os diversos aspectos que envolvem a pesquisa científica incluindo o consentimento livre e esclarecido do paciente, ou de seu representante legal, bem como faz referências sobre transplantes de órgãos[31].

Recentemente, na 21ª Reunião Anual da Sociedade Brasileira de pesquisa Odontológica[32] foram apresentados cerca de 1000 trabalhos de pesquisa, representando 21 estados brasileiros, com a presença de mais de 4000 pesquisadores, de formação odontológica, em sua maioria. Esses números reforçam os esforços brasileiros na pesquisa experimental e clínica sobre doenças da boca, em toda sua amplitude, desde o estudo de etiologia, mecanismos moleculares, até diagnóstico e tratamentos. Da cárie ao câncer bucal. Dos mecanismos centrais da dor bucal às técnicas de diagnóstico e tratamento. A preocupação com a ética é clara e segue as orientações da CONEP (Comissão Nacional de Ética em Pesquisa)[28]. A exemplo das demais áreas da biologia e da medicina, a odontologia avança e se aprimora em pesquisa, abordando doenças características de determinadas regiões do país, além daquelas, como a cárie dental, disseminadas pelo país. Todas são indispensáveis para avaliação e adoção de medidas próprias às nossas necessidades, e deficiências, em saúde bucal.

O cientista e geógrafo brasileiro, professor Aziz Ab' Saber, quando questionado pelo Dr. Drauzio Varella* sobre os reflexos do conhecimento científico na sociedade humana, respondeu:

> "A ciência em si é inocente. Posso trabalhar em todos os níveis do conhecimento e sei que a ciência básica não tem conotações beligerantes com a vida e com a natureza. Para que as ciências sejam úteis às sociedades é preciso que estejam combinadas entre si. Não existe uma ciência aplicada. Existem ciências que, se combinadas, aplicam-se a descobertas novas.
>
> As ciências, no entanto, têm de dirigir-se à sociedade, à comunidade humana, e isso torna o tema mais complexo. Por isso, as ciências do homem são fundamentais em todo o corpo geral das ciências, a fim de que o progresso científico não fique por demais distanciado da realidade das comunidades humanas às quais será aplicado.
>
> De um lado, temos o bloco da consciência social, científica, ética e jurídica e, de outro, temos a pirâmide social. A ética científica deve zelar pelo cruzamento dessa consciência social com todos os segmentos da pirâmide social."

Um exemplo da importância e necessidade de estudar as doenças da boca, iniciando pela cárie dental, nos é dado pelo Instituto de Saúde

---
* www.drauziovarella.ig.com.br

Americano (*National Institute of Health*), uma das maiores e mais respeitáveis instituições públicas de pesquisa do mundo, que possui 18 departamentos de pesquisa, entre os quais se destaca o Instituto Nacional de Pesquisa Odontológico (*National Institute of Dental and Craniofacial Research*), criado, na década de 1940, para estudar a dor de dente e suas implicações no sistema de saúde americano. Hoje em dia é um dos maiores institutos de pesquisa avançada de doenças orofaciais, estudando desde biologia molecular, genética, epidemiologia até os mecanismos centrais da dor e do sistema trigeminal. Muitas das descobertas dos mecanismos de dor nos últimos 40 anos devem-se aos estudos dos mecanismos da dor de dente e das dores crânio-faciais, realizados nesse instituto.

Torçamos para que os pacientes brasileiros beneficiem-se cada vez mais dos estudos científicos e para que nossas instituições públicas, de ensino e de assistência à saúde, adotem medidas que façam chegar à população, particularmente a mais carente, os benefícios desses estudos e desse "olhar" sobre nossos problemas sociais e suas implicações na saúde oral e vice-versa.

Ética e dor na prática clínica

Mas o universo da pesquisa nem sempre corresponde à atividade diária dos dentistas e dos demais profissionais da saúde. Todos eles necessitam tomar decisões em sua prática clínica do dia-a-dia. Quando o paciente apresenta dor, as decisões profissionais defrontam-se com vários desafios, primeiramente com a própria complexidade do fenômeno doloroso, depois com a individualidade do sujeito que sofre dor e também com o próprio conceito de ética pelo profissional. Neste sentido, podem existir julgamentos, como foi descrito acima, que afetam as decisões profissionais e nem sempre são favoráveis aos pacientes.

A Associação Internacional para o Estudo da Dor[33] sugere um guia de conduta para os pesquisadores. Essas orientações discutem aspectos éticos relacionados à pesquisa e à prática clínica em dor.

Entre os conceitos filosóficos cita:

1. Necessidade de distinguir a subjetividade da dor com os aspectos objetivos obtidos na avaliação da dor.
2. Distinguir entre dor e sofrimento.
3. Entender que existem diferenças individuais e de grupos no que concerne à intensidade e ao significado da dor.

.Dores Mudas.
As estranhas dores da boca

Entre as obrigações éticas destaca:

1. Além de respeitar as culturas individuais é fundamental lembrar dos direitos humanos básicos e da responsabilidade profissional.
2. Entender o significado moral do sofrimento desnecessário por dor.
3. Entender que dor moderada à excruciante provoca danos físicos e psicológicos. Obedecer os princípios da beneficiência (caridade) e da não-maleficência (não provocar dano).
4. Ter consciência que a dor agride a dignidade humana; e que a dor iatrogênica, de certa forma, compara-se a dor das vítimas de tortura.
5. Entender o princípio de justiça no manejo e pesquisa em dor.

O texto abaixo, do professor David Morris[11,34] da Universidade de Virgínia, EUA, discorre sobre a dificuldade do manejo da dor durante a atividade cotidiana e sobre aspectos éticos ainda obscuros:

> *"Pesquisa envolvendo seres humanos é meramente uma pequena, embora crucial, subclasse de questões éticas motivadas pela dor. Nós também necessitamos de discussões complementares sobre o manejo da dor na nossa prática diária, e de dilemas que não estão descritos nos melhores guias de conduta em dor."*
>
> *"Essas discussões parecem difíceis em parte porque ética tem a reputação de ser uma subárea especializada da filosofia, o que nos confronta com pensamentos e abordagens teóricas. Nesta versão, ética parece ser algo abstrato e difícil de entender, exceto pelos filósofos."*
>
> *"Enquanto isso, profissionais da saúde, na prática clínica do tratamento da dor, defrontam-se com dilemas que envolvem aspectos pessoais, familiares e sociais."*
>
> *"... como discutir o tratamento adequada da dor em recém-nascidos, crianças, pacientes terminais, idosos, mulheres, minorias étnicas, pobres, pacientes imunossuprimidos (AIDS), pacientes sem seguro saúde, e em todo o mundo civilizado."*
>
> *"Surgem, então, duas discussões sobre dor e ética: a primeira tendo foco nos valores para distingui-los dos princípios, e a segunda tendo como foco a dor sob o aspecto interpessoal."*

Essas proposições finais baseiam-se na filosofia de Emmanuel Levinas, filósofo francês, para o qual é através da ética que o relacionamento entre dois seres humanos absolutamente diferentes permite a busca da verdade.

E é através do rosto que ocorre o relacionamento físico. Para ele, dor também tem uma resposta ética implícita[11].

Responsabilidade profissional está implícita nos códigos de ética das profissões da saúde, visando principalmente os aspectos legais que envolvem pacientes e profissionais. Entretanto, a discussão ética trazida pelo professor americano põe em discussão a responsabilidade sob o aspecto humano na visão do filósofo:

> *"Como responsabilidade eu compreendo a responsabilidade pelo Outro, quer dizer, uma responsabilidade pelo que não é meu..., e mesmo pelo que não me respeita; ou então que precisamente me respeita se me aproximar eu próprio como rosto."*
> Emmanuel Levinas (1992)

A atitude profissional perante o paciente com dor, principalmente quando a dor é causada por doenças corriqueiras, como a cárie dentária, favorece, em parte, os juízos de valor baseados nas crenças do profissional e do próprio paciente. Neste sentido, a decisão sobre tratamento da dor por problemas dentários ou da boca, pode basear-se no fato de que dentes não são essenciais à vida e que podem ser substituídos. Mas as decisões não deveriam se tomadas apenas com base no aspecto morfológico do órgão doente, um dente, por exemplo, mas também englobando os demais aspectos que envolvem o paciente, como: emoção, custo econômico e conseqüências sociais. É aqui que a decisão ética deveria abordar a dor sob o aspecto interpessoal, como foi sugerido acima. E sob ótica da responsabilidade humana nessas relações.

Afinal de contas, alerta o professor Morris[34], ética profissional não se refere apenas aos grandes temas da saúde, como aborto ou clonagem de células, mas também às atividades e condutas da prática cotidiana.

> *Lembre-se: decisões que parecem simples para o profissional podem afetar, e muito, a vida dos pacientes.*

Decisões afetam a boca ou a vida do paciente?

A clínica odontológica fornece muitos exemplos, aparentemente banais, que merecem reflexão sobre o ensino e a discussão da ética na atividade clínica que compõe o cotidiano do dentista nas diversas especialidades de nossa profissão.

.Dores Mudas.
As estranhas dores da boca

Como diz o editorial do British Medical Journal[24]

> "Leis e orientações favorecem a boa prática, mas não determinam o que é boa prática em casos individuais. Os médicos necessitam reconhecer os juízos de valor implícitos na sua prática, avaliar o mérito de suas ações, e capacitar-se para justificar decisões, pelo menos em termos éticos.
>
> No momento, a maioria dos profissionais da saúde recebeu pouca ou nenhuma educação em ética. O que implica na necessidade de educação profissional continuada em ética".

Vamos refletir sobre esses juízos de valor sob o enfoque da profissão odontológica, em que também há necessidade de diagnóstico nosológico e do respectivo prognóstico para a tomada de decisões terapêuticas.

Não é fato desconhecido que eventualmente pacientes pedem que lhe removam algum dente como justificativa de falta ao trabalho. Pedido e concessão esbarram na dignidade do ser humano e na ética profissional. Não cabem aqui julgamentos, mesmo porque sendo fato disseminado entre dentistas, pelo menos em tempos passados, não existe um estudo detalhado sobre esses costumes na sociedade brasileira, nem sobre seu impacto no sistema de saúde.

Avaliação de riscos e benefícios das "seqüelas" da remoção do dente é dever profissional e não é tarefa simples sob os prismas de saúde individual e coletiva. Nos dois próximos casos poderemos avaliar o impacto da banalização da extração do dente na vida do doente e de sua família:

> "Parece um sonho, mas passou!",
>
> "O marido está aposentado e a vida corre tranqüila; aos 58 anos de idade ela pensa que está na hora de trocar a prótese dentária. Está gasta e feia e já a usa há 10 anos, embora não tenha problemas, nem com a prótese, nem com os 4 dentes incisivos que lhe restam no maxilar superior; e que seguram a prótese. – 'Sempre mastiguei de tudo', afirma saudosa. Ela é hipertensa e diabética do tipo 2; está sob controle médico e sente-se muito bem de saúde. Sua condição bucal é saudável. Os dentes incisivos são considerados menos resistentes que os demais e, baseado nesse fato, seu dentista decidiu removê-los para confecção de uma dentadura (prótese total). – 'São dentes fracos, podem dar problemas no futuro', é o que lhe disse. Tirou-os.
>
> Após a cicatrização percebeu que a paciente não tinha "osso" maxilar suficiente para reter a dentadura; indicou-a a um colega cirurgião para aumentar o rebordo ósseo. Durante a cirurgia houve comunicação da boca com a fossa nasal e não foi possível fechar essa comunicação.

> — 'Agora estou sem dentes, sem dentadura e com um buraco entre a boca e o nariz por onde me passam os alimentos', pensava ela, desolada. Passou por mais três cirurgias, até fechar a dita comunicação; as duas últimas cirurgia foram sob anestesia geral, em hospital. Terminada esta fase ainda não conseguia usar dentadura, pois ficara uma grande cicatriz na sua boca, no lugar da comunicação. Fez mais 2 pequenas cirurgias para deixar a boca apropriada ao uso de prótese.
>
> Finalmente, 4 anos após ter removido seus dentes "fracos", ela conseguia usar a tão esperada prótese nova. Nesse período ela alterara completamente sua rotina de vida, afastara-se do convívio social, limitara sua escolha de alimentos, piorou sua vida e tivera muitos períodos de intenso desconforto emocional, que se estendiam à sua família. — 'Parece um sonho, mas passou!', pega-se a pensar algumas vezes, enquanto, involuntariamente, bate os dentes para ter certeza de que está com eles".

A cultura da extração do dente, sem diagnóstico claro, por julgamentos pessoais, induz pacientes e dentistas a optarem por conveniências nem sempre adequadas sob o aspecto clínico. Se o paciente tem o direito soberano de participar da escolha do tratamento, também tem o direito de saber dos riscos e benefícios da sua opção. Tratamento dentário não é simples compra e venda de mercadoria, de uma coroa ou uma dentadura, é atenção à saúde, necessita de diagnóstico; exige algum prognóstico.

Esse caso é um pequeno exemplo de como problemas considerados simples, como de dentes, podem causar sofrimento, modificar atividades diárias dos doentes e de suas famílias, provocar enormes transtornos emocionais e exigir recursos médico-odontológicos avançados.

A cultura da extração dentária nem sempre é a melhor solução para o paciente. É o lado histórico do desenvolvimento da própria odontologia, muitas vezes centrada no imediatismo da técnica e da formação profissional. Falta o horizonte do global, de ver, na prática clínica, o paciente em seu todo. Como tratar de estruturas vivas, por mais simples e inofensivas que seja sua aparência, como é o caso dos dentes, sem entender que afetam pessoas?

Expectativas e complicações nas cirurgias bucais

Outras vezes criamos expectativas em nossos pacientes, alimentamos sonhos dourados e nos assustamos com os resultados, e, às vezes os taxamos

.Dores Mudas.
As estranhas dores da boca

de "difíceis", de nervosos, ou até de malucos. Vejamos a sofrida epopéia de uma paciente que:

> *"Só queria melhorar meu sorriso"*
> *"Ela é uma mulher madura que aos 55 anos de idade acha que dedicou sua vida à família e está na hora de cuidar-se. Vai começar pela boca, sobre a qual sempre se sentiu constrangida por usar dentadura há muitos anos. Lembra — 'na minha infância a extração dos dentes era o caminho natural. Paciência! Meus filhos tiveram outros cuidados. Têm bons dentes, usaram até aparelhos.' Na televisão assistira entrevista sobre implantes dentários; tinha uma amiga que fizera implantes e seu sorriso ficou muito natural. Encorajou-se e foi fazer a cirurgia; recebeu oito implantes na mandíbula. Não reclama da cirurgia, foi bem. A cicatrização dos implantes foi ótima, mas teve um porém: seu lábio inferior ficou parcialmente adormecido, como se a anestesia ainda permanecesse. Seu dentista explicou-lhe que, em raras vezes, há chance de atingir o nervo dentro do osso, mas que é ocorrência passageira e estará normal em seis meses. Receitou-lhe vitaminas e pediu que não usasse a prótese inferior. Passaram-se os seis meses, doze, vinte e quatro meses; nada se alterou.*
>
> *Lá estava o lábio adormecido, por onde, sem perceber, escorriam-lhe líquidos; paravam alimentos que a envergonhavam e criavam-lhe esquisitas manias, como limpá-lo obsessivamente. Com o tempo surgiu um agravante: uma dor contínua na gengiva e na face. Ficou angustiada, mais nervosa, sentiu-se deprimida... Indispôs-se com seu dentista. Encaminhada a um centro para tratamento da dor facial, ela foi medicada. A dor cessou, a dormência não. Foi aconselhada a concluir o tratamento dentário, que ficara inacabado. Finalmente! Recebeu seus novos dentes, agora rigidamente presos nos implantes. Não sabe exatamente o porquê, mas entrou em depressão profunda. Uma enorme tristeza. Algo estava diferente; parece que não foi isso que imaginara. Coincidência, ou não, separou-se do marido nesse período e atribuiu o fato ao problema dos implantes. Falava em suicídio. Foi encaminhada ao psiquiatra. Recebeu tratamento e teve ótima melhora.*
>
> *Voltou ao dentista para terminar o tratamento e melhorar a estética da boca, independente da dormência dos lábios, que já não a incomodava tanto. Recebeu apoio psicológico para enfrentar e viver com essa dormência, que no seu caso era definitiva. Seu novo dentista reforçou a*

> *importância desse fato e dos aspectos positivos do tratamento dentário que recebera.*
>
> *Passaram-se mais cinco anos: está bem e contente com seu sorriso, embora lamente a dormência do lábio que ainda a atrapalha. – 'Por vezes, doutor, surge ainda uma estranha tristeza. Mas acho que estou bem melhor. Levando a vida'."*

Discutir esta situação e identificar o papel do dentista nesta história permite lembrar o óbvio, ou seja, tratamento dentário é um tratamento de saúde, que pode envolver cirurgias e seus riscos potenciais. Creio que este caso realça o dever ético do dentista de avaliar cuidadosamente seus pacientes, nos aspectos físico e emocional, principalmente quando envolve cirurgia e riscos de complicações permanentes. Os pacientes devem ser alertados dos riscos e benefícios das cirurgias ou dos procedimentos que receberão, e só desta forma conseguir-se-á criar estratégias para controles e condutas posteriores a eventuais complicações, sem aflição demasiada ou sensação de erros profissionais. Neste momento de decisões é que a presença do psicólogo ou psiquiatra pode ser fundamental.

O prognóstico é o grande aliado do dentista no esclarecimento do paciente. O professor Gino Emílio Lasco, um dos grandes representantes da cirurgia bucal no Brasil, sempre lembrava aos seus alunos:

> *"Em casos de riscos cirúrgicos, esclareçam detalhadamente seus doentes; assim eles não atribuirão a erros as eventuais complicações que apareçam".*

Inúmeras vezes discutimos sobre dor, mas nem sempre é ela o alvo do problema. Insatisfações e frustrações de expectativas aborrecem as pessoas. A odontologia realiza procedimentos biomédicos da alçada do dentista, portanto, na maioria das vezes eles serão meios para melhorar a qualidade de vida, curar um paciente ou reabilitá-lo. Assim, o surgimento de intercorrências é um risco potencial.

Quando o paciente resolve fazer uma cirurgia bucal eletiva (programada), como é o caso dos implantes dentários, ele nem sempre conta com riscos, não imagina complicações como da lesão do nervo, que é muito incômoda e tem conseqüências psicológicas variáveis em cada paciente. Se a cirurgia na boca é de um tumor, ou de uma fratura, ela é necessária e psicologicamente as complicações serão mais aceitas, pois há um risco potencial à vida. As cirurgias orais, a exemplo de outras cirurgias, têm risco mínimo a médio, em sua maioria, desde que a condição clínica do paciente seja boa.

.Dores Mudas.
As estranhas dores da boca

> *Como odontologia é predominantemente cirúrgica ou operatória, ela inclui riscos e complicações, o que exige prévia informação. Estas condutas, que são simples na exposição, exigem preparo profissional primoroso na aplicação, mas tornam mais real, menos estressante e mais humano o relacionamento entre cirurgiões-dentistas e pacientes.*

A beleza é individual

Nossa noção de estética perfeita choca-se com determinados gostos dos nossos pacientes, mas mostra que a decisão do paciente é relevante nessa relação ética dentista-paciente:

> "Só queria uma pratinha"
>
> "Era um jovem e forte nordestino; frentista. Economizou um dinheiro e queria arrumar os dentes. Dentes impecáveis, perdera apenas 2 deles e tinha poucas e pequenas cáries. O canino superior esquerdo tinha uma descalcificação e pediu-me para arrumá-lo. Restauração excelente, imperceptível. Mesmo assim voltou três vezes ao consultório reclamando, por mais que eu me esmerasse na estética do dente. Finalmente entendi: ele queria um ourinho, ou pratinha, naquele dente. Tirei a belíssima restauração estética e a substituí por um amálgama prateado, polido cuidadosamente para deixá-lo brilhante. Ele ficou maravilhado com seu novo dente. Foi-se embora, feliz, sorriso imenso, destacava mais ainda o prateado reluzente do canino.
>
> Nunca imaginara que uma anti-estética restauração de amálgama, à amostra, deixasse alguém tão contente. O brilho daquele canino derrubou a barreira do "ideal" que nos ensinam na escola e trouxe a compreensão de que o paciente é parte integrante da decisão profissional, por mais simples e "óbvia" que pareça."

> *Saber exatamente do que nossos pacientes se queixam, ou o que querem, pode levar algum tempo, mas humaniza e é indispensável para o resultado final.*

Este paciente ensina, na prática, o significado subjetivo da beleza e do bem-estar e, desde que não haja prejuízo à saúde, não tem porque negarmos essa possibilidade. A evidência da cárie e o pronto diagnóstico ficaram incompletos pela presunção de que se sabia o que era melhor para ele.

.6.
Aprendendo sobre dentes e boca

> "Saúde Bucal é integral à Saúde Geral; este relato lembra que saúde oral significa mais do que dentes saudáveis e de que você não pode ser saudável sem saúde oral."
> Instituto Nacional de Saúde dos EUA (2000).

Se filósofos, poetas e escritores nos ensinam sobre como entender melhor os sentimentos e as relações humanas, não poderemos esquecer também dos aspectos técnicos necessários aos tratamentos dos pacientes. Vamos abordar este lado *prático* da vida, tentando reconhecer alguns dos problemas e situações mais comuns sobre dentes e tratamentos. A cárie dentária e as doenças periodontais são as doenças mais comuns da boca, mas há uma variedade de outras afecções e doenças que acometem a boca e que variam do simples ao grave.

Mas cuidado, não imagine que o melhor tratamento dentário é o mais caro. Nem sempre. Em caso de doenças da boca, ou de dor delas decorrente, antes de tudo procure saber exatamente qual é o seu problema: qual é exatamente o diagnóstico e, se pos-

.Dores Mudas.
As estranhas dores da boca

sível, qual é o prognóstico desse problema. Ou seja, o que ele pode lhe causar no futuro. Conheça riscos e benefícios dos diversos tratamentos. Portanto, pouco importa discutir o valor do tratamento dentário antes de conhecer claramente o problema (doença) e suas implicações na sua vida. É desperdício de tempo e sofrimento antecipado, pois a angústia do custo acaba minimizando a discussão da doença. Mas, no momento certo, evidente que será necessário, afinal vivemos em regime capitalista em que o sistema de saúde tem dificuldades extremas para cuidar da saúde da população, principalmente quando se trata da boca e dos dentes.

Procure pensar na saúde bucal como parte de sua saúde, e não como *mero tratamento cosmético*. Não é algo separado do seu organismo. Mesmo quando desejar realizar um tratamento estético dos dentes, lembre-se que você está lidando com sua saúde e existem implicações. Procure saber quais são antes de qualquer decisão final.

> *Procure conhecer os riscos e os benefícios do seu tratamento dentário, principalmente se esse tratamento for devido a queixa de dor na boca, na face ou na cabeça.*

Em qualquer tratamento de saúde, inclusive dentário, a individualidade deve ser respeitada. Aspectos físicos, emocionais e genéticos contribuem para determinar as características de cada um de nós. Por exemplo, algumas pessoas são mais sensíveis à dor que outras, inclusive nos dentes. Por essa razão, pequenos procedimentos inócuos, como restaurações dentárias simples, podem ser dolorosos em alguns pacientes, de tal forma que, excepcionalmente, evoluem para síndromes álgicas orofaciais.

Como reconhecer esses pacientes e a explicação desses problemas ainda são questões sem respostas conclusivas.

Procedimentos, operatórios ou cirúrgicos, bucais e maxilares são seguros, mas têm suas complicações. Felizmente a maioria é transitória. É sempre interessante conhecer os possíveis problemas que surgem durante o tratamento ou cirurgia bucal. Será mais fácil enfrentá-los, caso surjam.

Eis algumas orientações sobre doenças buco-dentais, tratamentos odontológicos mais freqüentes, higiene da boca e próteses dentárias.

Cárie dentária

É uma doença infecciosa oportunista que atinge os tecidos duros do dente (esmalte, dentina e cemento), podendo levar à destruição do mesmo.

Essa infecção pode evoluir lenta ou rapidamente, dependendo de vários fatores, como: resistência à cárie, germes que habitam a boca, tipo de alimentação e qualidade da higiene oral. A infecção pode afetar o osso que envolve o dente e provocar infecções com diversos níveis de gravidade. As graves necessitam de cuidados especiais e, em alguns casos, hospitalização. A infecção dentária, além de afetar o osso, pode se disseminar pelo organismo e causar danos à distância.

Não esquecer que a cárie dentária, além de lesar o dente, pode afetar o organismo pois espalha micróbios através da corrente circulatória. Portanto, cárie dentária é doença infecciosa que pode levar à perda do dente, mas também pode causar sérios problemas de saúde. Para que isto ocorra, vários fatores, locais, sistêmicos e genéticos, estão envolvidos. Suas manifestações clínicas mais freqüentes são a deterioração e a dor de dente.

O tratamento do dente cariado depende de cada caso e varia do simples ao complexo. Pode ser realizado com uma simples restauração ou necessitar de tratamento de canal, cirurgias ou próteses dentárias. A reposição de dentes perdidos é feita através de diversos procedimentos, que também variam do simples ao complexo.

A cárie dentária é um sério problema de saúde pública, pois além do tratamento da dor de dente há também necessidade de recuperar o dente.

O tratamento da cárie dentária inclui diferentes procedimentos e nem sempre é de baixo custo. Por essa razão, muitos pacientes resolvem o problema da dor através da extração dentária; mas nem sempre conseguem repor os dentes perdidos. Fato que pode contribuir para dificuldades de alimentação, criar problemas de relacionamento familiar e social e até como fator de risco para algumas dores na boca e na face.

Doença periodontal (gengiva e osso alveolar)

Esse termo refere-se a várias doenças infecciosas que afetam as estruturas que ligam o dente ao osso maxilar. A doença tem diferentes níveis de gravidade e é conhecida popularmente como doença da gengiva. Normalmente a gengiva é a primeira estrutura atingida na doença periodontal, mas, à medida que a doença avança, ela acomete o periodonto (junção dente/osso) e finalmente o osso maxilar.

Os problemas periodontais são freqüentes na população em geral e se constituem também em sério problema de saúde pública. Sendo doenças

.Dores Mudas.
As estranhas dores da boca

infecciosas, muitas vezes permanecem de forma crônica por muitos anos, podendo levar à perda dos dentes. Por essa razão são consideradas de risco à saúde geral, principalmente em pacientes com doenças crônicas, como algumas doenças cardíacas ou o *diabetes mellitus*. Os micróbios existentes na gengiva infectada podem espalhar-se pelo organismo, através da circulação sanguínea, principalmente quando ocorre sangramento gengival freqüente.

> A *manifestação clínica das doenças periodontais depende da sua gravidade, podendo ocorrer: sangramento gengival freqüente, mau hálito, dor na gengiva e/ou no dente, dor facial e mobilidade dentária.*

O tratamento da gengiva pode ser por uma *limpeza de dentes*, ou profilaxia dental, como é caso de gengivites. Seu objetivo é remover a placa bacteriana, que se adere na superfície do dente, e o cálculo salivar (tártaro), que é mais resistente. Tratamentos mais agressivos incluem raspagens periodontais e cirurgias quando há doença avançada. A doença periodontal provoca perda do osso de suporte dos dentes, o que pode ser sério problema para a reabilitação oral posterior com implantes dentários e próteses.

As doenças periodontais são crônicas e dependem de fatores genéticos, nutricionais, imunológicos e ambientais. Ainda são as principais responsáveis por perdas dentárias, mas são perfeitamente curáveis e controladas ao longo da vida do paciente. Como doença crônica, os pacientes devem estar cientes das características da sua doença, dos seus fatores de risco e do controle periódico pelo seu dentista.

Sempre que houver doença periodontal crônica lembrar-se que, sendo infecciosa, deve ser tratada e controlada adequadamente. Pois além da perda do dente, pode causar sérios problemas de saúde. O cuidado deve ser maior para os pacientes que apresentem doenças sistêmicas crônicas (ver Capítulo 13).

A dor de dente

Dor de dente ou odontalgia é o termo genérico que se refere a qualquer dor sentida em dente. Sua causa mais comum é a cárie dentária. A intensidade varia de leve a fortíssima, dependendo do problema. As doenças periodontais também são causas de dores nos dentes. São muitas as causas de dor de dente: cárie dentária, doença periodontal, gengivites, fratura dental,

.Parte 1.
Aprendendo sobre dentes e boca

traumatismo dental e até doenças sistêmicas como a leucemia e algumas doenças renais crônicas.

A dor do colo do dente é muito comum e assola quase todas as pessoas em algum momento da vida. Alimentos açucarados, bebidas fermentadas e refrigerantes contribuem para destruição do colo do dente e para a suscetibilidade da dentina. Existem dores estranhas, como a *dor fantasma*, no local em que foi extraído o dente.

A dor de dente é conhecida universalmente, causa enorme sofrimento e tem múltiplas causas. Por essa razão ela foi a razão principal deste livro ter sido escrito (**Figura 6.1**).

Existem falsas dores de dente, como: neuralgia do trigêmeo, disfunção da ATM, odontalgia atípica, cefaléia em salvas, hemicrania paroxística, infarto agudo do miocárdio, angina do peito, sinusopatias e tumores da cabeça e do pescoço. A dor é no dente mas o problema é em outro local do organismo.

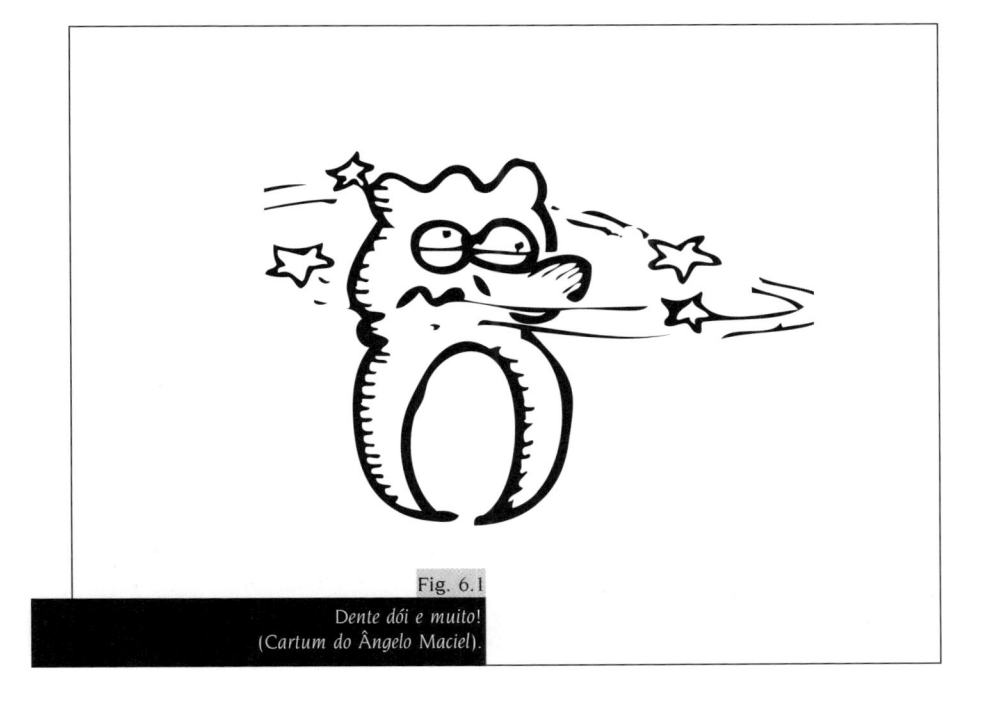

Fig. 6.1
Dente dói e muito!
(*Cartum do Ângelo Maciel*).

.Dores Mudas.
As estranhas dores da boca

Boca seca e sensação de garganta enroscando

Estas queixas são freqüentes e podem ocorrer em diferentes fases da vida. Respirar pela boca, ansiedade e medicamentos são alguns dos fatores que aumentam essa sensação. Nós engolimos cerca de 700 ml de saliva por dia. Ela lubrifica a cavidade oral, os dentes e parte do trato digestivo. Além disso, a saliva é rica de componentes orgânicos com funções importantes, como: enzimas digestivas, imunoglobulinas e inúmeros outros componentes.

> Não é de se admirar a falta que a falta de saliva faz.
> Engolimos quase 1 litro por dia, só de saliva.

A sensação de garganta enroscando pode ser por ausência de saliva ou por saliva grossa, já que falta o líquido nela. Evite ficar cuspindo ou pigarreando. Acabará machucando a mucosa da boca ou da orofaringe (garganta) (**Figura 6.2**).

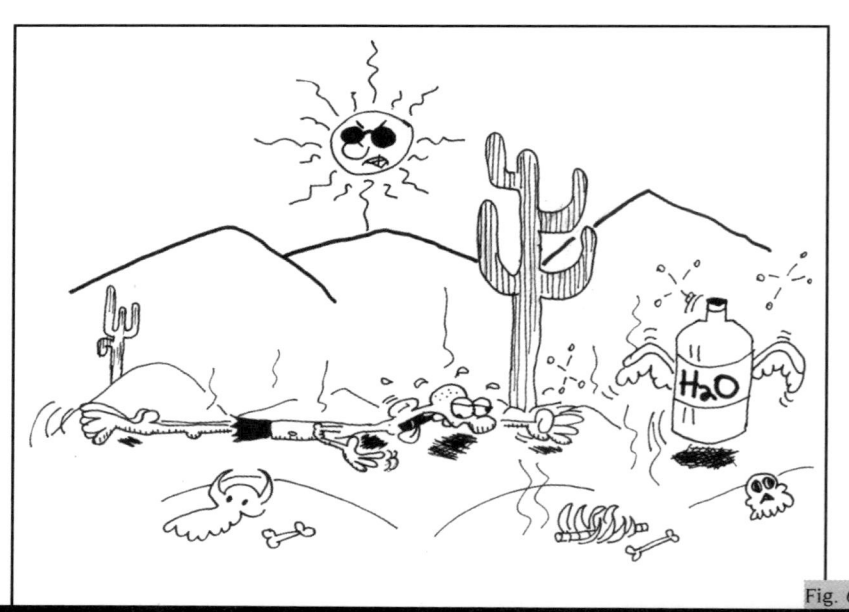

Fig. 6.2
Boca seca nem sempre é só falta de água, pois a saliva, além da água, tem componentes que lubrificam e protegem a cavidade oral e o trato digestivo superior. Não é fácil compensar a escassez de saliva, embora água ajude.
(Cartum de Ângelo Maciel).

Parte 1.
Aprendendo sobre dentes e boca

Consulte seu dentista ou seu médico, caso tenha esse problema, pois a causa é multifatorial. Se necessário, existem formulações específicas para reduzir a secura e o desconforto da boca. Ingerir água com mais freqüência e escolher alimentos úmidos podem ser de grande serventia. Da mesma forma, evitar ou reduzir alimentos que aumentem essa sensação, principalmente secos ou ácidos. Clima seco e poluição do ar aumentam o risco de desidratação e de sensação de secura da boca, daí a necessidade de ingerir água mais freqüentemente.

O uso dos alimentos e frutas deve estar em acordo com a condição clínica do paciente; por exemplo, diabéticos deverão evitar excesso de açúcares ou alimentos que os contenham. A orientação de nutricionista facilita a escolha da melhor forma de preparar os alimentos no gosto do paciente.

Sugestões para minimizar o incômodo da boca seca:

a) Molhe a boca periodicamente: tome goles de água para manter a boca úmida.
b) Mantenha os lábios sempre fechados; evite respirar pela boca.
c) Ao falar bastante, e sentir a boca seca, umedeça-a com goles de água, à temperatura natural.
d) Escolha alimentos que mantenham umidade, ou hidratação da boca; evite alimentos secos; se necessário use pequenos goles de água para ajudar na deglutição (engolir).
e) Tome cuidado com o excesso de sal nos alimentos, pois além de aumentar a sede pode ter contra-indicações específicas, como nos hipertensos.
f) Use legumes, como: chuchu, abobrinha e cenoura; em refogados e sopas.
g) Coma frutas periodicamente, como: uva, mamão e pêra d'água; em forma natural, de purê (amassadas) ou levemente cozidas.
h) Evite alimentos ou frutas adstringentes ou ácidas, como: abacaxi, limão e laranja.
i) Utilize a gelatina como sobremesa, uma ou duas vezes ao dia, evitando sabores ácidos.
j) Use regularmente hidratante da boca, de acordo com a orientação do seu dentista ou médico.
k) Goma de mascar sem açúcar melhora o fluxo salivar; consulte seu dentista.
l) Use creme dental neutro e escovas macias; consulte seu dentista a respeito.

.Dores Mudas.
As estranhas dores da boca

Escovação dos dentes

Atualmente, as informações sobre a higiene da boca são muito disponíveis. Revistas, mídia e dentistas orientam amplamente a esse respeito. Quanto à pasta de dente, soluções para bochechos e uso do fio dental é necessário ouvir as orientações do seu dentista. Ele aconselhará de acordo com suas necessidades específicas.

A mídia em geral divulga muitas informações e propagandas sobre creme dental, produtos de higiene oral e anti-sépticos orais. Tome cuidado, pois nem sempre é o melhor no seu caso.

Lembre-se que algumas situações, como sangramento gengival à mastigação ou à escovação, necessitam de avaliação profissional, principalmente quando são freqüentes. O uso de anti-sépticos pode mascarar doenças periodontais importantes. Não esquecer que infecções crônicas buco-dentais, afetam não apenas os dentes, mas também seu organismo. Então, sempre é conveniente ouvir a voz do profissional.

Implantes dentários

Implantes são raízes artificiais, normalmente de metal titânio, inseridas cirurgicamente nos ossos maxilares. Eles substituem as raízes dentárias. Sobre eles serão confeccionadas as próteses dentárias, de forma semelhante ao que se faz sobre os dentes naturais. Naturalmente as próteses sobre implantes têm particularidades, e variam de simples a complexas.

As cirurgias podem ser realizadas em consultórios ou hospitais, dependendo do número de implantes, da complexidade cirúrgica e das condições clínicas dos pacientes. Atualmente é possível reabilitar, através de implantes metálicos, os mais complexos defeitos faciais ou da cavidade oral. Além da reabilitação de pacientes que perderam todos os seus dentes, beneficiaram-se dessa técnica pacientes com complicações graves decorrentes de tumores, acidentes ou anomalias genéticas.

Uma pergunta freqüente dos pacientes é se implante dá rejeição. Não! Os implantes são metálicos e o titânio é material inerte e compatível biologicamente com o osso. Essa compatibilidade recebeu o nome de *osseointegração*. O que pode ocorrer, felizmente em pouquíssimos casos, é a perda do implante por infecção. Fatores locais e de saúde geral podem estar envolvidos. Por isso, avaliação minuciosa pré-operatória, preparo do paciente, ambiente adequado e técnica cuidadosa são fatores que contribuem para o sucesso na osseointegração.

A higiene e o controle periódico pelo dentista são fundamentais para a sobrevivência dos implantes e para a saúde. Neste sentido assemelham-se aos dentes naturais.

Próteses dentárias

Próteses são aparelhos usados para substituir algum órgão, membro ou componente do organismo. As próteses dentárias substituem parcial ou totalmente os dentes; podem ser de diversos tipos, formatos e materiais. Popularmente são conhecidas como dentaduras, pontes, jaquetas, pivots, entre outros.

A reabilitação oral por próteses nem sempre é tarefa fácil e rápida. A escolha da prótese depende de vários fatores como: tempo decorrido da perda dos dentes, doenças buco-dentais prévias, características ósseas do paciente, condições da saúde, bucal e geral, e o custo. Essas são algumas das razões pelas quais os tratamentos dentários são prolongados e complexos, e exigem procedimentos operatórios de vários tipos.

Atualmente, o implante dentário de titânio é a escolha para substituição de raízes dentárias. Os pinos são inseridos cirurgicamente dentro dos ossos maxilares. Sobre eles são confeccionadas as próteses dentárias. Portanto, implantes dentários são raízes artificiais de metal que servem de apoio para próteses. A reabilitação oral, através de implantes e próteses, além de questão estética, também é questão de saúde. As próteses restituem funções como da mastigação, favorecem a fala e auxiliam na função mandibular de modo geral.

É fundamental o controle periódico das próteses, para evitar infecções e perda das mesmas. A falta de dentes ou a existência de próteses defeituosas pode aumentar o risco para dores crônicas na boca e na face.

As *próteses fixas* são cimentadas em dentes naturais ou em implantes de titânio. Seu nome popular é *ponte*. Necessitam de higiene meticulosa ao redor dos dentes naturais e embaixo dos dentes artificiais. Acúmulo de alimentos favorece as infecções e contribui para a perda da prótese.

Já as *próteses removíveis* são aparelhos móveis, pode-se remover para a higiene, que substituem os dentes. São de diversos tipos e materiais. Normalmente são metálicas e presas aos dentes naturais, ou implantes, por grampos. Existe o conceito de que prejudicam os dentes naturais e favorecem as cáries dentárias. É mito! Desde que estejam corretas e o paciente mantenha higiene cuidadosa, podem durar por muitos anos sem qualquer dano aos tecidos da boca. Traumatismos na gengiva, ou na boca, podem ocorrer e devem ser avaliados pelo seu dentista.

Próteses totais ou dentaduras, como são popularmente conhecidas, substituem todos os dentes. Podem ser em um maxilar ou nos dois. Embora sejam relativamente fáceis de confeccionar, sob o aspecto técnico, seu uso pelo paciente depende de diversos fatores, como: condição do rebordo ósseo; condição psicológica do paciente e sua aceitação da prótese; condição da mucosa da cavidade oral e condição sistêmica do paciente, incluindo o uso de medicamentos. Pacientes que não conseguem se adaptar com estas próteses têm a opção dos implantes dentários, naturalmente se houver indicação.

Dor na face e na cabeça e próteses dentais

Algumas vezes, as próteses totais (dentaduras) causam desequilíbrio da mandíbula e podem contribuir para a piora ou desencadeamento de dores na boca, face ou cabeça. Próteses totais inadequadas, ou a falta de uma delas, são os problemas mais comuns encontrados nesses pacientes. Não se sabe o papel exato das próteses totais nesses casos, mas a correção adequada contribui para a melhora e controle da dor. Esses pacientes devem ser avaliados cuidadosamente antes de sugestão de trocar as próteses.

> *Não é a prótese que causa dor no rosto ou na cabeça, mas sua condição funcional, provavelmente associada a outros fatores de risco, como: ansiedade, bruxismo, movimentos mandibulares repetitivos e à própria condição da saúde geral.*

Nesses casos a dor é localizada ao redor do ouvido, na face, na têmpora ou no fundo do olho. Na maioria das vezes a dor é leve ou moderada e piora ou é provocada por algum movimento da mandíbula. Como na mastigação, fala, sorriso e bocejo.

No caso de dores crônicas na boca, face ou cabeça consulte seu dentista ou médico. A avaliação cuidadosa identificará, se há ou não, envolvimento da prótese.

Por outro lado, é comum que pacientes com próteses totais queixem-se periodicamente de mobilidade das próteses, machucados na boca e dificuldade mastigatória. A avaliação periódica e a troca quando estiver inadequada é a melhor conduta.

.Parte 1.
Aprendendo sobre dentes e boca

Cuidados de higiene bucal e manutenção das próteses totais (dentaduras)

Próteses totais devem ser higienizadas diariamente, após cada refeição. Eis algumas recomendações:

a) Remova a prótese após as refeições, escove-a com pasta e escova indicadas por seu dentista. Limpe a prótese toda: partes interna e externa, e os dentes. Enxágüe com água corrente, ao final.
b) Não esqueça que se houver tendência para formar tártaro nos dentes naturais, também poderá tê-lo na superfície das próteses. Atenção à escovação dos dentes da prótese, portanto. Tártaro formado, dificilmente sairá apenas com a escovação.
c) Higienize sempre a boca, após remover as próteses. Bastam bochechos enérgicos com água para remover os alimentos que eventualmente fiquem presos nas dobras da boca, língua ou mucosas. Um bom bochecho deve durar em torno de meio minuto. Se usar alguma solução desinfetante (colutórios) siga as orientações do seu dentista ou de acordo com a bula. Soluções anti-sépticas são mais indicadas em condições de dor ou infecções buco-dentais. Seu uso regular deve ser sob orientação profissional. Existem soluções químicas e pílulas que ajudam na limpeza das próteses. Siga as orientações do seu dentista ou da bula.
d) A higiene é fundamental, pois as próteses podem se infectadas por fungos, como a *cândida albicans*. A mucosa oral pode ser infectada nestes casos e vários fatores contribuem para esse tipo de infecção crônica, como: higiene das próteses, saúde geral e queda de resistência imunológica. O tratamento pode ser demorado e exigir uso de medicamentos. Outro fator relevante é que essas infecções fúngicas causam sensação de ardor ou queimação bucal, freqüentemente.
e) Escove a língua regularmente, pois ela pode acumular microrresíduos que servem de substrato e crescimento das bactérias da boca. Mas lembre-se, não machuque a língua, principalmente quando a boca está muito seca. Pode causar danos e dor.
f) Muitos pacientes queixam-se de boca seca, amarga ou queimando. Vários fatores contribuem para essas queixas, desde a higiene da prótese, doenças sistêmicas e até efeito colateral de medicamentos. Consulte seu dentista ou médico nestes casos.

.Dores Mudas.
As estranhas dores da boca

Aspectos funcionais, estéticos e psicológicos das próteses totais (dentaduras)

Se houver necessidade de trocar as próteses, principalmente as totais, ou de usá-la pela primeira vez, inevitavelmente haverá mudanças estéticas e sensoriais, que podem refletir no comportamento do paciente. É evidente que essas alterações são benéficas e devem ser do agrado do paciente (**Figura 6.3A-D**).

O fato da prótese trazer mudanças é positivo, desde que melhore a qualidade de vida. Mas mudança é sempre mudança, e você terá que se preparar para elas. Converse com seu dentista, transmita-lhe suas expectativas, veja o que é possível e o que não é. Não crie falsas expectativas. Também não se desespere, pois no momento atual sempre existirá algum tratamento dentário para a sua condição específica.

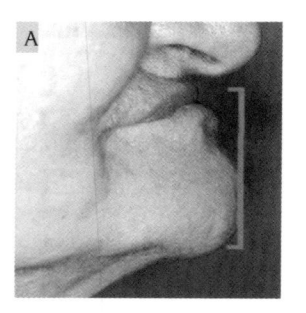

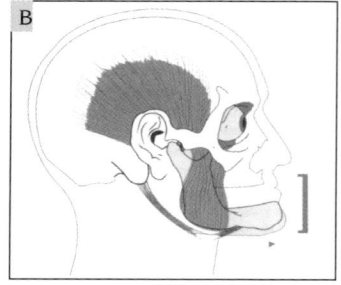

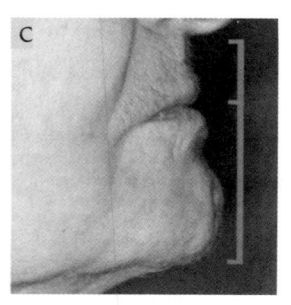

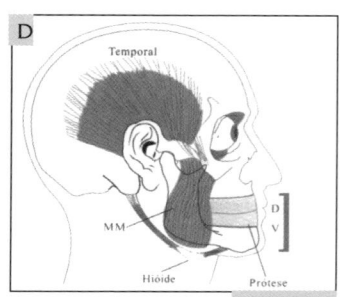

Fig. 6.3A-D

Pois é, nem sempre é fácil encarar as mudanças. Mas elas podem ser ótimas.

Analise riscos e benefícios. Compreenda, da melhor maneira possível, o que você pretende fazer, ou o que o seu dentista está lhe propondo. Prepare-se para as mudanças. Com as novas próteses você receberá comentários do tipo: você está diferente! O que você fez? Você fez plástica? Você mudou os dentes? Não imagine que esses comentários indicam que suas próteses estão ruins, ou que seu rosto mudou para pior, ou que o sorriso ficou esquisito. Na maioria das vezes os comentários refletem as mudanças decorrentes da nova prótese. E quando os comentários são complementados por frases como: você ficou ótimo(a); ficou bom, ou equivalente, é melhor ainda.

> *Portanto, ao ouvir comentários sobre sua nova estética dental, não interprete o pior, principalmente se você está se sentindo bem e gostou das mudanças.*

As pessoas com as quais se convive diariamente observam rapidamente as mudanças, sem dúvida nenhuma isto é absolutamente natural. Não se preocupe, portanto, com as surpresas ou com os comentários. Basta que você tenha gostado do resultado final. O resto é uma questão de tempo. Muitas vezes essas mudanças, trazidas pelas novas próteses, realçam o natural e, talvez esta percepção ocorra mais com pessoas estranhas, ou com as quais se tem pouco contato diário, pois não dirigem a atenção para sua boca. Quando encontramos pessoas estranhas, elas seguramente não sabem das mudanças, só vêem o aspecto atual. E seus comentários podem ser agradáveis e sinceros.

Não crie vícios ou posturas defensivos ao trocar suas próteses. Certamente pode existir medo e certa ansiedade frente aos relacionamentos interpessoais, mas não fique imaginando que todas as pessoas estão olhando para sua boca, e que sabem que você trocou as próteses. Não restrinja suas funções habituais, como: falar, mastigar e sorrir, só por temer o comentário de outras pessoais, ou pelo medo de acontecer algo estranho com sua prótese. Se suas próteses estão naturais, ótimo, é o desejável. Evite colocar a mão em frente à boca ou falar com os lábios semifechados. Fale, sorria e haja naturalmente. Tentativas de esconder algo visível, como os dentes, só chamará a atenção das pessoas, além do risco de criar cacoetes, que depois de instalados são difíceis de remover. No início, você poderá ter a sensação que suas próteses totais estão "mais soltas", embora ela não caia. Isso é natural e deve-se à propriocepção da mucosa bucal, devido à diferença de contato desta nova prótese em relação à antiga. Em uma ou duas semanas tudo estará normal.

Quando a prótese não para na boca, não *segura* bem, é perfeitamente identificável pelo próprio dentista. Esse problema pode ser corrigido.

.Dores Mudas.
As estranhas dores da boca

Existem vários graus de dificuldade, mas sempre é possível um resultado satisfatório. Se a prótese total soltar em algum movimento específico da sua boca, relate ao seu dentista. Mas isso não impede que você haja naturalmente. Se houver outra opção converse com seu dentista e discutam as possibilidades.

Lembre-se: o fato de usar prótese total (dentadura) pode não ser muito agradável no início, mas, se é a alternativa viável, você deve enfrentar esse desafio e se adaptar à idéia. Verá que é possível adaptar-se, de forma que só terá benefícios. Você não está trocando seus dentes naturais, você está substituindo-os, evidente que nunca serão iguais, mas ainda bem que existe esta alternativa.

Recomendações sobre alimentação aos pacientes que têm novas próteses

Algumas recomendações são importantes após a colocação de novas próteses totais (dentaduras):

a) Na primeira semana sua alimentação deve constituir-se de alimentos leves, que não exijam muito esforço de mastigação. Não precisa ser dieta líquida, pois ela deve ser sólida e gradualmente aumentar a consistência dos alimentos. Alimentação inicial mais branda propicia melhor avaliação das condições da nova prótese. Poderá observar se ela solta em movimento específico, se machuca a gengiva ou se é impossível mastigar com ela. Se a prótese machucar, você poderá identificar imediatamente. Comunique seu dentista.

b) Lembre-se: você não precisa sofrer dor com a sua dentadura (prótese total). A idéia de que para se adaptar com ela tem que sofrer não passa de mito. Caso ela machuque sua boca, comunique seu dentista. Normalmente as correções, neste caso são rápidas e não prejudicam a prótese, nem a deixarão mais solta.

c) Após a primeira semana de uso você poderá gradativamente aumentar a consistência dos alimentos. Não esqueça que cada caso é um caso, portanto as recomendações serão específicas para o seu caso. Siga as recomendações.

d) Infelizmente a prótese total não devolve completamente as funções desempenhadas pelos dentes naturais, mas, se ela estiver bem adaptada, é possível atingir o máximo desempenho. E deixar muito feliz o paciente.

Relaxamento mandibular e vícios adquiridos com próteses totais

Muitas vezes, devido ao tempo de uso das próteses totais, à falta de uso das mesmas ou a problemas que dificultem seu uso, o paciente adquire vícios. Por exemplo, apertar os dentes, comprimir os lábios, ou contrair a mandíbula e estender o pescoço. Vários fatores contribuem para dificultar o uso de próteses totais, como: tipo de respiração e posição da língua. Dessa forma os músculos da mastigação, e até do pescoço, podem ficar tensos. O paciente tem dificuldade de movimentar livremente a mandíbula, de *relaxar* a mandíbula.

À medida do possível solte (relaxe) seu maxilar e procure falar e comer da forma mais natural possível.

Próteses maxilares ou faciais

Próteses faciais (nariz, olhos, orelha) também devem ser higienizadas cuidadosamente. Siga as recomendações do seu dentista e limpe-as adequadamente. Normalmente são presas em implantes metálicos de titânio que devem ser limpos regularmente.

Higienize periodicamente o local de instalação das próteses: pele da face.

Próteses bucais para fechar orifícios da boca devem seguir as mesmas orientações dadas aos pacientes com próteses, em geral.

Qualquer sinal de dor ou inflamação persistente na boca ou na pele, sob as próteses, consulte seu médico ou dentista.

Restaurações dos dentes: amálgama e resinas compostas

Nos últimos anos espalhou-se a polêmica sobre as complicações das restaurações de amálgama para o organismo. Essa controvérsia decorre da presença de mercúrio no amálgama, o qual é sabidamente tóxico. Até o presente momento não está definida essa toxidade por amálgama, havendo também forte pressão da indústria para o uso das resinas compostas que, ao contrário do amálgama, são estéticas.

O amálgama continua em uso, assim como as resinas. A escolha de um ou outro depende do dente, tamanho da cárie, higiene do paciente e suscetibilidade à dor. Pacientes que têm dentes muito sensíveis após restauração com resina deveriam ser avaliados e orientados cuidadosamente sobre seu uso.

.7.
Medo, ansiedade e incertezas frente à dor persistente na boca ou na face: O que fazer?

> "Transferido de seção, eu fui parar nas mãos de um médico de outro feitio mental, cuja inteligência, solicitada e atraída para outros campos de atividade, dava-lhe mais dúvida, mais necessidade de reexame no que propusessem os seus colegas, de modo a não se permitir liberdades com a vida dos outros".
> Lima Barreto.

Creio que essas palavras de Lima Barreto ilustram muito bem a responsabilidade dos profissionais da saúde perante suas decisões. Da mesma forma algumas palavras do brilhante escritor inglês, W. Somerset Maugham, retiradas do seu livro O Fio da Navalha, de 1943, são ideais para retratar o universo biopsicossocial dos nossos pacientes com dor crônica.

> "Pois os homens não são somente eles: são também a região onde nasceram, a fazenda ou o apartamento da cidade onde aprenderam a andar, os brinquedos com que brincaram em crianças, as lendas que ouviram dos mais velhos, a comida de que se alimentaram, as escolas que freqüentaram, os esportes em que se exerci-

.Dores Mudas.
As estranhas dores da boca

> *taram, os poetas que leram e o Deus em que acreditaram. Todas essas coisas fizeram deles o que são, e essas coisas ninguém pode conhecê-las somente por ouvir dizer, e sim se as tiver sentido. Só pode conhecê-las quem é parte delas."*

Mas não se esqueça, se é o paciente quem mais se conhece, e se é o profissional de saúde quem deve estar preparado para compreendê-lo e ajudá-lo, é imprescindível que meditemos também sobre o que diz a Dra. Rachel Nemem[35] (1993):

> *"Profissional e paciente trazem dois diferentes tipos de informação, que é importante para a tarefa que têm pela frente. Ambos devem estar dispostos a educar e a ser educados pelo outro, pois nenhum deles pode assumir a responsabilidade de desempenhar a sua parte na recuperação da saúde sem a informação fornecida pelo outro".*

Assim, em caso de dor persistente no dente, boca ou face é necessário conhecer o diagnóstico correto. É indispensável, pois existem muitas doenças que provocam dor na boca e que são quase desconhecidas, exceto por quem as sofre, ou sofreu. Por outro lado, algumas dessas dores são crônicas e podem ocorrer em períodos alternados, por isso é imprescindível saber o que provoca sua dor. Só assim, como em qualquer outra doença crônica (enxaqueca, sinusite, pressão alta, diabete, doenças periodontais, etc.), você poderá combatê-la, reduzir seus efeitos e melhorar sua qualidade de vida.

Eis algumas orientações úteis aos pacientes com dor crônica, ou persistente, da boca e da face, não são completamente diferentes daquelas sugeridas para outras dores crônicas do corpo, mas têm particularidades:

1. Perante informações desencontradas não se desespere, procure outras opiniões, consulte outros profissionais ou centros reconhecidamente experientes, converse com familiares ou amigos e não concorde com procedimentos invasivos como tentativas de tratamento.
2. Se você tem uma dor que não melhora, a despeito dos esforços de seu dentista ou médico em tratá-lo, talvez seja hora de ouvir outras opiniões a respeito. Lembre-se, que nem todos têm experiências sobre todos os assuntos e, felizmente, no estágio atual do conhecimento científico dificilmente não existirá algum profissional com experiência em áreas específicas.
3. A ansiedade e as expectativas aumentam o sofrimento. Não crie falsas expectativas; não busque a resposta que lhe agrada. Procure

enfrentar a partir de sua própria realidade. Saiba claramente qual é o seu diagnóstico e qual o prognóstico. A experiência clínica mostra que é possível melhorar a qualidade de vida quando você sabe o que tem. Mesmo na dor crônica ou persistente da boca.

4. Não imagine que a sua dor é provocada por uma doença grave, ou que é de sua cabeça, só pelo fato de não serem encontradas anormalidades, ou doenças de rotina. O fato de um profissional dizer que você *não tem nada*, refere-se ao fato de que não existe uma doença visível ou grave. Portanto, não se desespere... não significa que você não tem a sua dor, significa apenas que não foi encontrada uma causa "visível" para ela, ou que não se sabe exatamente o que você tem.

5. Algumas dores na boca, como *ardência bucal* ou *dor de dente atípica*, não são comuns, portanto nem todos os profissionais têm treinamento ou informações adequadas sobre esses problemas... Além disso, quase ninguém ouve falar que alguém sofre de dor crônica no dente ou na língua. Você pode ser essa exceção.

6. É normal o comentário de amigos, familiares e conhecidos de que se você está com aparência boa, que não parece que sua dor é forte, e assim por diante. Não se impressione com isso, pois o sofrimento é individual e você sabe disso; seu dentista, ou seu médico, ao identificar exatamente o que você tem, lhe dará as informações e orientações adequadas. Isto lhe trará mais tranqüilidade e lhe permitirá enfrentar sua doença.

7. Quando lhe encaminharem ao psicólogo ou psiquiatra devido à sua dor, lembre-se: ninguém está dizendo que você é louca(o). A dor aumenta a ansiedade, desperta medos e causa depressão. Algumas dessas alterações emocionais são perfeitamente compreensíveis em pacientes com dor crônica. Angustiam. O profissional da saúde mental que trata pacientes com dor crônica está preparado para entender essa situação e ajudar no ENFRENTAMENTO da dor. Significa que vai auxiliá-lo para reduzir o sofrimento dela decorrente; de como usar estratégias para melhorar sua qualidade de vida; e enfrentar a pressão dos familiares, amigos e da sociedade. Enquanto isso, seu dentista, ou médico, prossegue com o tratamento da condição física da sua dor.

8. Lembre-se, não é pelo fato de que sua doença da boca é crônica que ela é intratável; crônica significa que de tempos em tempos ela pode dar-lhe algum trabalho, mas, desde que você aprenda a combatê-la, tudo muda de figura. Crônica significa aprender a conseguir QUALIDADE DE VIDA. Não deixar que a doença ou a dor abata-a(o). Enfrentá-la é a palavra certa. Se você foi orientada(o) e é acompanhada(o) pelos seus profissionais, continue, e ajude-os o máximo possível.

.Dores Mudas.
As estranhas dores da boca

9. Não deixe de realizar as atividades ou recomendações profissionais que lhe ajudam a controlar ou eliminar sua dor. Por mais simples que seja a recomendação. Lembre-se: na maioria das vezes não é a sofisticação e a tecnologia avançada que farão milagres, embora algumas vezes sejam indispensáveis. Conheça seu caso da melhor forma possível. Só assim estará apta(o) a tomar medidas imediatas para controle da dor quando ela retorna ou você tem uma nova crise.

10. Lembre-se, não é pelo fato de você ter dor crônica, que não poderá ter outra dor diferente, de outra causa. Por exemplo: você pode sofrer de enxaqueca, estar sob controle médico e um dia ter uma súbita dor de dente que se assemelhe à sua enxaqueca, ou que a piora. Portanto, sempre é de bom senso falar com seu dentista ou com seu médico quando a dor é diferente ou piora.

11. Se você tem uma dor de dente que não melhora. Pode se impressionar sim, pois ela existe mesmo, mas não se desespere. Existe até a dor de *dente fantasma* que parece que seu dente removido há muito tempo ainda está ali na sua boca e dói. Tome cuidado para não pressionar seu dentista para extrair esses dentes, pois a dor nem sempre melhora. Nem sempre é dor verdadeira do dente; pode ser dor do nervo da face, não daquele nervo do dente que se foi há muito tempo e que te deixou horas de boca aberta no dentista.

12. A *neuralgia do trigêmeo* causa muito sofrimento e pode parecer uma dor de dente, mas não é. Não adianta tirar seu dente. Você ficará sem ele, irá piorar sua condição bucal, necessitará de reposição do dente e irá gastar desnecessariamente. Muitos pacientes tiraram todos os dentes, fizeram dentadura e não conseguiram usá-la, pois desencadeava a dor.

13. Lembre-se: a confiança é indispensável na relação profissional-paciente. Todos temos normalmente um médico, dentista, ou outro profissional da saúde em quem confiamos. Consulte-o, mesmo que não seja dessa área, peça orientações. Provavelmente será a melhor pessoa da área da saúde para lhe aconselhar nos momentos mais difíceis das decisões.

14. Muitos pacientes mostram uma relação enorme de profissionais consultados. Consultar mais um nem sempre será a melhor solução. Entretanto, equipes interdisciplinares são benéficas aos pacientes com dor crônica, a linguagem é mais uniforme e a possibilidade de trocas de informações torna-se mais simples quando todos conhecem os problemas em discussão, independente das responsabilidades individuais.

15. Gradativamente, aumentam no Brasil as associações de pacientes com determinadas doenças. Veja se você não se encaixa em uma delas. Pacientes tratados, ou curados, são quem têm a maior *experiência* sobre determinada dor e, sem dúvida, podem melhor orientar. Atualmente, os meios de comunicação escritos ou falados, e a Internet, permitem leitura sobre os assuntos mais diversos e podem ter informações importantes e orientadoras.
16. Dentistas e médicos são os profissionais que têm o dever ético de identificar doenças, por isso foram citados freqüentemente nos aspectos discutidos e relacionados ao diagnóstico nosológico de doenças neste texto. Muitos outros profissionais estão aptos a tratar diversos tipos de dores. Fonoaudiólogos, fisioterapeutas e psicólogos habitualmente estão envolvidos no tratamento da dor crônica da face, particularmente quando existem problemas funcionais (musculares) e emocionais importantes. Nem sempre o tratamento da dor é exclusivo de um único profissional.
17. Lembre-se: a dor decorre de alterações biológicas que ocorrem no organismo, mas as condições em que ela piora ou persiste são variadas. O ambiente de trabalho, as pressões físicas e psicológicas, a competição, a necessidade de manter o emprego, o medo de perdê-lo e as insatisfações são alguns dos possíveis ingredientes desse amálgama que forma nossas vidas e que muitas vezes estão envolvidos na manutenção da dor crônica. A família, o trabalho e o ambiente social em que vivemos contribuem para nossa felicidade ou infelicidade.

Analise esses diversos aspectos de sua vida e veja o que você mesmo(a) pode fazer para diminuir o eventual impacto deles em sua dor. Ajude-se, pois, muitas vezes:

"Você é a melhor pessoa para cuidar de você mesmo(a)".

O fascínio do sorriso

Nas faculdades das áreas da saúde é comum ouvirmos nossos professores de Anatomia lembrarem que o número de músculos utilizados para sorrirmos é menor do que em outras situações como na raiva, por exemplo. Repetidamente sugerem que, até por uma questão de economia, devemos sorrir. Nos primórdios do cinema mundial o riso destacou-se como grande atração

.Dores Mudas.
As estranhas dores da boca

e, Charles Chaplin, o eterno palhaço, foi um dos primeiros a despertar o riso fácil, com aparência simples e gestos inesquecíveis. Ainda hoje faz sorrir mostrando os dramas do cotidiano, e deixou sua receita na canção *Smile* (Sorria), em que repete: *apenas sorria...* o que nem sempre é tão simples de aplicar. Mas, já que a própria natureza fez uma *"economia funcional"*, talvez com um esforço espiritual consigamos fazê-lo nas condições mais desfavoráveis. Além disso, *o sorriso enriquece os recebedores sem empobrecer os doadores*, garante o poeta gaúcho Mário Quintana. Então, siga o exemplo desses especialistas em sorriso e, sempre que possível, sorria. Quem sabe você encontre o mesmo que Fernando Sabino ao observar o jovem pai que comemorava, de forma inusitada, o aniversário da filha pequena: *a pureza de um sorriso*, pureza *que gostaria* para sua última crônica.

> *Mas não se pode, de forma simplista, exigir seu sorriso no momento da sua dor. Afinal de contas, dor foi a forma que a natureza sabiamente encontrou para preservar a vida, tarefa nada fácil sem esse "grito de alerta." Naturalmente precisamos conhecer a origem da dor, combater sua causa e preservar a integridade da vida. Pede-se, entretanto, o seu sorriso no momento em que a estamos enfrentando. Aqui ele pode ser valioso.*

O que não podemos é nos escravizar pela dor. Não deixar que lentamente nos enrede e envolva, como um polvo em seus braços, e que dessa forma conduza a nossa vida. Não! Cabe nesse momento a luta. E luta é o combate à doença com a ajuda dos remédios e tratamentos. Os cientistas afirmam que também podemos ser parte desse remédio. É o efeito placebo.

Você tem dor de dente, vá ao dentista. Ele cura a sua dor. Ela persiste? Descubra o que é; não se deixe abater. Aqui é que a "dor de dente" enigmática derrota-o; derrota que também pode ser do profissional, que se assoberba de saber, sem saber; que é da universidade, que informa, mas não forma; mas não é da vida; nem é da natureza; esta sim é enigmática e constrói seus estranhos caminhos, que podem ser simples, embora incompreendidos.

Então, lembre-se da frase inicial da doutora Rachel Nemem: controle o seu sofrimento e ajude-se.

Lições das ruas – A felicidade de um sorriso desdentado

Após rever o texto acima, não poderia deixar de transcrever esta ingênua história do cotidiano:

.Parte 1.
Medo, ansiedade e incertezas frente à dor persistente na boca ...

"Saí para o trabalho; ao parar em um farol vi um moço, daqueles que deixam sua mercadoria no espelho retrovisor do carro e correm na esperança que você (motorista), ao ler o bilhetinho, se sensibilize e compre-a. Curiosamente, seu bilhetinho falava de sorriso. Na verdade velhos chavões, mas que a coincidência me fez olhar com mais atenção (Figura 7.1). Nisso, senti vontade de comprar o pacotinho e detive meu olhar curioso no moço, que a essa altura voltava correndo sofregamente, aparência frustrada, pois ninguém comprara sua mercadoria nessa viagem; apressadamente procurei uma moeda na algibeira e encontrei, felizmente, uma de 1 real. Segurei-a com uma ingênua alegria, enquanto observava a chegada do rapaz. Quando levou a mão para pegar seu pacotinho viu a moeda na minha mão. Meio surpreso parou, de súbito, e pegou-a. Aí, seu ar cansado não impediu um breve sorriso de felicidade, ou alívio, sei lá, seguido de um – 'obrigado!'.

"Seu sorriso franco mostrava a falta de dois dentes da frente, os incisivos superiores do lado direito, além de uma cárie escandalosa no incisivo esquerdo. Surpreendeu-me mais ainda aquele sorriso. E percebi o evidente nesse exato momento, que sorriso expõe algo mais, embora mostre os dentes. Vemos muito os dentes, esquecemos o algo mais. O algo que se esconde no íntimo de cada um".

Talvez a vida não seja tão pura e não baste um sorriso, mas quem sabe em um simples sorriso não possamos esquecer, por alguns minutos, que ela não é tão pura. E nem tão má.

Mário Quintana, já faz um bom tempo, captou essa imagem do cotidiano:
"Tia Rosaura tirava a dentadura para comer. Por isso ela tinha o sorriso postiço mais sincero da minha rua".

"Sorria!
Seu sorriso deixa outras pessoas felizes e também faz você feliz.
Um sorriso vale mais que mil palavras."
Conto com a sua colaboração
R$ 1,00   Obrigado

Fig. 7.1
Frase que acompanhava o pacotinho de doces deixado pelo vendedor de farol no suporte do espelho retrovisor do carro.

.Dores Mudas.
As estranhas dores da boca

O famoso livro O *Corcunda de Notre-Dame* de Victor Hugo, escrito em 1831, identifica Quasímodo, o corcunda, pela sua dentição caótica e irregular. Na caracterização do personagem destaca-se a feiúra dos dentes, mas nem isso tira o encanto de seu comovente amor pela cigana Esmeralda. Curioso que nos filmes com desenhos animados nem sempre os personagens que atraem a atenção e o afeto das crianças, e dos adultos, são belos fisicamente.

Certamente não é novidade que as histórias das nossas vidas são mais interessantes, e importantes, que a nossa aparência.

Sentido da vida

Finalizando este texto, e complementando também a primeira parte do livro (*Ouvindo e orientando pacientes*), talvez possamos concordar com o filósofo Emmanuel Levinas quando diz que não existe sentido para o sofrimento humano. Questões filosóficas como estas são complexas e nem sempre pensamos muito sobre elas quando nos defrontamos com a dor e o sofrimento cotidianos; particularmente no exercício das nossas profissões.

Por isso, como mensagem final desta primeira parte do livro, transcrevo o seguinte texto de Wilheim Reich, que independente do seu conteúdo liberal, realça a atenção à vida[36]:

> "A fim de apreender a finalidade e o sentido da vida, é preciso amar a vida por ela mesma, inteiramente; mergulhar, por assim dizer, no redemoinho da vida; somente então apreender-se-á o sentido da vida, compreender-se-á para que se vive. A vida é algo que, ao contrário de tudo criado pelo homem, não necessita teoria, quem apreende a prática da vida também assimila a sua teoria."

Sob o ponto de vista puramente darwiniano, a vida consiste em risco permanente. Sem dúvida, viver torna implícito algum tipo de sofrimento ao longo das trajetórias de nossas vidas. Lidar com as surpresas que surgem é o desafio permanente, nem sempre tudo é tão estável como supomos. Entretanto, quando nos formamos e recebemos aquela tarja "profissional da saúde" nossas decisões podem afetar profundamente os pacientes. Tudo é humano, sempre o fator humano, como a vida e os escritores realçam. Eis o extremo risco!

.Parte 2.

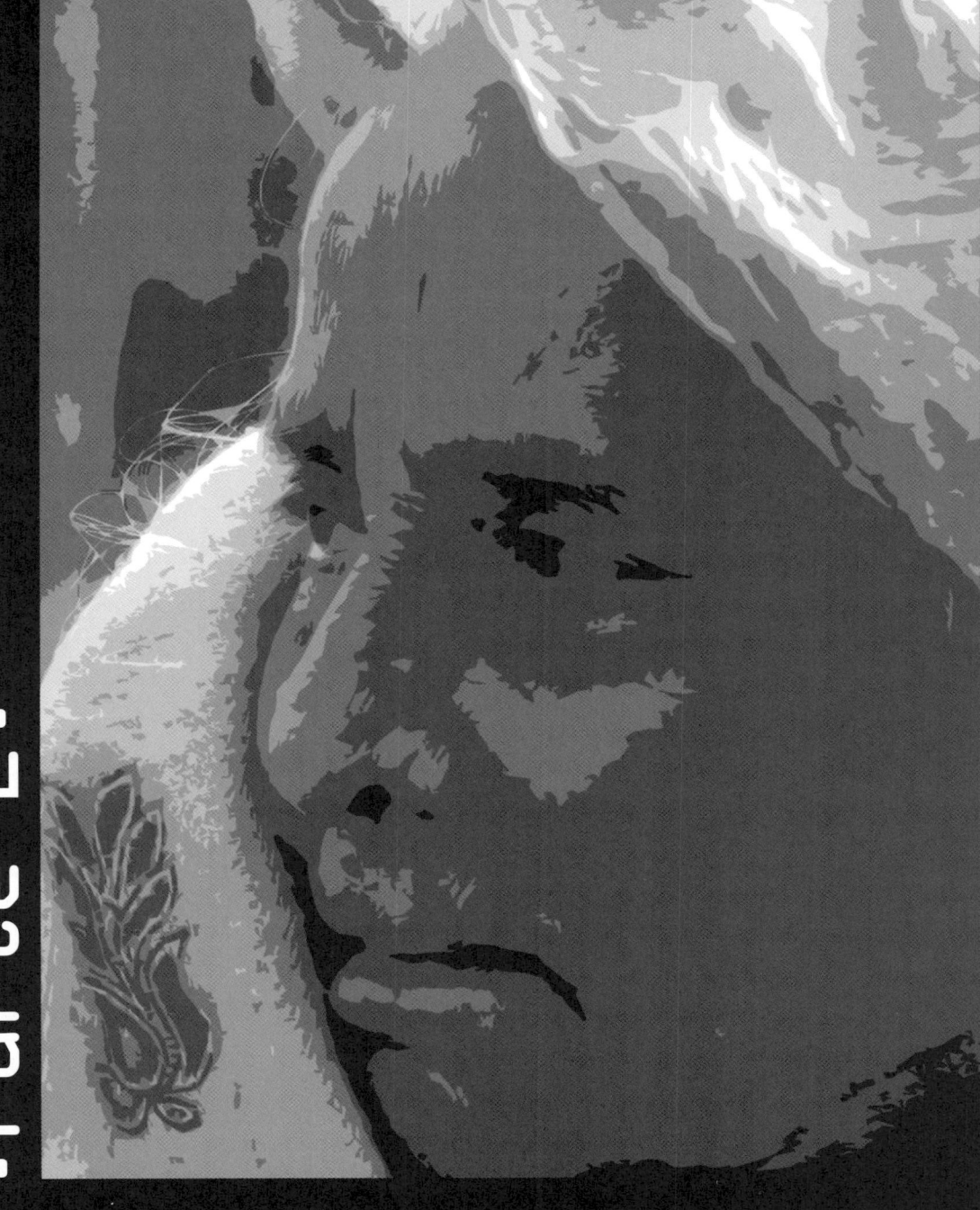

Aprendendo com uma

.8.
O martírio nas extrações de dente e a descoberta da anestesia

> *"Tenho me alongado em detalhes que parecem não ter interesse algum para o meu primitivo objetivo; mas espero que, quem tiver a paciência de me ler, há de achá-los necessários para a boa compreensão desta história de uma vida sacudida por angústias íntimas e dores silenciosas".*
> Lima Barreto.

Falando de dor física e sofrimento, dentro do enfoque destas corriqueiras dores da boca, cabe aqui um breve retrospecto sobre o verdadeiro martírio que foi o tratamento da dor de dente, principalmente até a metade do século XIX. Essa história seria suficiente para deixar claro na mente de todos, que uma *simples* dor de dente causa sofrimento; e muito. Recordaremos alguns fatos para compreender melhor essa dor. A descoberta da anestesia é a maior prova disso, e o acaso quis que fosse realizada por um dentista. A extração de um dente do siso foi a primeira experiência de uma cirurgia indolor, considerada oficial pela medicina. O dentista que descobriu a anestesia, Horace Wells, foi quem realizou façanha tão inédita, e uma das mais importantes na história da medicina em sua luta para aliviar o sofrimento nas operações cirúrgicas.

.Dores Mudas.
As estranhas dores da boca

Historicamente a Odontologia surgiu em decorrência da necessidade de remover dentes, normalmente comprometidos por doenças comuns, como a cárie dentária, que causa dor forte e grande sofrimento. Ao longo dos anos, e da própria história da civilização humana, as extrações dentárias foram realizadas por profissionais diversos como: médicos, barbeiros, cirurgiões, cirurgiões-barbeiros, dentistas-práticos e finalmente pelos cirurgiões-dentistas, ou médicos-dentistas, atuais. O terror das extrações dentárias sem anestesia gerou o medo generalizado e tão conhecido desta profissão ainda nos dias atuais; mas também propiciou a procura pela cirurgia dentária indolor, atingida finalmente por cirurgiões-dentistas que descobriram que o éter e o óxido nitroso (gás hilariante) tinham propriedades anestésicas e foram os primeiros anestésicos gerais utilizados pelo homem. E este foi um enorme benefício à humanidade, tornando não só a remoção de dentes, mas qualquer procedimento cirúrgico, indolor.

Quando o pior era a dor de tratar os dentes

Na Idade Média e até meados do século XIX o tratamento dentário consistia essencialmente na remoção do dente e, quando possível, na sua substituição por algum tipo de prótese. Imagine, naquela época, como anestesiar um dente para evitar a dor da extração? As anestesias utilizadas para tratamento cirúrgico na medicina da época consistiam na isquemia por torniquete ou gelo, mas como aplicá-los na boca, na cabeça ou no pescoço de um paciente? Portanto, as extrações dentárias produziam grande sofrimento e o paciente era contido, amarrado, para suportar o ato, nem sempre concluído, pois a técnica cirúrgica para remoção dos dentes também era precária, a não ser quando o dente tinha doença gengival (periodontal) avançada e estava praticamente mole, fato que favorecia o ato de extração. Eis uma das possíveis origens do medo e horror à "dor de dente" e, por conseguinte, ao dentista (Figura 8.1).

Existem razões, portanto, para esse mito universal de origem milenar, quando o assunto em discussão envolve dentista e tratamento dentário; e não são incomuns as expressões de susto e medo no rosto das pessoas. E no Brasil? O dentista brasileiro Dr. Arnaldo Vianna, em tese apresentada em 1929[37], refere-se à odontologia praticada no século XIX em nosso país, quando os nossos *profissionais*, principalmente os barbeiros, trabalhavam em plena feira pública, onde instalavam suas barracas e realizavam seu ofício. Neste incluía-se a tarefa de tratar e extrair dentes:

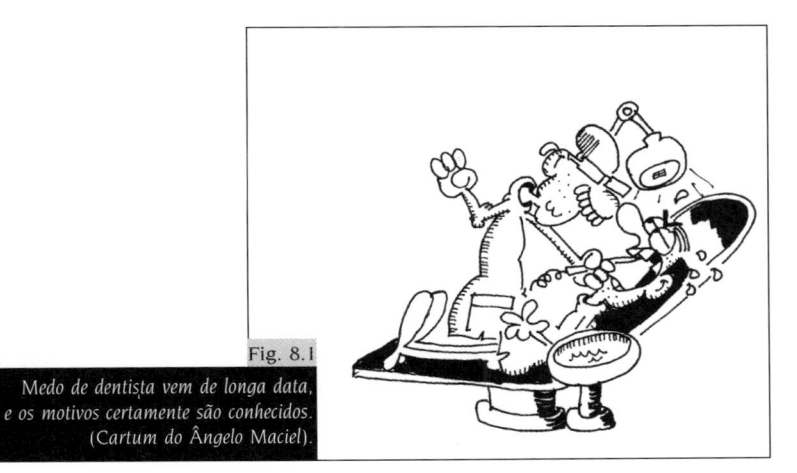

.Parte 2.
O martírio nas extrações de dente e a descoberta da anestesia

Fig. 8.1
Medo de dentista vem de longa data, e os motivos certamente são conhecidos. (Cartum do Ângelo Maciel).

"Naqueles tempos omniosos, de outrora, a Odontologia simulava uma tragédia. A chave de Garangeot (**Figura 8.2**) era o instrumento de suplício dos pacientes; o argumento único, decisivo, sem apelação, ao qual se recorria para convencer aqueles que relutavam entre os sofrimentos físicos de um dente cariado e a intervenção de um dentista. O dilema era terrível: 'ou o dente ou o queixo'. Em meio de feiras públicas, a voz estridente do saltimbanco anunciava o êxito da operação, abafando o burburinho da multidão e impressionando-a com o seu gesto de cabotino e palhaço.

Do alto de um tablado, a dextra erguida, à guisa dos pregoieiros de sentença medievais, – a empunhar, triunfante, uma chave de Garangeot, que, anteriormente, talvez, era um alicate qualquer, – jactava-se, como de uma proesa, exibindo o órgão dentário afetado, um dente que doía, ao paciente, enquanto a vítima, gemendo e soluçando, muitas vezes com a maxila partida, parecia um vivo desmentido às vitórias da odontologia."

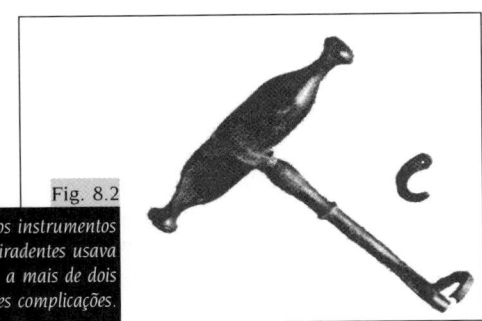

Fig. 8.2
Chave de Garangeot que foi um dos primeiros instrumentos usados para extrair dentes. Dizem que Tiradentes usava uma delas. Seu uso foi abandonado a mais de dois séculos pois causava enormes complicações.

.Dores Mudas.
As estranhas dores da boca

O artista brasileiro Ângelo Macial ilustra esta situação dramática e cômica na **Figura 8.3**.

O dentista Thomaz Gomes, no início do século XX[37], reporta-se sobre o instrumento preferido pelos barbeiros e dentistas para extrair dentes, *a chave de Garangeot*, da seguinte forma:

> *"Se arrancássemos um prego de uma parede com a chave de Garangeot, a parede se magoaria – foi proscrita do arsenal cirúrgico do dentista em 1845. Mas, continuou sendo usada pelos dentistas-práticos não se sabe por quanto tempo".*

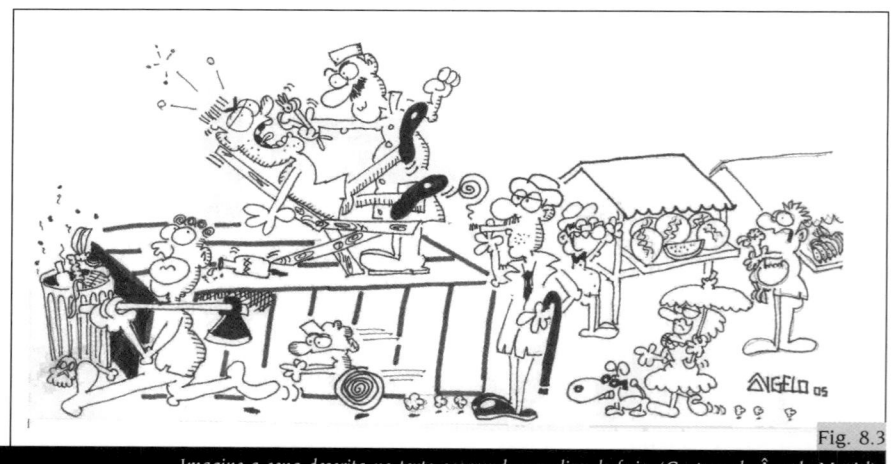

Fig. 8.3
Imagine a cena descrita no texto ocorrendo nos dias de hoje. (Cartum de Ângelo Maciel).

A nova era das cirurgias indolores

Ninguém esquece uma dor de dente, principalmente aquela dor de dente forte que parece um coração batendo dentro do dente. Toma-se um analgésico... outro... e nada de acalmá-la. Mas quando o dentista anestesia o dente, como por encanto ela some. Bendita anestesia, mesmo que dê um friozinho na barriga antes de tomá-la. As dores dentárias são temidas, embora nem todas sejam de grande intensidade, nem tampouco indiquem risco de vida, felizmente. Entretanto causam sofrimento intenso, afastam o indivíduo das atividades e são motivo de faltas ao trabalho. Então, bendita anestesia.

Parte 2.
O martírio nas extrações de dente e a descoberta da anestesia

Finalmente descobriu-se a anestesia, inicialmente a anestesia geral, e por um dentista, Horace Wells, americano, em 1844. Wells observara, com certo assombro, que o ferimento profundo na perna da pessoa que inalara o óxido nitroso, chamado gás hilariante, não fora por ela percebido, e tampouco provocara dor. Uma das descrições dessa descoberta encontra-se no livro *Farmacologia y Terapêutica Dental*, 10ª. Edição, escrito pelos norte-americanos Drs. Edward Dobbs e Hermann Prinzz, em 1953[38], na tradução para a língua espanhola:

> "Em 10 de dezembro de 1844, o Dr. Horace Wells, dentista de Hartford, Connecticut, assistia a uma conferência sobre Química, ministrada por GC Colton, na qual foi administrado o gás óxido nitroso a Samuel A Cooley e outras pessoas. Cooley ficou muito excitado e sofreu fortes contusões, das quais não teve nenhuma sensação até passar o efeito do gás. Sua insistência em não ter tido nenhuma dor chamou a atenção do Dr. Wells, que sugeriu de que sob o efeito desse gás seria possível extrair dentes sem que os pacientes tivessem dor. No dia seguinte Colton deu a Wells um pouco do gás, Wells recebeu o óxido nitroso, e seu colega dentista, o Dr. John M Riggs, extraiu-lhe um dente molar. Quando Wells, despertou, entusiasmado disse."

> "- Está começando uma nova era na extração dos dentes molares!"
> Horace Wells, 1844.

> "Desse dia em diante Wells passou a usar rotineiramente o óxido nitroso em sua prática clínica. Riggs usou-o até 1847, quando passou a usar o clorofórmio."

> "Wells achava que o óxido nitroso não deveria ser usado só na Odontologia e propôs seu uso para outras cirurgias médicas. A primeira operação deste tipo, que se tem notícia, foi executada pelo Dr. EE Marcy, em 17 de agosto de 1847, na qual o Dr. Wells atuou como anestesista.

> "Quase imediatamente se generalizou o uso do óxido nitroso entre os dentistas de Hartford. O Dr. Wells foi a Boston visitar o Dr. Warren, da Faculdade de Medicina da Universidade de Harvard, a quem comunicou suas observações e experiências. Em um procedimento realizado nessa universidade o paciente gritou, mas depois disse que não sentira nenhuma dor. Contudo a maioria dos assistentes considerou que a experiência havia sido um fracasso, o que retardou em dois anos a aceitação desse gás para a anestesia em cirurgias gerais."

.Dores Mudas.
As estranhas dores da boca

> "O éter, descoberto em 1730, foi introduzido como anestésico em Cirurgia e Odontologia pelos médicos Crawford W Long e Carlos T Jackson e pelos dentistas Horace Wells e Thomas Green Morton, entre 1842 e 1846. Thomas Green Morton, em 16 de outubro de 1846, anestesiou um paciente para cirurgia do pescoço, com sucesso. O éter foi utilizado por muito tempo como anestésico geral em cirurgias."

Essa é parte da história do homem considerado o descobridor oficial da anestesia, o Dr. Horace Wells, que tem sua foto entre os benfeitores da humanidade por sua contribuição à medicina, na Faculdade de Medicina da Universidade de São Paulo (**Figura 8.4**). Infelizmente, teve um fim trágico, desgostoso do suposto fracasso de sua demonstração com o óxido nitroso, suicidou-se.

O óxido nitroso continua sendo usado por dentistas e médicos de vários países, e pelos médicos brasileiros. Finalmente, depois de 160 anos, foi liberado para uso dos dentistas brasileiros, após decisão conjunta dos Conselhos Federais de Odontologia e Medicina.

Posteriormente surgiu a anestesia local, a cocaína, usada inicialmente pelo oftalmologista Dr. Karl Koller, de Viena, e comunicada oficialmente em 15 de setembro de 1884[38]. Relata-se que com alguma participação do ilustre Sigmund Freud. Curiosamente, o homem que ajudou a desvendar os mistérios da mente participou involuntariamente da descoberta desse benefício imenso para os pacientes e que ajudaria a acalmar, farmacologicamente, os doentes que necessitassem extrair dentes ou realizar qualquer outro tipo de cirurgia. Ainda no ano de 1884, Hall introduziu a cocaína para anestesia infiltrativa em Cirurgia Oral e o famoso cirurgião Halstead propôs seu uso para bloqueios anestésicos em odontologia. Halstead também teve o dedo do destino em sua vida, além de famoso por introduzir novos métodos de preparar cirurgiões, viciou-se em cocaína e morfina. Pagou seu preço nessas histórias da anestesia.

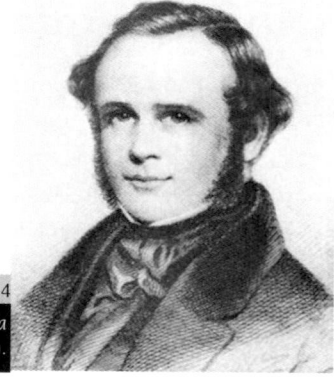

Fig. 8.4
Horace Wells, o dentista descobridor da anestesia (Encyclopedia Britannica Online).

O martírio nas extrações de dente e a descoberta da anestesia

Em 1905 a cocaína foi sendo substituída pela procaína por Einhorn[38]. Hoje, a anestesia local é a grande aliada no combate à dor durante o tratamento dentário e nas cirurgias da boca.

A busca das exodontias (extrações dentárias) indolores é um belo exemplo da ciência em busca de soluções práticas em benefício do homem. Nos últimos cinqüenta anos, a dor de dente foi em parte responsável por inúmeras pesquisas científicas que procuraram esclarecer os mecanismos biológicos da dor no segmento cefálico. E a dor pós-operatória da cavidade oral, pós-exodontias, tornou-se modelo aceito internacionalmente para avaliação da eficácia de fármacos analgésicos. Grandes laboratórios farmacêuticos, ao pesquisarem medicamentos analgésicos, utilizam-se desse modelo.

A dor pós-extração dentária vira modelo atual para o estudo da eficácia de analgésicos. Quem diria que uma dor tão banal viraria coqueluche de cientistas e laboratórios farmacêuticos?

A "popularização" do uso da dor dental em pesquisa científica justifica a preocupação crescente, que pesquisadores e clínicos têm sobre as dificuldades de diagnóstico e de compreensão das dores na boca e na face (dor orofacial). Realça a necessidade de se realizar tratamentos adequados para o controle dessa dor, o que contribui para a prevenção da dor crônica nessa delicada região do corpo humano.

A dor de dente torna-se modelo para avaliar a eficácia de drogas analgésicas

O modelo de dor dental foi desenvolvido por cientistas do Instituto Nacional de Saúde dos EUA[39], e, ao contrário do que muitas vezes se ouve, não é um modelo para estudar dor mais simples, é modelo simples e claro para estudar dores moderadas a fortes. Sua simplicidade decorre da presença de 4 dentes do siso, que normalmente têm indicação de remoção cirúrgica em pacientes com faixa etária semelhante (jovens). É uma cirurgia óssea, está em contato com o meio bucal, tem riscos de complicações por contaminação secundária, infecciosa. Há incapacitação temporária, pois o pós-operatório pode ter edema, dor e restrições parciais de função, como a mastigação e a fala. A presença da língua e o movimento da mandíbula podem complicar esse pós-operatório. Esse modelo é altamente confiável em estudos duplos cegos, em que nem operador nem o paciente sabem o que foi receitado ou ingerido. Quando comparado com outros modelos de cirurgia geral, como ortopédica

.Dores Mudas.
As estranhas dores da boca

ou torácica, mostra que o consumo de medicamentos para o controle da dor chega a ser maior na dor do modelo dental[40].

Se o óxido nitroso foi a marco da cirurgia sem dor, e grande contribuição da ciência odontológica em âmbito universal, seus benefícios demoraram cerca de 160 anos para chegar aos dentistas e pacientes brasileiros. Só recentemente, em 2004, essa técnica foi regulamentada pelos Conselhos Federais de Odontologia e Medicina para uso e aplicação pelo dentista, em seu consultório. Esta condição pressupõe treinamento específico para os dentistas interessados em adotá-la. Seu benefício principal é o controle da ansiedade e redução do medo nos procedimentos operatórios ou cirúrgicos realizados sob anestesia local.

O controle do medo e da ansiedade em cirurgias ambulatoriais, como as realizadas em consultórios dentários, minimiza o risco de complicações operatórias, como: desmaios, lipotímias e síncopes, principalmente em pacientes com doenças sistêmicas crônicas ou ansiosos. Mas continua sendo indispensável a seleção correta dos pacientes para sedação consciente no consultório dentário, pois, dependendo das condições clínicas do paciente, a participação do médico anestesista continua sendo indispensável.

A dor de dente, e as descobertas científicas que ajudou a revelar, como a descoberta da anestesia, mostra sua importância na prática clínica.

Quase 160 anos se passaram desde a descoberta da anestesia, quando o homem começou a reduzir o sofrimento das dores físicas e das dores cirúrgicas de uma forma ampla. Hoje, a discussão nem é mais essa, hoje a discussão volta-se para o sofrimento dos pacientes com dores crônicas, as quais nem sempre conseguimos aliviar totalmente.

.9.
O medo do dentista e a ação analgésica da música

> "... O medo nos incisivos,
> nos caninos, nos molares;
> o medo a tremer nos queixos,
> a descer aos calcanhares;
> o medo a abalar a terra,
> o medo a toldar os ares..."
> Cecília Meireles.

E por que persiste esse medo de dentistas, a despeito da evolução da ciência, das novas tecnologias e do avanço da Odontologia? Muito simples, tratamento de dente lembra dor; dor como motivação da ida urgente ao cirurgião-dentista, ou dor que eventualmente ocorra durante o tratamento dentário. Nem sempre foi o paciente que a experimentou, mas, seguramente, ele ouviu alguma trágica história de um parente, de um amigo, de um conhecido ou uma piada a respeito. Quantos de nós, quando crianças, não fomos devidamente *acalmados* com a singela lembrança do dentista, da sua injeção ou de seu famoso *motorzinho*.

Os dilemas profissionais sobre dor física e sofrimento, principalmente quando o assunto é essa "vulgar" dor de dente, nem sempre traduzem os avanços da ciência, muito menos a forma como ocorreram.

.Dores Mudas.
As estranhas dores da boca

Mário de Andrade, música e tratamento dentário

A música, que ameniza tristezas, será que também ameniza a dor causada por um dente? Pois é, os estudos sobre a influência da música na dor de dente, e na redução da dor provocada pelo próprio tratamento dentário, mostraram que algo mais acontecia no paciente, que não era só o "dente" que acalmava.

Vejamos, ninguém duvida que dor de dente é forte e dói muito, e ai de quem sugerir que essa dor é psicológica. Então, como pode a música ter poder analgésico para essa temível dor? Dor que resiste aos analgésicos comuns, que chega mesmo a ser resistente à morfina e que só se acalma com a anestesia local.

Vamos aproveitar a prosa fácil e elegante de Mário de Andrade[41], que em 1936 proferiu interessantíssima palestra na Associação Paulista de Medicina, sobre *Namoro com a Medicina* da qual foi extraído o seguinte texto:

> "De fato, outro efeito numerosamente afirmado da música é constituir ela uma espécie de analgésico, adormentador de fortes dores físicas... Lembrando os tiradentes de feira que usam sistematicamente a música para encorajar os que precisam do boticão* existem casos parisienses de dentistas ao som do piano, e um de Nova Iorque, bem luxuoso, que empregava um coro feminino acompanhado de Harpas. Outro que insiste sobre a atuação analgésica da música é o Dr. Latorre, ao garantir não serem raros os dentistas que usam essa mesma terapêutica...
>
> ... essa força anestésica da música, parece não oferecer mais dúvidas a ninguém e levou a usá-la sistematicamente nos hospitais, para evitar os estupefacientes insinuantes, é possível que a idéia, primeiro do emprego das músicas nos hospitais, tenha sido um impulso de caridade: proporcionar um bocado de prazer aos sofredores. Mas, os resultados obtidos foram tão concludentes que se principiou vendo na música um verdadeiro agente terapêutico. Foi Napoleão, no ano sexto da República que primeiro levou as bandas militares fazerem música junto aos hospitalizados."

*em certas tribos africanas, este hábito popular encontra seu símili, com os dentistas negros que só trabalham ajudados por violenta música de percussão, pelo que conta o número de "L'Action Déntaire", citado pelo Dr. Jules Regnaut (**Figura 9.1**).

Muito antes de descobrir os modernos medicamentos para a dor o homem já descobrira outro curioso *analgésico*: a música.

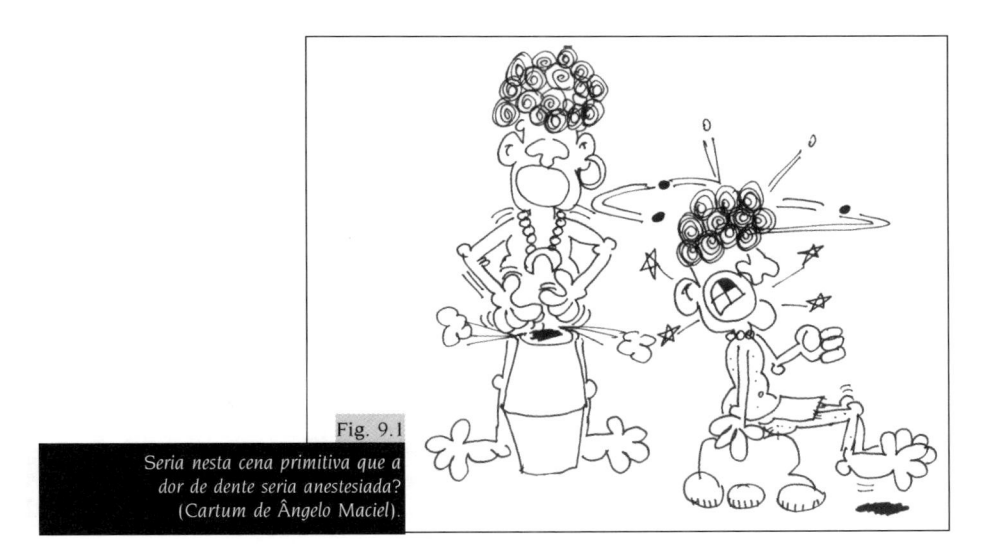

.Parte 2.
O medo do dentista e a ação analgésica da música

Fig. 9.1
Seria nesta cena primitiva que a dor de dente seria anestesiada?
(Cartum de Ângelo Maciel).

Como curiosidade, para complementar o texto, na Bahia, terra do Gregório de Matos que nos ajuda nesta discussão sobre dor física e sofrimento, encontramos a tese de doutorado apresentada à Faculdade de Medicina, em 1941[42], pelo dentista Dr. Vasconcelos, com o título *Cárie dentária e Vitamina C*, que também nos lega informações sobre rituais e pajelança para aliviar a dor de dente em índios brasileiros.

> "... É possível que os nossos selvículas tenham tido, pelo menos, a noção de que algumas plantas, determinadas ervas, servissem para fazer passar ou amortecer a dor de dentes. E de acordo com o testemunho histórico, a dança, os bailados e as lamentações em voz alta eram talvez utilizadas na terapêutica de então."

Para entender o papel da música no alívio da dor vamos fazer uma breve revisão sobre alguns mecanismos biológicos de dor e sua influência no controle psicológico dos pacientes. Isso nos ensinará algo mais sobre esse dueto dor física e sofrimento.

A Associação Internacional para o Estudo da Dor[5] define dor como:

> "uma experiência sensitiva e emocional desagradável, associada a lesões teciduais ou potenciais, ou descrita em tais termos".

.Dores Mudas.
As estranhas dores da boca

Percebe-se que, embora seja um sintoma, a dor é mais que simples sintoma físico, ela é uma experiência que envolve aspectos físicos (percepção) e emocionais (reação), o que indica sua natureza multidimensional[43]. A sensação de dor é a mensagem final da interação entre sistemas biológicos transmissores de informações, alguns que excitam e outros que inibem as atividades do sistema nervoso central e, por essa razão, nem sempre há uma ligação clara entre o estímulo que provoca a dor e a resposta de dor do indivíduo que a sente[44]. O estímulo doloroso desencadeia a ação neural (potencial de ação) para sua condução até o cérebro, onde ocorre a consciência da dor. Essa experiência multidimensional da dor envolve também aspectos cognitivos sob os quais atuam influências motivacionais e afetivas[45]. Por fim, essa experiência pode gerar comportamentos de dor que, pelo menos em parte, são responsáveis por algumas dificuldades clínicas com as quais freqüentemente nos defrontamos[46,47].

> *Em suma, tudo isto quer dizer que a dor expressada por alguém não decorre só do problema físico que a causou, mas também das influências emocionais, da memória, das crenças e da própria forma de pensar de quem a sente. E isto tudo é absolutamente individual. Portanto, dor e sofrimento estão interligadas e são praticamente indissociáveis.*

Vejamos uma síntese da interessante descoberta do componente cognitivo da dor através do estudo de audioanalgesia para controle da dor em odontologia pelo cientista e ganhador do prêmio Nobel de Medicina, o professor Melzack.

Expectativa da dor, o papel do profissional no controle da dor e os estudos do Dr. Melzack

Na história recente das descobertas dos mecanismos biológicos da dor, dor de dente, medo do dentista e do tratamento dentário contribuíram para elucidar parte desses complexos mecanismos e também sobre o papel da atenção à dor e da conduta profissional no alívio da dor. Em 1959 dois dentistas americanos, Gardner e Licklider[6], descobriram que estímulos auditivos musicais suprimiam a dor de dente provocada pela broca do dentista, ou até mesmo a dor que ocorria durante a extração do dente. Será que estavam aplicando os conceitos enunciados entre nós por Mário de Andrade e já conhecidos pelos negros africanos e índios brasileiros? Provavelmente, só que usavam a tecnologia avançada da sua época para reutilizar a música no controle da dor gerada pelo tratamento dentário.

Essa "descoberta" gerou grande expectativa e espalhou-se rapidamente como uma nova ferramenta para o controle da dor em odontologia, e, possivelmente, em outras áreas da medicina, e motivou um grande cientista a estudá-la: o Dr. Ronald Melzack, ganhador do prêmio Nobel de Medicina. Ele relata que foram produzidos inúmeros aparelhos musicais para audioanalgesia, em diversos modelos, e que foram rapidamente comercializados. Ocorre que a audioanalgesia parecia não funcionar de maneira igual em todos os pacientes, variando da ausência de efeito à analgesia total. O resultado final foi decepcionante. Os estudos mostraram que a audioanalgesia não tinha efeito sobre o limiar de dor propriamente dito, mas que seus efeitos analgésicos eram complexos e decorrentes de vários fatores, entre os quais estavam: a expectativa de dor e a sugestão profissional. Em conclusão, o efeito analgésico devia-se mais ao dentista propriamente dito, que conseguia influenciar o paciente sobre os efeitos maravilhosos do aparelho, do que do próprio aparelho. Na verdade nem todos os dentistas conseguem alterar a expectativa de dor dos pacientes, considerada como primordial no efeito da audioanalgesia.

O cientista inglês Patrick Wall (1997) [48], o outro ganhador do prêmio Nobel de Medicina por seus estudos sobre dor, também realça que ansiedade e depressão são aspectos emocionais habitualmente relacionados à dor, o que é relevante clinicamente, pois, neste contexto a dor pode ser alterada pela conduta profissional. Cita o exemplo do paciente assustado por dor muito forte, que imagina ser provocada por câncer, mas que ao receber a notícia de que não tem essa grave doença, mesmo continuando a senti-la, já não fica tão amedrontado. Esse autor acentua que basta a expectativa de dor futura para deixar o paciente vigilante e sempre alerta, fato que pode baixar seu limiar de dor. Os estudos com imagens cerebrais atuais confirmam esse fato.

De Napoleão Bonaparte aos *Doutores da Alegria*

Esses relatos e estudos mostram a importância da música na melhora da qualidade de vida e no bem-estar de pacientes com dor crônica. Este método milenar de distração mostra-se extremamente válido ainda nos dias atuais, existindo especialistas no estudo e uso da música como formas de auxílio terapêutico nas mais diversas condições patológicas. Os Doutores da Alegria (**Figura 9.2**), que freqüentam hospitais, principalmente crianças, são o melhor exemplo da influência da música e da distração na melhora da qualidade de vida dos doentes acometidos de doenças crônicas ou graves.

.Dores Mudas.
As estranhas dores da boca

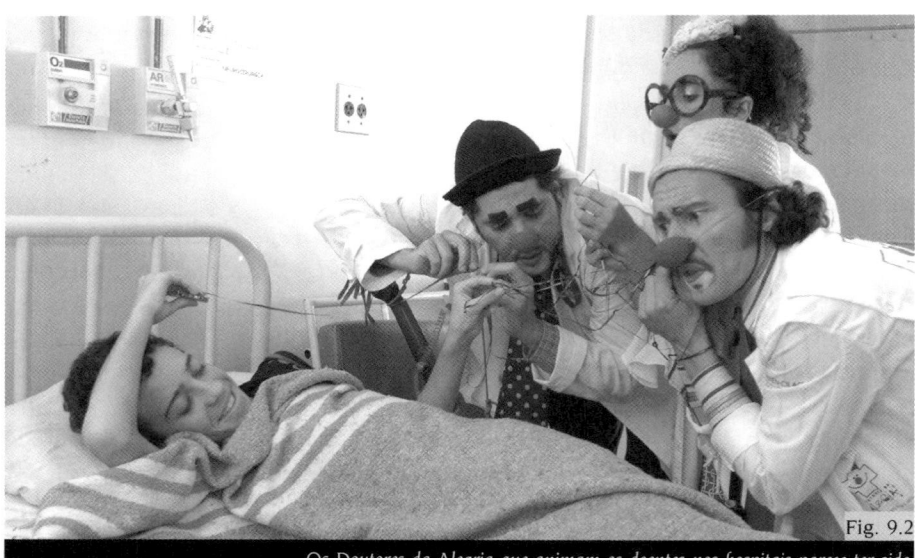

Fig. 9.2
Os Doutores da Alegria que animam os doentes nos hospitais parece ter sido a inspiração de Napoleão Bonaparte para tratar e manter a estima dos seus soldados.

Essas experiências contribuíram para a melhor compreensão da dor e de sua multidimensionalidade além de esclarecer a razão pela qual alguns profissionais da saúde conseguem excelente controle *psicológico* da dor em sua atividade clínica. Provavelmente de forma intuitiva aplicam essas técnicas cognitivas de controle da dor.

Atualmente a música é amplamente utilizada no controle de diversos tipos de dores crônicas. Estudo brasileiro observou que música orquestral reduziu significativamente a dor em pacientes com fibromialgia, além de melhorar diversos outros parâmetros fisiológicos, como: freqüência respiratória, eletromiografia, temperatura e pressão arterial sistólica. Além do alívio da dor, a música melhora o estado de ânimo do paciente[49] (ver o Capítulo 19).

Efeito placebo no controle da dor sem *remédios*

A ação da música no alívio da dor e do sofrimento desperta a atenção inevitável para o chamado efeito *placebo*, que se refere à ação positiva de um remédio que não tem princípio ativo, isto é, não tem efeito terapêutico. *Um remédio que não é remédio.*

O efeito placebo é definido como a mudança que acontece no corpo, ou na unidade corpo-mente, que ocorre como o resultado de evento simbólico atribuído a eventos ou objetos no momento da cura[50].

Sabe-se que quase todos os procedimentos terapêuticos, incluindo a medicação analgésica, têm algum efeito placebo em cerca de 35% dos pacientes[51]. Esse efeito parece estar fortemente relacionado à atitude profissional. Existem inúmeros estudos mostrando esse fenômeno, mas um exemplo bem prático, e interessante em odontologia, é o estudo realizado com pacientes que sofreram cirurgia periodontal. Essa cirurgia é para tratamento de infecções crônicas graves que envolvem a gengiva e o osso maxilar. Os pesquisadores contactaram metade dos pacientes, no dia seguinte à cirurgia, por telefone, perguntando-lhes como estavam e confortando-os. Quando os pacientes voltaram para remoção dos pontos os pesquisadores descobriram que aqueles que receberam os telefonemas tiveram dor de menor intensidade e usaram quantidade inferior de analgésicos que os demais. Eis o efeito placebo, que demonstra a influência do médico ou do dentista na melhora dos seus pacientes. Talvez seja a terapêutica do futuro, quando aprendermos exatamente como funciona.

O efeito placebo é estudado há muitos anos e existem muitos relatos de profissionais e de pacientes sobre ele. Um deles é do Dr. Norman Cousins[52], em 1979, que conta sua experiência de doente desacreditado pelos médicos:

> *"O placebo é a prova que não há separação real entre mente e corpo. Doença é sempre a interação entre ambos. Ela pode iniciar pela mente e afetar o corpo, ou pode iniciar pelo corpo e afetar a mente, ambos dos quais são supridos pela mesma corrente sanguínea... Na ausência de um forte relacionamento entre médico e paciente, o uso dos placebos podem ter pouca importância. Neste sentido, o próprio médico, de todos ele é o mais poderoso placebo."*

Na dor pós-operatória em cirurgias para extração dos terceiros molares (sisos), observou-se que a analgesia placebo ocorre quando o profissional fala dos benefícios do medicamento enquanto aplica a injeção[53]. Outro interessante estudo mostrou a poderosa ação da analgesia placebo e sua relação com a atitude profissional[54]. Eles mostraram que pacientes hospitalizados que se submeteram a cirurgia, e que necessitavam de analgésicos para o controle da dor, relataram dor de intensidade bem menor quando recebiam a medicação analgésica através de profissional que falava do *poderoso* efeito do remédio, enquanto os demais pacientes recebiam a injeção por máquina de infusão automática. É o efeito placebo sobre o próprio analgésico. É o efeito do próprio profissional da saúde.

A dor de dente é poderosa, como sabemos, e experimentos em animais mostram que ao serem estimuladas determinadas áreas do cérebro ela também é aliviada[55]. O organismo tem mecanismos intrínsecos de alívio da dor, tem um sistema supressor de dor, produz endorfinas, que são morfinas endógenas, e controla suas próprias dores. O alívio da dor pelo placebo é mediado pelo sistema opióide endógeno[51], ou seja o sistema das *endorfinas*. Entretanto, dependendo dos procedimentos usados durante o tratamento, parece que são múltiplos os mecanismos envolvidos nessa analgesia[56]. Parece existir uma rede neural opióide no córtex cerebral e no tronco encefálico, que pertence às vias descendentes de inibição da dor[57,58]. Recentemente estudos por imagens do cérebro, através de tomografia por emissão de pósitrons (PET), mostraram as alterações que ocorrem durante o efeito placebo[59]. Além disso, a analgesia por placebo é acompanhado de redução do ritmo cardíaco[60].

Estudo recente mostra que pacientes com doença de Alzheimer não respondem ao efeito placebo devido ao comprometimento da área cerebral relacionada à cognição[163].

À medida que se avança no conhecimento dos mecanismos de dor aprende-se que procedimentos simples, como os descritos acima, são poderosas armas no combate à dor. O dentista deve estar consciente destes mecanismos, considerando que medo, ansiedade e depressão não são infreqüentes nos seus pacientes.

> *Imagine que o homem nesta longa caminhada da evolução recebeu uma máquina biológica refinada que lhe permite sobreviver nos mais diferentes e ameaçadores ambientes.*

Por isso, gradativamente a ciência vai acumulando evidências, muitas já utilizadas pelo homem comum, intuitivamente, há milhares de anos, que mostram que o sofrimento descrito pelos poetas também pode estar presente, em maior ou menor dose, nessas "vulgares" dores da boca. Resta-nos compreender melhor tudo isso.

Efeito das orações na cura da dor

Exemplos do efeito placebo são encontrados no nosso dia-a-dia por todo o Brasil, como manifestação e fé das pessoas nas orações de benzedeiras e na atividade dos curandeiros. Veja esta história, que é bem comum:

.Parte 2.
O medo do dentista e a ação analgésica da música

"Ela curou a minha dor"

Certa vez, em viagem ao sul do país, parei em um posto de gasolina, em um aprazível final de tarde interiorano. Pedi para o frentista completar o combustível e praticamente não olhei no seu rosto, subitamente olhei para ele, enquanto manuseava a bomba de gasolina, e me surpreendi com sua história recente:

"Jovem forte, queimado de sol, cerca de 30 anos de idade; estava com a face direita vermelha e o suor escorria-lhe da testa, espalhando-se por todo o rosto. Percebi que estava com herpes zoster. Perguntei-lhe: — Você está com cobreiro? Nome como é vulgarmente conhecida essa doença em todo o Brasil. — 'Sim', foi a resposta. Pela sua expressão ainda perguntei — 'Não está com dor?' — 'Hoje não, mas nos últimos três dias sofri muito, não conseguia trabalhar direito, e nem dormir; fui à farmácia e ao posto médico, mas nada de acalmar a dor, a queimação, nem a coceira. Ontem à tarde fui à Dna. Maria, que é a melhor benzedeira daqui. Graças a Deus, depois que ela me benzeu, a dor passou na hora. Não dói mais, só coça muito. Se não tivesse ido lá, não agüentaria'."

No capítulo 12 está descrita a variação brasileira da oração de Santa Apolônia, padroeira dos dentistas, que certamente terá melhores resultados nas vozes e olhares das benzedeiras e curandeiros mais cativantes.

Quando o medo e o sofrimento não é da dor

Se a nossa discussão, e preocupação principal, referem-se ao controle da dor, à redução do medo que ela gera e à expectativa da dor, como mostram as pesquisas e a experiência clínica acumulada, nem sempre são esses os temores dos nossos pacientes.

"Meu lábio tá estranho!"

"Era branca, magra e pequena cuja idade girava por volta dos 40 anos. Suportava a broca mais perigosa e veloz sem um ai, mas não suportava tomar anestesia para tratar os dentes. Resistia sem qualquer expressão facial à remoção da cárie mais profunda, coisa a que dificilmente outro paciente não reclamaria. Impressionava! Sempre foi assim: sem anestesia! Dizia passar mal com a anestesia. Certo dia descobri uma profundíssima cárie no seu pré-molar; abeirava-se do 'nervo'. Levado pelo hábito, esquecido dos seus medos, anestesiei o

.Dores Mudas.
As estranhas dores da boca

> *dente e por cerca de 40 minutos entretive-me naquela obra. Solidão... de paciente e de dentista. Meus olhos fixos naquele buraco negro embutido no buraco da boca; as mentes perdidas no infinito. Ao terminar perguntei – 'Tudo bem!' Ao que ela respondeu – 'Tudo, só o meu lábio está um pouco estranho.' – 'É a anestesia', respondi, que já está passando. Ao ouvir esta palavra entrou em pânico, ficou pálida, disse que não gostava de tomar anestesia e que estava passando mal e pediu-me para chamar sua mãe. Depois de um tempo acalmou-se, embora continuasse angustiada pela sensação estranha no lábio. Afinal, resistia à dor e não à anestesia".*

Pois é, alguns pacientes, poucos ou raros, suportam a dor do motor no dentista e agüentam, sem piscar, qualquer dor. Quem são esses pacientes e como eles conseguem fazer isso, não o sabemos exatamente. O interessante é que, como no relato acima, seus medos podem mudar de foco em relação ao tratamento dentário. A anestesia é o bem sagrado e esperado por todos ao sentarem na cadeira do dentista, mas para essa paciente era o contrário. Mas a paciente sofreu com a declaração que recebera anestesia e esse fato foi real, embora, provavelmente a anestesia propriamente dita não lhe fizesse nenhum mal. Este comportamento de exceção ajuda de certa forma a entender também o comportamento dos pacientes que temem a dor ou a cadeira do dentista, ou seja, em todos é a expectativa de algum procedimento, além da própria dor que é o foco da atenção.

As decisões profissionais são influenciadas por atitudes dos pacientes, que podem parecer incompreensíveis dentro da visão biológica-tecnicista em que somos formados. Tolerância à dor é um fator individual e nem sempre a confiança no dentista é indispensável. O fator psicológico, baseado em crenças e no próprio medo pode provocar reações de mal-estar e de pânico. O dentista não anestesiara de propósito, respeitava os temores da paciente e só por isso, involuntariamente, anestesiara o dente para não a deixar sofrer, ao mesmo tempo em que lhe explicara porque o lábio estava esquisito, e isso quando o efeito da anestesia já estava terminando. O descuido do dentista, embora involuntário, resultou em uma situação conflitante, que neste caso acabou bem.

Curioso é que estas experiências são antigas e nos surpreendem embora as explicações ao longo do tempo vão se modificando, como nos mostra o professor Vasconcelos da Bahia, já em 1941[42]:

> *"Jamais nos esquecemos daquela figura de negra, esbelta, apesar dos seu cinqüenta e dois janeiros bem vividos, e que buscou o nosso serviço para fazer a avulsão do terceiro molar inferior esquerdo, com uma cárie profunda, desde logo frisando: 'Só arrancarei, entretanto,*

Parte 2.
O medo do dentista e a ação analgésica da música

> sem injeção'. Não houve por onde convencê-la do contrário. A um comentário nosso, alegou, orgulhosa: — 'Doutor! Já pari quinze filhos. E a extração, de simples que parecia ser, terminou cirurgicamente'. A velha preta portou-se insensível, sem a mais leve contratura facial, sem um gemido, durante todo o labor."

Sabe-se que a tolerância à dor depende também da formação cultural. Reagimos diferentemente à dor. Fisiologicamente não existem provas de que haja diferença entre culturas diferentes. Os pacientes têm particularidades, e quando tratam seus dentes apenas expressam o que são. Este comportamento independe de cor, sexo ou condição social.

> *Na velha discussão do sofrimento/dor física, a experiência dolorosa e o reconhecimento da influência dos sentimentos do próprio paciente ajudam a entender que a dimensão do sofrimento depende também do paciente propriamente dito, e de seus temores, além da dor física que apresenta. Por isso, não podemos subestimar seu sofrimento somente pela dimensão da lesão física, ou por sua origem.*

A importante descoberta do componente cognitivo da dor, a partir da experiência da audioanalgesia, mostra mais um passo no avanço do conhecimento científico sobre dor, a partir dessa *banal* dor: a de dente. Essas descobertas foram nos mostrando que de banal ela não tem nada. E que o dente, a despeito de atualmente não ser indispensável à vida, é um órgão que foi construído com esmero pela natureza.

.10.
Odontalgias e neuralgias explicam a complexidade das dores faciais

> "Um leão acusado de matar 35 pessoas no sul da Tanzânia pode ter agido dessa forma devido a uma dor de dente, segundo pesquisadores de animais selvagens. Eles dizem que o leão deixou de caçar búfalos e passou a caçar pessoas porque descobriu que a carne dos humanos era mais macia para mastigar e causava menos dor. O leão atacou suas vítimas em oito vilas no distrito de Rufiji, em um período de 20 meses. Ele foi morto em abril de 2004 perto da capital comercial do país, Dar es Salaam."
> BBC de Londres (2004).

Essa curiosa e trágica notícia mostra que a dor ajuda a mudar hábitos, principalmente quando é nos dentes e não se pode viver sem se alimentar. E nos humanos, o que será que acontece? Pois é, os humanos vamos tratando dos dentes e ajustando nossa alimentação moderna, até percebermos que o dente que dói parece que não tem nada, está sadio. Ainda assim, "a bem do paciente" removemos-lhe o dito dente e, para surpresa geral, no lugarzinho do dente tirado, ou nos dentes vizinhos, aloja-se a velha dor. Ainda bem que os homens são mais cuidadosos, espera-se, que os leões, quando a dor não cessa. Mas será sempre assim? Afinal de contas tudo tem um limite.

.Dores Mudas.
As estranhas dores da boca

No passado não muito distante, a principal causa de dor de dente eram as infecções dentárias e gengivais e, como a dor de dente irradia-se pelos tecidos adjacentes, ela acaba sendo, metaforicamente, uma verdadeira dor na cabeça em todos os sentidos. Para o paciente e até para os dentistas e médicos. Por essa razão atribuíram-se aos focos infecciosos dentários várias perturbações no estado geral de saúde. Atualmente sabemos que essas manifestações são freqüentes nas dores de dente, seja por infecção ou não. A inflamação da polpa dentária (nervo do dente) sensibiliza acentuadamente o cérebro (sistema nervoso central) e a dor se irradia pela face, cabeça, pescoço e, eventualmente, pelo tórax. Imagine como isso desconcerta os profissionais da saúde e mais ainda aos pacientes.

A origem das dificuldades no diagnóstico das dores orofaciais

As manifestações desconcertantes de algumas dores de dente são conhecidas e descritas de longa data. Veja as descrições abaixo sobre o tema A *Dor em Odontologia* proferido pelo professor Carpenter do Rio de Janeiro[61], em 1929:

> "A dor (de dente) pode ser local ou direta e reflexa ou indireta. Assim, uma polpa* pode produzir dor em lugares distantes dela, nos ramos ou nos troncos do trigêmeo afastados do dente e, neste caso, temos dor indireta ou reflexa ou nevralgia. Sendo assim, em odontologia temos duas espécies de dor: a odontalgia e a nevralgia. A primeira direta, a segunda, indireta. A odontalgia reflexa é aquela em que uma polpa que manifesta a dor não é a sede da lesão, mas sim só de sensação. A polpa lesada é a de outro dente que não acusa dor. A odontalgia obscura é a que se manifesta em dentes que não estão afetados de cárie. A nevralgia apresenta-se sob quatro formas segundo Hopevell Smith: 1ª Nevralgia Quinti Major; 2ª Nevralgia Quinti Menor; 3ª Nevralgia secundária dos nervos cranianos; 4ª Nevralgia secundária produzida por perturbações no estado geral. A nevralgia Quinti Major é também chamado tic doloroso da face. É uma nevralgia grave, com dores lancinantes, persistentes, espasmódicas do nervo trigêmeo e também por isso chamada trigemial ou tri-facial. É de diagnóstico difícil".

---

*polpa – refere-se ao feixe vásculo-nervoso do interior do dente, conhecida vulgarmente como o *nervo* do dente.

.Parte 2.
Odontalgias e neuralgias explicam a complexidade das dores faciais

Esse relato evidencia que no Brasil nossos professores tinham consciência e preocupação com a dificuldade no diagnóstico diferencial da dor de dente e da existência e dificuldade de diagnóstico com outras dores faciais como a temível neuralgia do trigêmeo, que às vezes se manifesta como uma falsa dor de dente ou como uma dor de dente fantasma.

Historicamente sabe-se das manifestações de dores provocadas por infecção dentária, e suas relações com várias especialidades médicas. Ao longo do tempo surgiram várias explicações para esses fenômenos estranhos das dores de dente. Daí surgiram muitas crenças, muitas ainda presentes nos dias atuais, e que atribuem aos dentes várias complicações orgânicas. Certamente as infecções dentárias têm implicações locais e sistêmicas, entretanto parte das alterações orgânicas atribuídas à infecção decorre do próprio fenômeno doloroso. O esclarecimento da fisiopatologia da dor vai desvendando esses *mistérios* da dor de dente. Estudo recente com ressonância nuclear magnética mostra o que ocorre em nosso cérebro quando temos dor de dente[9]. É impressionante como existem alterações generalizadas que afetam várias regiões do cérebro, desde a parte que discrimina a dor, até as partes envolvidas na atenção, cognição, afeição e nas áreas responsáveis pelas respostas neurovegetativas (ver a Apresentação e o Capítulo 1).

Perturbações orgânicas por dor de dente – um pouco de história

A falta de compreensão clínica de que uma "simples" *dor de dente* produz comportamentos dolorosos, que envolvem aspectos físicos e afetivos, contribuiu para reforçar crenças relacionando os dentes com a saúde global. Esta relação existe, naturalmente, mas, ao não se compreender as manifestações clínicas da dor, como seu espalhamento a áreas adjacentes da cabeça e pescoço, a 'crença' inicial é que a dor de dente poderia causar problemas oftalmológicos, neurológicos e até psiquiátricos. Em parte, a idéia de "foco infeccioso dentário" como causa de problemas de saúde vieram dessas perturbações provocadas por infecções dentárias, em que a dor era a manifestação mais explícita e, de certa forma, confusa.

A literatura científica brasileira descreve interessantes histórias sobre o sofrimento de pacientes devido à dor de dente. Algumas delas são ricas em detalhes, e o curioso é que os relatos antigos não diferem muito dos que ouvimos atualmente dos nossos pacientes, embora as explicações, obviamente, sejam diferentes.

O Dr. José Trovão[62], em 1929, apresentou uma "these" em que discorria sobre as *manifestações oftalmológicas* da dor de dente; eis um trecho interessante:

.Dores Mudas.
As estranhas dores da boca

> "... Irradiada de uma afecção dentária, como seja – de uma pulpite, de uma pericementite, enfim, de uma esquírula, na aparência, de nenhuma importância, a nevralgia periocular ou a ocular causará, pela ação sensitiva constante, perturbações transitórias, tanto nos anexos do aparelho visual, como nos meios intra-oculares. ...Daí, é lógico e manifesto que a polpa dentária, por exposição traumática ou patológica ou, ainda, por calcificações, sendo irritada ou infectada em suas terminações sensitivas e simpáticas, produzirá perturbações tróficas".

É natural que fortes dores de dente perturbem e assustem os pacientes. Causam medo, ansiedade e alterações emocionais diversas. Não são infreqüentes os relatos de *Perturbações psiquiátricas de origem dentária* como da interessante "these" denominada *Doenças Mentaes e Apparelho Dentario* apresentada no 3º Congresso Odontológico Latino-Americano, em 1929, pelo dentista Luiz Guimarães[63]. Ele descreveu 2 casos ocorridos no Hospital de Cleveland, nos Estados Unidos da América, em 1907:

> Caso A. "A paciente, uma senhora casada de 25 anos, subitamente teve fortíssima dor de cabeça, com ataque de gritos histéricos. Tornou-se muito nervosa e sem sono, gritando à toa e perdendo peso rapidamente. No dia 13 de dezembro foi extraído o dente siso inferior incluso. No dia 17 de janeiro de 1908 estava melhor, porém continuavam os ataques. Davam-lhe bromureto e alimentação freqüente. Houve melhora neste regime e sobreveio então uma dor em um incisivo superior. Foi descoberto um abscesso (infecção) e o dente foi extraído. Os ataques cessaram imediatamente e ficou boa desde então. (Trata-se de um caso infeccioso)".

> Caso B. "O paciente era médico, de 28 anos de idade, e uma semana antes de seu estado mental perturbado apresentava bom aspecto. Havia trabalhado demais nos últimos dois anos; há algum tempo tinha insônia, porém não podia precisar desde quando. Sua aparência era de uma pessoa sã. Na semana precedente, porém, mostrava-se diferente, rindo e falando idiotamente, mas insistindo que nada de anormal se passava com ele. Por alguns dias sentiu ligeira dor em um dente. Pela radiografia foi observado que o primeiro molar superior direito estava mal impactado e procedeu-se à extração. Durante 10 dias esteve intratável; depois começou a acalmar-se passou a dormir bem e restabeleceu-se perfeitamente".

> ..."Terminando nosso trabalho, afirmamos, em síntese, que os casos de doenças mentais de origem dentária são de duas naturezas – infecciosa e traumática ou reflexa."

.Parte 2.
Odontalgias e neuralgias explicam a complexidade das dores faciais

O professor Cirne e Lima[64], de Porto Alegre, destacou-se por seus estudos sobre infecção dentária e o diagnóstico de dores complexas nos dentes. Na "these" *Perturbações emocionais e psiquiátricas* decorrentes da infecção dentária ele sugeria a relação do dente com o sistema nervoso central. Ele relata a interessante história de uma paciente que acompanhara por muitos anos:

> *"Em fins de 1922 a paciente com 30 anos de idade e que aparentava boa saúde, começou a sofrer de dor de cabeça. Difusa de começo e perfeitamente suportável, a cranialgia, decorrido algum tempo, localizou-se, intensificada, na região occipital. Sujeita a alternativas irregulares de acalmia e exacerbação, a dor foi pouco a pouco se atenuando em virtude, talvez, disse-nos a paciente, do uso constante de analgésicos. À proporção, porém, que melhorava da cefaléia rebelde, reduziam-se de muito as suas horas de sono tranqüilo. E, por fim, sem que houvesse de todo cessado a sensação dolorosa, já não podia dormir."*

Continua o relato discorrendo sobre a ocorrência de doença psiquiátrica, e depressão acentuada, e um possível diagnóstico de psicose maníaco-depressiva. Esse quadro prolongou-se por muitos anos, sem melhora. O pai da moça procurou-o em 1927, para avaliar possível causa dentária:

> *"Verifiquei a presença inestética da coroa de ouro em dente incisivo lateral no qual se via uma restauração provisória de guta-percha na face palatina que tinha sido colocada há 9 anos. A radiografia da região mostrou enorme destruição óssea próxima de dente incluso no osso, o canino. Baseados nesses elementos, praticamos a operação, que consistiu na avulsão do dente impacto e na meticulosa curetagem do foco microbiano. E a paciente ficou completamente curada. Dois meses depois voltou a ter dor na região, foi feita cirurgia do lateral (apicectomia) e finalmente a extração. A partir deste dia voltou a melhorar acentuadamente. Mantinha-se bem ainda em 28 de dezembro de 1928".*

Esse relato indica as enormes dificuldades de diagnóstico diferencial da dor de dente. O professor insistia na necessidade de exames mais sofisticados por radiografias dentárias, que não eram comuns em qualquer consultório dentário da época. A paciente apresentara uma fístula gengival devido à infecção dentária, não identificada, já na primeira crise de dor de cabeça. As alterações emocionais descritas, em parte são compatíveis com as manifestações decorrentes da dor de dente, e expressam o sofrimento da paciente. Não está claro o aspecto do diagnóstico psiquiátrico relatado, se fora resposta emocional decorrente da própria infecção ou se a paciente tinha uma doença psiquiátrica que se agravou devido à dor de dente.

.Dores Mudas.
As estranhas dores da boca

> *As confusões que esses problemas provocavam na mente dos pacientes, dos seus dentistas e médicos, é que nos mostra o avanço gradativo da ciência na compreensão das queixas de dor. Em qualquer tempo seguimos aprendendo.*

Para completar esta incursão ao passado, vejamos a explicação sobre as *perturbações neurálgicas oculares de origem dentária*. O cirurgião-dentista José Trovão[62], em 1929, narra oito casos de *Neuralgia periocular e transtornos visuais decorrentes de odontalgias*, entre os quais foram selecionados os interessantes casos:

Caso A. *"Em 1919 ele foi chamado com urgência ...o qual (paciente) se achava amparado pelo encarregado do gabinete Euzebio, e apresentava a fisionomia bem transfigurada, com os olhos completamente imobilizados, depois de ter, com as próprias mãos, tentado estrangular-se o que não conseguira por intervenção dos companheiros. Examinamos (como sempre), com muito cuidado e minudencia, a boca e, especialmente, os dentes. Com trinta e um dentes em estado hígido, tinha, no entanto, o dente do siso superior esquerdo bem cariado e com exposição da polpa, que, na ocasião, sangrava. Feito, in loco dolore, um curativo analgésico, o paciente sentindo-se bastante aliviado adormecera, durante 10 minutos, na cadeira de operações dentárias. Passado o acesso, interrogamo-lo. Narrou-me então: – Que, ao triturar os alimentos experimentara tão súbita quanto violenta odontalgia e ficara ao mesmo tempo, sem vista e completamente fora de si. A cegueira, concomitante ao traumatismo da polpa dentária que é, como sabemos, um órgão rico em terminações nervosas sensitivas e simpáticas e, por isso mesmo, verdadeiro campo de provocação – quando desnudada, foi bi-lateral e transitória."*

Caso B. *"... violenta nevralgia hemifacial direita, inclusive algia no olho direito. Todas as perturbações sensitivas irradiavam do dente do siso inferior direito do qual removemos uma obturação de cimento. Praticado o necessário curativo, os fenômenos dolorosos, horas depois, cediam por completo".*

Caso C. *"Neuralgia ocular e fotofobia no olho esquerdo e, ao mesmo tempo, com pulpite levada ao paroxismo da dor, oriunda do primeiro pré-molar superior esquerdo. O marujo tinha uma mão em concha sobre o olho esquerdo, alucinado pela dor intensa que o afligia, disse-nos de um modo angustioso: – 'sinto tantas dores n'este olho, que tenho medo de ficar cego!' Após o tratamento do dente, sem dor, relatou: – que primeiramente, sentia dor no olho esquerdo e via umas luzes e, depois, então era atacado de odontalgia, que o levava ao desespero, e isto já por diversas vezes".*

Odontalgias e neuralgias explicam a complexidade das dores faciais
.Parte 2.

O caso C sugere um misto de pulpite com migrânea. São descrições da preocupação, pelo menos acadêmica, no Brasil de 1930, sobre as *neuralgias dentárias e maiores*. A data de 1930 marca o início do funcionamento das faculdades de odontologia no Brasil. O conhecimento das dores reflexas dos dentes era domínio de uma minoria, provavelmente mais por formação autodidata do que acadêmica propriamente dita. Havia enorme abismo entre a prática clínica da maioria dos dentistas brasileiros da época, dentistas-práticos, e sua formação como profissional da saúde. Mas eram eles que atendiam o contingente gigantesco de pacientes com saúde bucal precária, com precárias ou inexistentes medidas preventivas e com necessidades de tratamentos curativos cada vez maiores. Isso continuou até recentemente.

A fisiopatologia da dor de dente, incluindo seus aspectos físicos, emocionais e cognitivos é bem compreendida atualmente. Aliás, parte dos avanços científicos na área de dor, conquistados nos últimos 40 anos, deve-se ao estudo da dor de dente e do sistema nuclear trigeminal. Imagine como as manifestações de dor, incluindo as alterações emocionais, confundiam os profissionais e seguramente os próprios doentes. Como diz o professor Manoel J Teixeira, do Hospital das Clínicas de São Paulo:

> — *"Alterações emocionais e do comportamento são perfeitamente normais em doentes com dor; seria anormal a ausência de qualquer manifestação ou de sofrimento por dor."*

A descrição dos casos como *doença mental de origem infecciosa dentária* é compreensível para uma época em que se desconheciam os mecanismos biológicos da dor e a surpresa era enorme por se constatar que apenas um dente causasse tanto transtorno na saúde do paciente. A sensação é que o dente não era uma estrutura viva, embora já fosse descrito como tal. Mas se considerarmos *doença mental* da época como referência às alterações emocionais, ao próprio sofrimento e às alterações do sistema nervoso central (cérebro) decorrentes da dor de dente, é perfeitamente compreensivo. A expressão facial do paciente e seu comportamento de dor são naturais. A explicação dos casos foi compatível com o conhecimento da época.

Imagine que isso se discutia entre professores e acadêmicos que faziam a nossa ciência e que nos legaram seus conhecimentos e suas dúvidas. Mas, imagine os dentistas da época, que atuavam no dia-a-dia, em sua maioria absoluta eram práticos. Que odontologia praticavam? E hoje, como chega a informação para o dentista praticante que atende nossa população nos mais distantes recantos deste país? A tecnologia atual, a internet, o maior número de livros e de cursos de extensão realizados em todo o país minimizam a

.Dores Mudas.
As estranhas dores da boca

formação deficiente que ainda recebemos nas faculdades. No Brasil, até por volta de 1950, o conhecimento científico era, provavelmente, riqueza de poucos profissionais. Isso talvez explique, em parte, a formação técnica voltada às necessidades imediatas dos pacientes e dos próprios profissionais.

> Nessa pequena incursão que fizemos na história dos nossos primeiros mestres, há uma clareza de que tudo se repete, embora as explicações mudem, e, atualmente, a maioria delas é conhecida pela ciência, embora talvez ainda não o sejam por muitos dentistas e demais profissionais da saúde.

Odontalgias difusas – As cefaléias de causa dental ou falsas cefaléias

As histórias aqui relatadas exemplificam como a dor de dente se irradia e alastra pela cabeça. Mostram como se difunde pelas vizinhanças, provocando reações afetivas e comportamentais. Sob o aspecto clínico os pacientes atuais têm histórias semelhantes às descritas.

Os profissionais antigos chamavam de *neuralgia ou nevralgia* as dores difusas da face, como estamos percebendo nestes relatos. Ou ainda de *dor nevralgiforme ou nevralgia de origem dentária*. Os dentistas e médicos procuravam diferenciá-la da *neuralgia de causas estranhas aos dentes*, como a neuralgia do trigêmeo, como veremos à frente. Nos dias atuais, a informação científica abundante sobre os mecanismos da dor em geral, e da dor de dente, permite a compreensão desses fenômenos clínicos, ainda assim, os dentistas nem sempre conseguem entendê-la e aplicá-la imediatamente na clínica, imagine então por volta do ano de 1900, quando não se sabiam os mecanismos de dor, os dentistas brasileiros tinham formação eminentemente técnica e a maioria deles era de práticos. Os médicos que recebiam pacientes com dor na face ou na cabeça, na maioria das vezes nem associavam com problemas dentários. As crenças aí existentes prolongaram-se aos dias atuais na população em geral, incluindo os próprios profissionais da área de saúde.

Em 1953, no livro *Dental Surgery and Pathology* (Cirurgia Dental e Patologia)[65], os autores ingleses Colyer & Sprawson discutiam longamente a respeito das dificuldades de diagnóstico e entendimento das Odontalgias e Neuralgias, lembrando novamente o médico inglês Head, mencionado anteriormente:

> *"Dor que surge em conexão com doenças dos dentes são habitualmente chamadas pelo termo Odontalgia. A dor pode ser: a) Local – localizada na região doente. b) Referida – que se espalha pelas regiões ad-*

Odontalgias e neuralgias explicam a complexidade das dores faciais

jacentes da região doente. Ele exemplifica de pacientes que se queixam de dor em um dente que está sadio e descobre-se que a dor origina-se em outro dente. Condições mórbidas do periósteo e dos ossos maxilares, e ulcerações da mucosa oral, etc., podem assemelhar-se à dor de dente e da mesma forma problemas dos olhos e do nariz. O diagnóstico da odontalgia referida nem sempre é fácil e rápido. É necessária um exame padronizado de todos os dentes, boca e maxilares para esclarecer de onde vem a dor. c) Impressões dolorosas que se espalham da região doente à superfície do corpo suprida pelas mesmas fibras nervosas."

A dor de dente que se espalha pela cabeça sempre foi alvo de estudos que procuravam relacionar os dentes com a região mais freqüentemente acometida. No relato do professor Carpenter[61], é acentuada a importância dos *mapas da dor dente* que mostram como a dor se espalha pela cabeça. Ele usou os estudos realizados pelo neurologista inglês Dr. Henry Head, em 1894, que mostram várias regiões da face e da cabeça em que os dentes projetam suas dores (Figura 10.1). Essas dores dentárias mal compreendidas eram chamadas de *neuralgias dentárias*. Atualmente são conhecidas como *odontalgias difusas, referidas ou reflexas*. Variações desse "mapa" foram descritas posteriormente, mas não há correspondência exata entre cada dente e um sítio específico de irradiação, pois em geral as dores são difusas e espalhadas em várias regiões. Esses casos são comuns na clínica odontológica, mas trabalhosos:

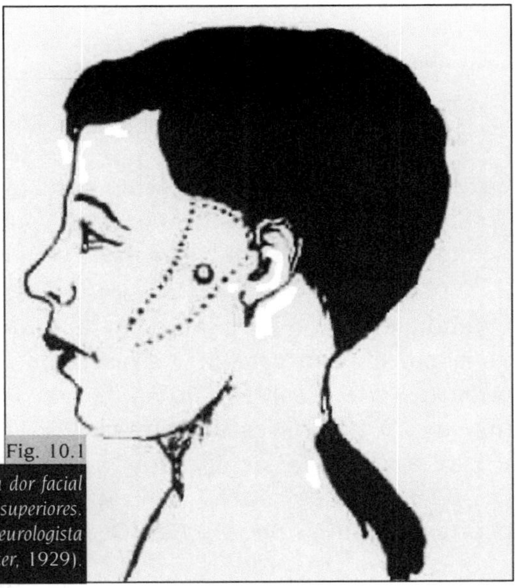

Fig. 10.1
Esta figura representa o mapa da dor facial causado pelos dentes molares superiores. Foi desenhada a cerca de 120 anos pelo neurologista inglês Dr. Henry Head (Carpenter, 1929).

Dores Mudas.
As estranhas dores da boca

"Que dor de cabeça!"

"O sábado que seria tranqüilo não foi tanto, afinal passara a madrugada em claro em razão de fortíssima dor no rosto. Descobriu que ao deitar a dor piorava. Latejava muito, como um verdadeiro coração batendo dentro do dente. Mas, em compensação, levantar, ou sentar na cama, lhe trazia algum alívio, embora não passasse a dor. Conclusão, passou a noite em claro, ora levantava para ir procurar algum analgésico, ora se sentava para acalmar a dor. De vez em quando tentava ler, mas só acabou folheando os livros. Afinal, experimentou ler vários para ver se esquecia a dor. Não adiantou. – 'Eu parecia uma louca, sem saber o que fazer!'.

– 'Minha dor tomava o rosto direito inteirinho, com maior intensidade ao redor do olho, daí espalhava-se por dois caminhos: num deles pegava a metade da cabeça toda, da fronte à nuca; no outro descia pelo maxilar e ia até a garganta, perto do pescoço. E tudo parecia refletir no ouvido que doía e muito. Não parecia dor de dente, mas achei que era o dente, pois durante os últimos dias, ao tomar bebidas quentes ou geladas, desencadeava essa dor infernal. Acho que é esse molar aqui', apontava o dente, ansiosamente.

Tinha razão, era ele mesmo, um molar superior que suportava uma prótese fixa em boas condições. Contorcia-se de dor no consultório e foi mudando de atitude, mostrando um sorriso amplo, assim que a anestesia foi aliviando a dor. Como por encanto, sumiu toda a dor. A polpa (nervo) do dente estava viva, mas com forte inflamação. Sua remoção acalmou a dor, posteriormente ela concluiu o tratamento de canal."

Essa é a clássica dor de dente que não parecia ser dor de dente, parecia uma fortíssima crise de dor de cabeça. Ela exemplifica o que ocorre com os pacientes, mas também que sempre existe uma dica que permite relacionar a dor com algum dente quando este é a causa. Observe na **Figura 10.2**, o mapa de dor deste doente em comparação com o antigo mapa da figura anterior.

Entender o problema da dor crônica da boca e da face inicia-se pelo entendimento sobre dor de dente e do dente como órgão vivo incorporado ao organismo do paciente, e que produz sofrimento. O dente tem características interessantes, ele não é considerado uma estrutura vital ao ser humano, e não assusta neste sentido. Ao mesmo tempo, culturalmente, ele foi adquirindo significados próprios a povos diferentes; incorporados ao longo da evolução da civilização humana e das mudanças sociais que ocorreram com as populações. O que é incontestável, é que a dor de dente é forte e assusta a todos.

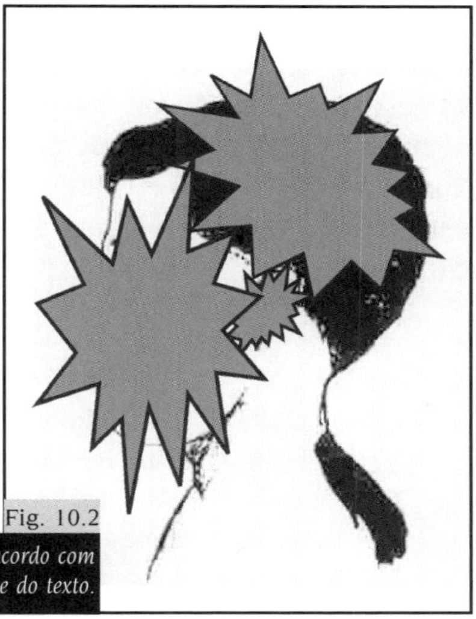

.Parte 2.
Odontalgias e neuralgias explicam a complexidade das dores faciais

Fig. 10.2
Eis como fica o mesmo mapa da Figura 10.1 de acordo com a dor do segundo molar descrita pela paciente do texto.

O dente tem importante significado estético e social para a maioria das pessoas, particularmente no contexto da sociedade atual. Todos queremos preservá-lo, mas, no desespero, preferimos removê-lo e depois resolve-se o restante. Assim, naqueles casos em que a dor no dente não é aquela "convencional" o julgamento preliminar de que o dente pode ser "descartável", leva-nos a idéia de que o caminho natural nesses casos é removê-lo. A experiência clínica mostra que a dor do dente pode ser de outra origem, que não dentária, e, nestes casos, pouco importa, tratá-lo ou removê-lo, pois a dor continuará igual ou até pior devido às alterações adicionais provocadas pelos tratamentos na região óssea em que ele estava. A estrutura do dente, sua inervação e vascularização, e sua representação no cérebro ajudam a compreender porque essa dor pode ser difusa, mal localizada e espalhada pela face, crânio e pescoço. E, em parte, as dificuldades que encontramos para reconhecer que algumas dores de dente decorrem das características anatômicas e neurológicas dos dentes e da face. Mais detalhes no Capítulo 18.

Neuralgia do trigêmeo – A falsa dor de dente

Existem algumas dores que os pacientes juram ser de dente e que os prendem tão vigorosamente que nos confundem, a despeito da nossa segurança no diagnóstico. Uma dessas dores é *a neuralgia do trigêmeo*.

.Dores Mudas.
As estranhas dores da boca

Imagine que você sente uma dor fortíssima no seu dente; trata dele, não uma, mas muitas vezes, e a dor não passa; implora a seu dentista que remova esse dente; contrafeito, e por piedade, ele o extrai e, ainda assim sua dor continua. O que você, seus parentes e amigos pensariam: será psicológico? Você jura que tem dor no dente; e tem mesmo. Só que não é dor de dente verdadeira e de nada adiantará tratar ou tirar o dente. Leia com atenção esta curta, sofrida e comovente história da Dna. Maria:

"Que choque é este meu Deus?"

"Dna. Maria era uma mulher magrinha, calma e que trabalhava duro. Teve dez filhos, nem respeitou muito o repouso, logo ficava pela casa limpando aqui e ali. Lá pelos seus 56 anos aconteceu algo estranho na sua vida: algo como um choque-elétrico ou uma pontada aparecia de repente no seu rosto. Assustou-se na primeira vez que sentiu essa dor, mas esqueceu-a. De repente, surgiu novamente, num segundo, mas tão forte que parecia — 'fazer eco dentro da minha cabeça, era meio uma fisgada que ia da garganta até o ouvido.' Ela ficou muito perturbada: — 'O que será isto meu Deus?', pensava já bastante assustada. Era dor de dente, tinha certeza. Como só lhe restavam dois dentes pediu para removê-los. — 'Assim curava o mal pela raiz', é o que dizia. A dor deu uma folga, sumiu, mas, disse ela — 'como tudo que é bom dura pouco, e se é pobre é pior', uns três meses depois, de repente, quando se dispunha a mastigar um pedaço de carne, lá veio de novo aquele negócio estranho. Ainda tentou dar uma engolida, mas aí é que — 'ficou feio e doía muito mesmo'. A coisa piorou de tal jeito que mandaram ela ir para a capital. Lá se foi, mas, — 'aí é que foi um inferno, seu doutô', ia do dentista ao médico, examinavam e parece que nada mudava. O negócio ficou tão complicado que parou de comer por cinco dias, pois foi a única forma de parar — 'aquele treco de dor' e também parou de falar por três dias, é 'não tenho coragem de abrir a boca prá falar'. Desta forma conseguia agüentar. Quando tentava, e dava uma mexidinha com a boca, parecia que a dor 'me deixava meio loca, seu doutô'. Andava com um lenço na boca, para proteger do vento, que também lhe disparava a dor. Os parentes e conhecidos estranhavam, pois 'ela não é mulher de se entregar por qualquer coisa'."

E eles têm razão, essa não é uma dor qualquer. É muito forte, assusta e judia da paciente, que sofre mais ainda enquanto não sabe que dor é essa. O

Odontalgias e neuralgias explicam a complexidade das dores faciais

caso da Dna. Maria é de neuralgia do trigêmeo, que ainda não fora diagnosticada. Essa dor é muito forte, não é muito comum, podemos dizer que é rara; os dentistas e os médicos clínicos nem sempre estão familiarizados com ela. Por isso confunde-nos. Quase todas as pessoas já ouviram falar dessa neuralgia ou nevralgia; essa fama veio do sofrimento que causa no doente. Mas, afinal de contas, o que é uma nevralgia do trigêmeo?

A neuralgia do trigêmeo é uma dor fortíssima de curtíssima duração, que parece um choque-elétrico, um raio ou uma pontada (**Figura 10.3**). Freqüentemente parece ser dor de dente. A dor pode ser desencadeada por atividades corriqueiras como escovar os dentes, engolir, mastigar, falar ou lavar o rosto. Os pacientes pedem para extrair dentes sadios, pois "têm certeza" que é dor de dente, embora os exames não mostrem alterações dentárias. O problema é no próprio nervo trigêmeo, em sua saída do crânio.

Existem histórias sofridas desses doentes, que percorrem verdadeiro calvário até descobrir o que é a sua dor "de dente", a exemplo da que se segue:

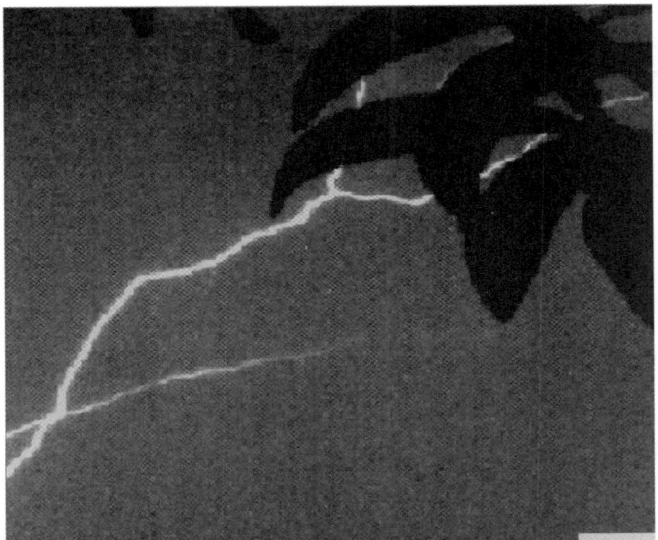

Fig. 10.3
Esta foto mostra o raio cortando a noite chuvosa. Seu fulgor e instantaneidade simbolizam a dor paroxística da neuralgia do trigêmeo. Essa dor parece um raio ou choque-elétrico que penetra na face e paralisa o doente.

.Dores Mudas.
As estranhas dores da boca

"A dor que mudou minha vida"

"Aos 56 anos é forte e saudável; gosta do seu trabalho. Repentinamente surge-lhe dor fortíssima em um dente inferior do lado direito do rosto; vai ao dentista, faz tratamento do canal e fica bem. Um mês depois, a dor, fortíssima, reinicia, no mesmo dente. Pior, não consegue tocá-lo, escová-lo ou mastigar, pois estes simples procedimentos desencadeiam sua dor. Retorna ao dentista e refaz o tratamento desse dente, não uma, mas, quatro vezes, sem melhora das terríveis crises. Dizem-lhe que está muito nervoso; fica mais nervoso e com mais dor. É melhor relaxar. Resolve aposentar-se. Sua dor ...não se aposenta. Como a vida em São Paulo é agitada, imagina que mudando e convivendo na tranqüilidade de uma cidade menor tudo voltará ao normal. Ilusão, mantém-se a rotina de dor e sofrimento.

Uma noite, desesperado por terrível crise, sai a esmo pelas ruas, à procura de um pronto-socorro dentário, onde implora que lhe removam aquele dente. Finalmente, livrara-se do 'bendito' dente; deveria ter tomado essa decisão bem antes. Anestesiado, volta 'leve' e feliz para casa, onde, cerca de uma hora mais tarde, acabando a anestesia, algo o alerta: sente, lentamente, desesperadamente, que a dor retorna, enlouquecedora! Sai correndo, tem quase 60 anos, mas chora como uma criança, ergue os olhos nublados pelas lágrimas para o céu noturno, onde vê estrelas faiscando e tem vontade de suplicar a Deus que o ajude... soluça! Sem perceber está de volta ao pronto-socorro; implora que lhe removam o dente incisivo lateral direito (dois dentes à frente), pois a dor está nele agora e, provavelmente, era ele a causa do seu martírio. A anestesia cessa-lhe a dor; tem uma sensação de profundo bem-estar. Pensa: se eu contasse que apenas uma dor de dente mudou minha vida, fez-me chorar e clamar por Deus, será que alguém acreditaria? Agora, sem o outro dente, retorna para casa, mais calmo, mas temeroso, torcendo ingenuamente que o efeito da anestesia jamais acabasse. Mas, como tudo na vida, ela também acaba, e ironia, lá está a sua dor.

Não sabe mais o que fazer, entra em desespero novamente; sai à cata de outros profissionais e recebe sugestões. Não, ele não quer sugestões e suposições; apenas e tão somente gostaria de saber o que tem. 'Preciso encontrar uma alma caridosa que me ajude', suplica em pensamento. Decide voltar a São Paulo e, em um grande hospital escola, alguém lhe diz o que tem; é medicado e, finalmente, livra-se da dor. Sua doença? Neuralgia do trigêmeo, uma falsa dor de dente. Dor no dente que não é dor de dente. Ela mudou completamente os rumos da sua vida: aposentou-se cedo, mudou-se de cidade, perdeu alguns dentes, sofreu, e muito."

Parte 2.
Odontalgias e neuralgias explicam a complexidade das dores faciais

Quem imaginaria que uma "dor de dente" pode mudar os rumos da nossa vida! Mas pode. Principalmente quando é falsa dor de dente.

Estas histórias que se repetem, são famosas porque salientam sofrimento e incertezas e, pelo fato de serem incomuns, nem sempre os profissionais da saúde estão treinados para fazer o diagnóstico imediato. As neuralgias do trigêmeo e sua semelhança com dor de dente deixam perplexos dentistas, médicos e principalmente os pacientes, e muitos tratamentos foram sugeridos para tratá-las, como na "tese" *apresentada pelo Dr. Geraldo Alves Portella[66] da Associação dos Cirurgiões-Dentistas da Bahia, em 1929:*

> *"Ocupando-me, pois, do tratamento das nevralgias, escolhi para meu assunto de hoje o tic doloroso da face, uma modalidade toda especial de nevralgia facial e que não convém confundir com o reumatismo dos músculos da face ou da região temporomaxilar ou, ainda, com as de origem histérica, as odontalgias, as produzidas pelos glaucomas, exostoses e muitas outras que conheceis. ...estas dores perturbam tão profundamente a existência e abatem e amedrontam, por tal forma, o paciente, que o mesmo recusa alimentar-se. De tal natureza são as crises, ocasionadas, às vezes, pela ingestão dos alimentos, determinando espasmos dos músculos da boca e do faringe, com dores tão lancinantes, que já se têm visto indivíduos porém termo à vida, para se furtarem à atrocidade de tão pungentes sofrimentos. Usamos a fórmula do Dr. Glycerio José Velloso da Silva, médico bahiano: Sulfato de cobre amoniacal 0,08; estrato de valeriana 0,10. 30 pílulas, 3 vezes ao dia, antes das refeições e nunca mais...."*

Esse dentista descreveu exatamente o que ocorre com o doente que tem neuralgia do trigêmeo. Seu relato reforça o fato de que estas dores não são de conhecimento recente e que as dificuldades atuais são semelhantes àquelas encontradas no início do século XX aqui no Brasil; que a extração do dente nunca foi a terapêutica para os profissionais que conheciam a doença. Considerando os avanços científicos no conhecimento da dor, em medicamentos e técnicas para combatê-la, deveríamos ter menor dificuldade em identificá-la na atualidade, desde que houvesse informação e treinamento adequado. O que mudou na atualidade é que dispomos de medicamentos e de técnicas cirúrgicas adequadas para o controle da dor, e que permitem excelente qualidade de vida desses pacientes.

No Centro de Dor do Hospital das Clínicas de São Paulo (FMUSP), dentistas e médicos estudam as interfaces entre dor de dente e neuralgia do trigêmeo há muitos anos[67]. Existe a velha questão de: *por que os dentistas ainda removemos tantos dentes sadios dos doentes com neuralgia trigeminal?* Aparentemente a resposta é

.Dores Mudas.
As estranhas dores da boca

simples: desconhecimento de diagnóstico. Mas não é tão simples assim. A raridade da neuralgia do trigêmeo, principalmente em comparação com as dores dos dentes, a falta de experiência, a *certeza* dos pacientes de quem têm dor de dente e o seu sofrimento induzem o dentista a extração. Cerca de 10% dos médicos também não diagnosticam de imediato, e por razões semelhantes. Além disso, este não é um problema exclusivamente brasileiro, pois ocorre também nos países desenvolvidos. Estudo realizado por esse grupo brasileiro avaliou pacientes com neuralgia de trigêmeo com diagnóstico recente, de menos de um ano, comparados com aqueles com diagnóstico acima de 10 anos. Mostrou que cerca de 45% dos pacientes recentes que ainda não tinham o diagnóstico definitivo, já tinham realizado algum tratamento dentário, normalmente extração de pelo menos um dente. Os doentes com diagnósticos acima de 10 anos tinham tirado todos os seus dentes na tentativa de *curar* suas dores.

> *Afinal, se nos pacientes com diagnóstico recente há o desconhecimento do diagnóstico, o que ocorre nos doentes que já sabem o que têm? Eles continuam achando que é dor de dente e têm esperança de cura quando pedem para extrair mais um dente suspeito.*

Eis parte da discussão e conclusão desse estudo[67]:

> "*Então, podemos especular que no início da neuralgia trigeminal nossos pacientes imaginavam ter dor de dente devido à intensidade e à característica da dor, sua semelhança com dor de dente, e o disparo da dor por atividades orais rotineiras (mastigação, fala, escovação dos dentes). Além disso, 11 doentes desta amostra foram enviados ao nosso departamento com diagnóstico suspeito de 'disfunção da ATM' por médicos de diferentes especialidades, possivelmente devido a alta freqüência de dor nos músculos mastigatórios durante as crises da neuralgia; na verdade, 1 mulher freqüentemente tinha travamento da mandíbula pela manhã e 8 pacientes (2 homens e 6 mulheres) apresentavam 'disfunção de ATM' associada com neuralgia trigeminal.*
>
> *É importante enfatizar que freqüentemente o dentista é questionado sobre procedimentos invasivos e sobre condições dolorosas concomitantes à neuralgia; a alta intensidade da dor e a alta recorrência dos ataques podem ser associados com alterações biopsicossociais produzindo complexos padrões de comportamento nesses pacientes.*
>
> *...além disso, dentistas e médicos são treinados para pesquisar alterações estruturais envolvidas com dor, e muitas deles têm pouco experiência clínica especificamente com a neuralgia trigeminal.*

Odontalgias e neuralgias explicam a complexidade das dores faciais

.Parte 2.

Estes resultados reforçam o conceito de que procedimentos dentários realizados no início das queixas de neuralgia trigeminal resultaram de diagnóstico incorreto, enquanto os procedimentos realizados nos pacientes com neuralgia trigeminal de longa duração relacionam-se a múltiplos fatores biopsicossociais, habitualmente presentes em doentes com dor crônica. Atender pacientes com dor crônica exige boa formação, educação continuada e treinamento em centros interdisciplinares de dor."

Os pacientes com diagnóstico de neuralgia do trigêmeo devem ser informados que essa dor é a sua doença, que ela necessitará tratamento por toda sua vida, mas que os tratamentos possibilitarão uma vida sem dor.

Dores de dente que são falsas neuralgias do trigêmeo

Se a neuralgia trigeminal pode ser uma falsa dor de dente, imagine agora o contrário: uma dor de dente que é uma falsa neuralgia. É, isso existe sim, e daí haver tanta dificuldade de diagnóstico em alguns casos, principalmente quando há pouca experiência profissional nessa área. Para salientar essa dificuldade de diagnóstico de dores de dente que também imitam as *neuralgias*, vejamos a descrição de paciente de 65 anos de idade. Ela nunca tivera dor alguma em seu corpo, e, sem dúvida está muito nervosa, pois sofre de dores na boca há um ano. Pior é que nos últimos meses as dores se espalharam pela cabeça e não teve melhora aos tratamentos recebidos:

"Nunca tive nenhuma dor, doutor"

"Sua dor era um verdadeiro choque-elétrico na face esquerda e nos dentes inferiores do mesmo lado. A dor era fortíssima, surge inesperadamente, às vezes durante o sono. Foi ao dentista, tem todos os dentes, sadios e sem cáries, — 'mesmo nessa idade', orgulhava-se em dizer. É uma senhora disposta, fala claramente e repete que até a vinda desta estranha dor nunca necessitara de tratamentos médicos, nem dentários. Foi ao otorrino, depois ao neurologista que diagnosticou uma neuralgia do trigêmeo e receitou-lhe carbamazepina, remédio indicado para o alívio dessa nevralgia. Houve leve melhora, mas não cessaram as dores. Sente-se mal com o remédio. O médico troca-o por gabapentina, — caríssimo, enfatiza a paciente, mas sem resultado. Por sorte, a dor vai acalmando e cessa. Tivera dor por 3 meses e teve mais 3 meses sem dor.

.Dores Mudas.
As estranhas dores da boca

Subitamente, sente dor idêntica, só que agora mudou de lado, foi para o lado direito do rosto que dói junto com todos os dentes desse lado, fortemente; a dor espalha-se por toda a cabeça. Dói durante o dia e a dor acorda-a à noite. Volta às consultas, aos hospitais, recomeça os remédios, usa-os cada vez em maior número e doses, sempre sob orientação médica. Sem qualquer melhora. Felizmente, seu quadro oscila entre períodos de acalmia e de dor intensa. O que lhe permite acalmar-se um pouco. – 'Senão eu enlouqueceria seu doutor', afirma com forte sotaque português. Além disso, nos últimos meses sente uma fortíssima queimação em toda a boca, fato que a desespera mais ainda. Passaram-se mais 6 meses; ela é encaminhada novamente a um centro hospitalar, especializado em dor facial, com suspeita de que a dor fosse na articulação da mandíbula (disfunção da ATM). A avaliação minuciosa mostra que a dor atual era de dente: infecção dentária. E que a dor antiga, do outro lado do rosto, também fora dor de dente: morrera o nervo do dente.

Ela tivera dor de dente nas duas ocasiões, nos primeiros molares de cada lado da mandíbula, independentemente. Tratados esses dentes, as dores não retornaram mais – "me sinto outra, seu doutor; ufa, ainda bem que era só dente, mas como doía e queimava a boca, parecia até que eu tinha um braseiro na boca!"; cessou também toda a queimação da boca".

Vejam como é a natureza: uma senhora de idade, saudável, disposta e com todos os seus dentes na boca. Nunca precisara ir ao dentista ou ao médico. De repente, seus dentes aprontam-lhe tal surpresa. Quem imaginaria?

Didaticamente esse relato assemelha-se aos descritos há 76 anos, pelos nossos colegas do início do século XX como vimos anteriormente. As dores dentárias manifestaram-se *excentricamente*, simularam dores distantes dos dentes-problemas e prolongaram o sofrimento da paciente por 12 meses. Ele exemplifica exatamente aquele nome antigo de *nevralgias dentárias*, em que estão envolvidas várias causas. Parece uma verdadeira *nevralgia trigeminal*, mas é falsa, pois a sua causa é totalmente dentária. Mostra claramente as esdrúxulas e confusas manifestações de *simples e banais* dores de dente.

Os cientistas têm razão quando dizem e demonstram as confusões de um cérebro que está com dor de dente. O paciente demora a aceitar que um dente, algo tão pequeno e até *insignificante* para o corpo, cause tão grande repercussão na nossa mente, mas causa sim e o lado bom é que o tratamento cura o problema, embora até possa ser um *pouco* doloroso.

Lembrar, acima de tudo, que nenhuma dor é simples, muito menos a dor de dente que é um dos modelos mais complexos que a natureza

> criou. Nós é que a desconhecemos e, como de hábito, a simplificamos. Uma das explicações deste caso há 100 anos seria, possivelmente, de dor psíquica de causa dentária.

É, mas já existiam outras explicações. Em 1901, Karolyi, chamava de *nevralgia traumática* as estranhas dores dos dentes provocadas por traumatismo dentário devido ao ranger repetitivo dos dentes, hábito conhecido como bruxismo. Essas dores são difusas, causam dolorimento dos dentes, assemelham-se a uma nevralgia e ocorrem em dentes sadios. É devido a uma inflamação na ligação entre o dente e o osso maxilar (periodonto). Nos dias atuais o diagnóstico é mais rápido, mesmo assim essas dores ainda confundam os profissionais menos experientes. Imagine há 100 anos.

Em geral as dores dentárias se espalham pelos dentes adjacentes, face e cabeça, e têm várias origens. Por isso confundem e se parecem com diversas outras dores de face e crânio.

Essa esquisitice na expressão clínica de algumas dores de dente mereceu várias explicações ao longo do tempo. Embora não fossem as melhores para justificar o espalhamento da dor de dente pela face, elas preconizavam o essencial, isto é, a necessidade de avaliar minuciosamente o paciente e sua história de dor. Isto não mudou nos dias atuais, continua a exigência número um no diagnóstico da dor. O professor Cirne de Lima[68], em 1929, já realçava a importância da dor como manifestação clínica dos problemas dentários:

> "A dor representa, sem dúvida alguma, a síntese da patologia dentária. Quer se mantenha com localização perfeitamente circunscrita a um dente cariado, quer se irradie, sob a forma de nevralgia, a regiões afastadas do seu ponto de origem, em todos os casos predomina a notável importância semiológica da dor. Das causas determinantes da nevralgia facial, participam afecções rigorosamente distintas, quanto à sua origem, à sua importância clínica e ao seu valor prognóstico. Em que pese, porém, à complexidade da sua etiologia, a infecção dentária é o principal fator causal da dor irradiada da face".

Odontalgia atípica – A dor de dente fantasma

Até aqui vimos como a dor de dente pode confundir-nos não parecendo ser dor de dente e parecendo ser o que não é. Imagine quando a dor de dente é no dente que já foi tirado da boca, ou seja, uma dor de dente fantasma (**Figura 10.4**).

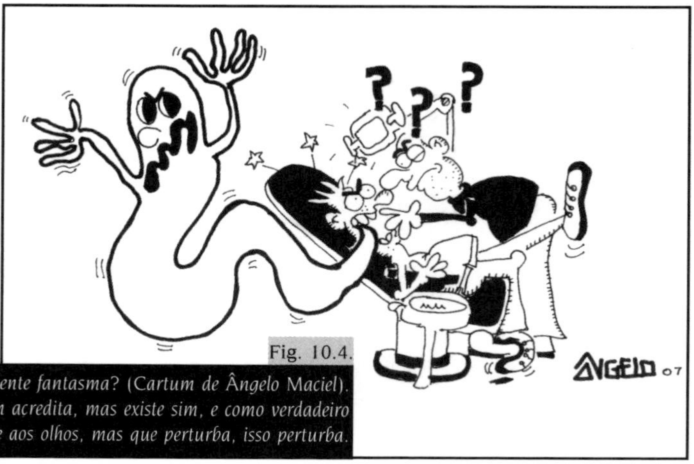

.Dores Mudas.
As estranhas dores da boca

Fig. 10.4. E existe dor de dente fantasma? (Cartum de Ângelo Maciel). Pois é, ninguém acredita, mas existe sim, e como verdadeiro fantasma, oculta-se aos olhos, mas que perturba, isso perturba.

Eis a curiosa e angustiante história de uma dentista cujas dores dentárias não melhoram com os tratamentos convencionais:

"Já consultei tantos dentistas e médicos... e agora?"

"É uma jovem de 30 anos, profissão dentista; repentinamente sente dor em vários dentes. Todos os seus dentes estão doloridos, mas os exames mostram que os dentes, gengivas e os ossos maxilares estão, aparentemente, normais. Também não apresenta qualquer doença sistêmica que justifique essas dores. As dores não cessam com analgésicos e tornam-se mais fortes à medida que os dias passam. Desesperada, consulta colegas e pede-lhes que abram os dentes, façam canal (tirem o 'nervo') e investiguem. Ironicamente, ao invés das dores melhorarem, elas pioram à medida que vários dentes são 'tratados', quatro ao todo, dois de cada lado da boca. Sem melhora, ela não sabe mais o que fazer; pensa agora que é melhor tirar os dentes... Afinal, já consultou tantos médicos... de diversas especialidades (neurologista, otorrino, etc.), além dos dentistas e outros profissionais da área de saúde. O pior é que as dores se espalham pelo seu rosto, cabeça e pescoço. Continua tomando remédios para a dor; tirando radiografias, de simples a sofisticadas, da face e da cabeça e, periodicamente, faz exames de laboratório (sangue, glicemia, urina, etc.). Nenhuma alteração.

Seu sono é ruim, acorda freqüentemente com dor; seu desempenho no trabalho é comprometido pela dor; seu humor se alterou: está ficando angustiada por não encontrar uma saída".

Parte 2.
Odontalgias e neuralgias explicam a complexidade das dores faciais

Imagine-se nesta situação: você é dentista, seus dentes doem e você examina-os, pede avaliação de colegas a quem confia e nada de anormal é encontrado. Mas eles doem. Pior de tudo: à medida que você os trata, a dor piora. Pois é, independente da profissão exercida, quando temos dor somos semelhantes. A falta de controle da dor de dente, o sofrimento dela decorrente e a resposta inadequada aos tratamentos de rotina, desesperam qualquer paciente. É como se não existisse outra opção a não ser extrair o dente, ou no mínimo tirar seu "nervo". Afinal, ninguém imagina que uma dor de dente não passe quando ele é removido e jogado no lixo! Mas imagine que é possível sim que isso aconteça.

A dor de dente fantasma é aquela que persiste mesmo após sua extração. É mais conhecida como *odontalgia atípica ou dor facial atípica*. É condição álgica catalogada pelas classificações internacionais de dores crânio-faciais e cefaléias; sua provável etiologia parece relacionar-se a lesões dos nervos que dão sensibilidade aos dentes, mas não daquele nervo que fica no interior do dente e que é removido durante o tratamento do canal. Por essa razão o tratamento é essencialmente medicamentoso. Mas também poderia ser outra dor, como a nevralgia de trigêmeo. O que para o paciente é uma coisa, para o profissional pode ser outra totalmente diferente.

Neste capítulo procurou-se traçar um paralelo entre dores difusas ou referidas que afetam a face e a cabeça. Fica evidente que as dores de dente nem sempre se manifestam como dor de dente, podendo causar dores na cabeça. Por outro lado existem dores, como da neuralgia trigeminal, que parecem ser dor de dente, mas são falsas dores de dente. Esses paradoxos mostram a complexidade da dor facial e a necessidade de treinamento adequado para os profissionais que atuam nesse segmento do corpo humano. Justificam, em parte, a razão pela qual alguns pacientes perambulam de consultório em consultório, sem uma explicação adequada para suas dores.

Também observamos, ao reler as histórias dos pacientes atendidos no início do século, que são semelhantes às atuais, embora as explicações sejam, evidentemente, diferentes.

… Parte 2 …

.11.
Literatura, poesia e psicanálise expressam o sofrimento da boca

> "Sempre o poeta derramando uma lágrima pelas desgraças do mundo.
> É que para chorar as dores pequenas Deus criou a afeição,
> para chorar a humanidade – a poesia."
> Castro Alves.

Se Sêneca fala de dores mudas para expressar o sofrimento intenso, Castro Alves não ignorou as dores "menores", e quem sabe a afeição que ele sugere para as dores pequenas possa traduzir-se em algo como empatia, principalmente se você convive e trata pessoas com dores corriqueiras. Esses versos são o ponto de partida para que neste capítulo se discorra de forma livre e pouco convencional sobre essa *banal*, e ao mesmo tempo *esquisita*, dor: a dor de dente. Será ela uma dor pequena? O objetivo é mostrar que ela faz parte da história da humanidade e que o sofrimento dela decorrente também serviu de motivação para artistas, poetas e até psicanalistas. O curioso é que nas discussões multidisciplinares a respeito de dores que afetam o ser humano há uma omissão persistente sobre dor de dente. É uma ironia que, embora nem

.Dores Mudas.
As estranhas dores da boca

sempre grave, afete um contingente fabuloso de pessoas, que varia entre 10 e 33% da população de adolescentes brasileiros estudados neste terceiro milênio, e em cidades com características diferentes como Recife e Curitiba[69,70]. Tristemente compõem um quadro das dores ou doenças conhecidas, mas ainda epidêmicas em nosso país. Todos sabemos que dente dói e muito, mas não parece estar na categoria das dores, é esquecido. É cultural esse *esquecimento*.

Dor, por exprimir sofrimento, atinge naturalmente a alma humana. Assim, versos e frases de poetas e escritores famosos são freqüentes neste livro. E dor de dente? O que dizer desta dor vulgar? Ninguém imagina que seja o melhor tema de inspiração para romances ou poesias. É evidente que este não é um texto de crítica literária, fato que está longe do preparo e competência do autor; é simplesmente um texto de divulgação científica sobre dor, tendo como exemplo as dores da boca e o ambiente social, e até literário, em que as encontramos. Bem, então mudemos o rumo desta nau, vamos explorar outros mares; garimpar o lado poético da vida, quando o sofrimento vira poesia e engrandece a alma humana. Vamos arriscar uma busca ao mundo mágico das letras para ver o que foi reservado para esta dor corriqueira.

Tema cotidiano, de conhecimento amplo e experiência generalizada, presta-se mais à ironia que desperta riso fácil e descontração. Assim, serve melhor aos cômicos e piadistas, que nela encontram prato cheio para diversão.

"O Milagre da Dentadura"

Esse misto de comicidade e tragédia dessa mísera dor, e próprio da natureza humana, foi brilhantemente explorado, de forma inédita, na crônica literária de Matias Arrudão[71], publicada no jornal o Estado de São Paulo, em 1950. Ele divaga de forma curiosa e interessante sobre dor de dente e dentes. A crônica foi transcrita em revista odontológica da época, sob o nome O *Milagre da Dentadura*, da qual foi extraído o seguinte texto (**Figura 11.1**):

> "Há certas coisas que só sentindo.
>
> ... A dor de dente acima de tudo desanima. Não é propriamente uma doença diga-se logo. É apenas dor, mas dor constante, humilhante. Que escurece os dias e aclara as noites. Uma dor fixa como uma ferradura cravada numa parede. Monótona, infiltrante, não admite gemidos nem trejeitos. A dor dói fininha, sem altos e baixos, aviltante, pusilânime, estúpida como a lenta enfiada de uma agulha de injeção. Joana Pereira, que vai morrer de um tumor, acha que um dente estragado dói mais que as ferroadas do câncer.

.Parte 2.
Literatura, poesia e psicanálise expressam o sofrimento da boca

> ... *A dor de dente não é física nem moral. O dente não é carne não é osso. É dente.*
>
> *O dente dói. Mas o dente que dói afrouxa os músculos e abate a moral. O dente se desfaz, o dente se vinga antes de morrer. A dor perfura, lacera. A dor consome, deprime, lasseia. Inflama e envelhece. Acovarda, embrutece, atormenta".*

O autor iniciou seu texto reafirmando o que é inequívoco sobre dor: ser experiência individual. Para saber o que é, só sentindo-a. Quantas palavras usou para tentar explicá-la? No final reforça a idéia de que além de forte ela é vaga e indefinida. E relatou com propriedade as alterações emocionais e comportamentais que ela provoca. Acertou completamente ao afirmar que dente *não é carne não é osso*. Involuntariamente, ao afirmar que ele é *dente*, acertou em cheio; porque tem-se a sensação que ainda hoje não sabemos na prática exatamente o que é um dente e como se integra ao corpo humano. A descrição sucinta da rica característica do dente, e de sua aparente simplicidade de organização biológica, é fundamental para entendermos melhor essa condição: a dor de dente. Leia sobre ela e entenda porque dói tanto e por quais razões assemelha-se a camaleão, pois mimetiza muitas outras dores da face (ver Capítulos 17 e 18).

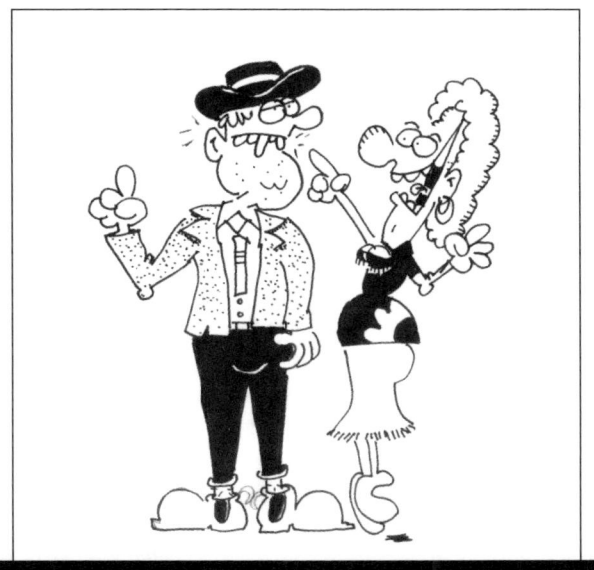

Fig11.1
Dentadura sempre foi motivo de brincadeiras, principalmente quando não para na boca. Mas que faz falta isso faz. (Cartum de Ângelo Maciel).

.Dores Mudas.
As estranhas dores da boca

A dor de dente da poesia de Gregório de Matos à psicanálise de Freud

A partir dessa crônica vamos voltar novamente no passado, lá nos primórdios do Brasil, século XVII, em que curiosamente essa dor banal foi lembrada pelo primeiro grande poeta brasileiro: Gregório de Matos[72], O Boca do Inferno, que viveu entre 1633 e 1696 na cidade de Salvador na Bahia, em pleno período barroco. Coincidência ou não, até o apelido do poeta é apropriado neste livro sobre as dores da boca. Ele escreveu a poesia A Dama com dor de dentes. Fato inusitado em literatura, pode-se até admitir que não foi a dor de dente sua fonte de inspiração, mas, provavelmente, a mulher que a sofria. Pensando bem, creio que a maior fonte de inspiração foi a própria dor do poeta, não de dente, mas da ausência da sua dama, ou, quem sabe, do aborrecimento que isto lhe causou, e isto é pura especulação. Eis a poesia:

"Ao mesmo assunto
Partiu entre nós Amor,
Por não haver desavença,
 A mim a dor da doença,
 A vós da doença a dor:
Mas que mal seja o pior
Destes males repartidos
Não o sabem os meus sentidos
Só sabe o meu coração
Que vós dáveis a ocasião
E eu vos mandava gemidos

Vós tínheis a dor de dente
No dente, que vos doía,
E eu na alma tinha a agonia,
Pois vos amo ardentemente:
Qual de nós maior dor sente,
Minh'alma vô-lo dirá
E entendido ficará,
Que era minha dor maior,
Por ser na alma, porque amor
Na alma nasce, e na alma está".

Parte 2.
Literatura, poesia e psicanálise expressam o sofrimento da boca

Estes versos foram usados em diversos seminários e painéis com alunos de pós-graduação em dor, exatamente na capital da Bahia, Salvador. Esses versos expressam literariamente parte do conhecimento científico atual sobre dor e foram analisados pelos alunos, profissionais de diversas formações: dentistas, médicos, enfermeiras, psicólogas, farmacêuticos, fisioterapeutas, fonoaudiólogos, dançarinas, administradores de empresa, entre outros. Tivemos interessantes embates em que descobriam uma forma diferente de estudar e compreender a dor de dente.

É interessante que involuntariamente o poeta conceitua a dor de dente como dor de doença, que é o conceito de dor aguda; ou seja, neste caso a dor é o sintoma que leva o doente a procurar atendimento; por outro lado o poeta realça a sua dor: *dor da alma*, e nesta emoção decide, poeticamente, que se o sofrimento vem do espírito ele é maior. Muitos dos que lerem este texto certamente concordarão com o poeta. Mas, lembre-se, vamos cometer uma aberração, e usar essa poesia para discutir alguns conceitos da ciência moderna sobre dor. Certamente Gregório de Matos não quis em nenhum momento discutir estes conceitos em sua poesia. Nem faria sentido. E ele que desculpe esta ousadia de usar sua poesia com este fim *abjeto*. Mas serve bem aos nossos propósitos; une o humano à ciência. Dizem que a obra terminada deixa de ser do autor. Que assim seja, a bem da ciência. Alguns alunos, principalmente da ala feminina questionaram o machismo da poesia. Mal imaginava o liberal poeta que no ano 2000 a mulher baiana, como a brasileira em geral, mudou a histórica postura de subordinação, ainda que sob o prisma romântico da poesia. Principalmente quando ela é estudante de pós-graduação em dor.

Por outro lado, o poeta deixa claro que *não o sabem os meus sentidos, só sabe o meu coração*, portanto, a voz que nos fala é esta, daí a sensação de desprezo à dor física, ou a valorização natural do próprio sofrimento/dor, associado ao fato de que essa dor física é banal. Talvez ele nunca tivesse sofrido de dor de dente. Como disse Matias Arrudão: *Tem coisas que só sentindo*. (**Figura 11.2**).

Mas, voltando ao século XX, ao mundo dos versos, outro grande poeta, Fernando Pessoa[73], expressa a individualidade e atenção que a doença desperta em cada um de nós ao dizer:

> "*O que penso eu no mundo?*
> *Sei lá o que penso do mundo!*
> *Se eu adoecesse pensaria nisso*".

É, a doença carrega preocupações intrínsecas e chama a atenção por ser anormal. A essa realidade não foge a nenhum ser humano, mesmo sendo poeta. Se a ausência da mulher amada foi a *doença* do nosso poeta, em sua poesia ele está simplesmente transmitindo essa dor. Dor, como sabemos, é individual.

.Dores Mudas.
As estranhas dores da boca

Ao fazê-lo subestima à de sua amada, ou simplesmente incorporou o costume machista de sua época. Nos dias de hoje, talvez lhe aconselhasse um psicólogo. Naquela época nem se pensava nisso, dor como sofrimento espiritual era coisa para poetas, ou para a Santa Inquisição. Por isso, vamos dar uma volta nesse mundo passado e pulemos da Bahia do século XVII à Europa no início do século XX, quando surge a psicanálise. Aqui encontramos nada mais nada menos novamente a dor de dente, talvez para a felicidade feminina, sendo alvo da discussão, digamos "técnica" de Sigmund Freud, o homem que despertou nossa atenção para os segredos da mente humana, o pai da psicanálise. Talvez por experiência própria, e sabedoria, ele lembra que os poetas, caso sintam essa vulgar dor em seu mais estimado dente, podem perder, temporariamente, até a sua fonte de inspiração. Afinal, ninguém é de ferro, muito menos os poetas. Assim, podemos dizer que as mulheres têm, também na dor de dente, um senhor defensor. Em um dos temas por ele abordado, o *Narcisismo*, escrito 300 anos depois dos versos do nosso poeta, usa como exemplo de dor física a velha e conhecida *dor de dente*. Doença e atenção para si mesmo lembram o mito de Narciso, personagem mitológico que simboliza o culto à própria imagem. Creio que seu texto é muito pertinente e estimulante para voltarmos a especular sobre o assunto *"dor física e dor da alma"* tendo como ponto de partida a poesia de Gregório de Matos. Vejamos o que diz Freud[74]:

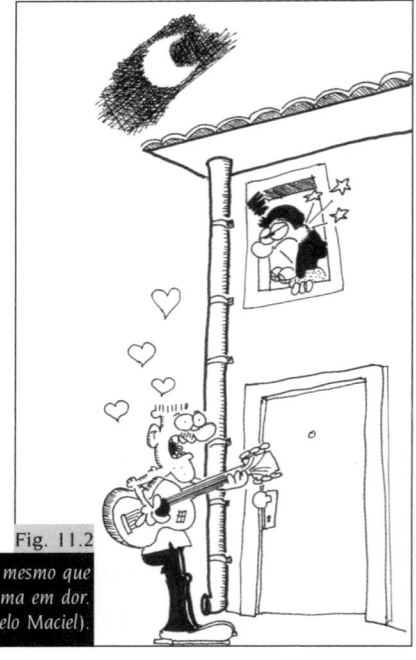

Fig. 11.2
Nem serenata acalma dor de dente, mesmo que o músico esteja com sua alma em dor.
(Cartum de Ângelo Maciel).

Literatura, poesia e psicanálise expressam o sofrimento da boca

.Parte 2.

"Ao avaliar a influência da doença orgânica sobre a distribuição da libido, sigo uma sugestão que me foi feita verbalmente por Sándor Ferenczi. É do conhecimento de todos, e eu o aceito como coisa natural, que uma pessoa atormentada por dor e mal-estar orgânico deixa de se interessar pelas coisas do mundo externo, na medida em que não dizem respeito a seu sofrimento. Uma observação mais detida nos ensina que ela também retira o interesse libidinal de seus objetos amorosos: enquanto sofre, deixa de amar. A banalidade desse fato não justifica que deixemos de traduzi-lo nos termos da teoria da libido. Devemos então dizer: o homem enfermo retira suas catexias libidinais de volta para seu próprio ego, e as põe para fora novamente quando se recupera. 'Concentrada está a sua alma', diz Wilhelm Busch a respeito do poeta que sofre de dor de dentes, 'no estreito orifício do molar'.

Aqui a libido e o interesse do ego partilham do mesmo destino e são mais uma vez indistinguíveis entre si. O egoísmo familiar do enfermo abrange os dois. Achamos isso tão natural porque estamos certos de que, na mesma situação, nosso comportamento seria idêntico. A maneira pela qual os sentimentos de quem ama, por mais fortes que sejam, são banidos pelos males corpóreos, e de súbito substituídos por uma indiferença completa, constitui um tema que tem sido consideravelmente explorado por escritores humorísticos." (**Figura 11.3**)

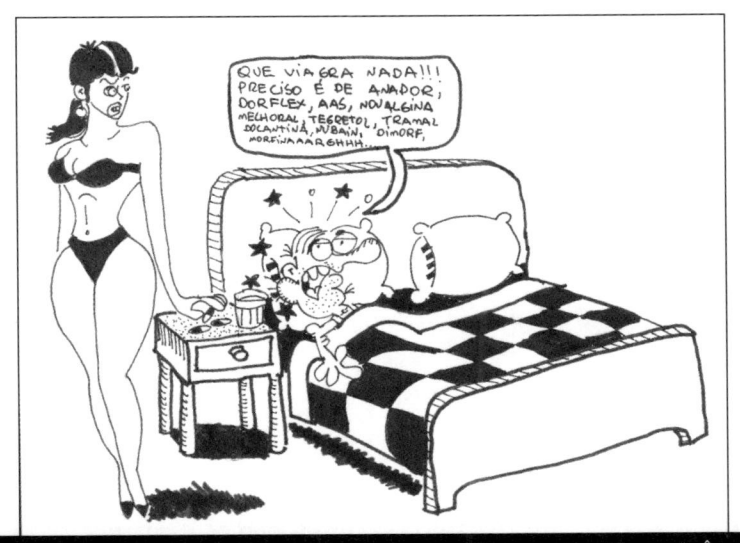

Fig. 11.3

É, parece que para dor de dente não é qualquer remédio que resolve. (Cartum do Ângelo Maciel).

.Dores Mudas.
As estranhas dores da boca

Que faria nosso arguto poeta, frente a esta explicação? Se fosse possível, qual seria o diálogo entre Gregório de Matos e Sigmund Freud? E quem diria ... falando de dor de dente, sofrimento e amor. O que tem em comum tudo isso? Parece-me que ser humano é a resposta. Mas, certamente seria uma interessante conversa. E não só para dentistas. Fico imaginando em que língua falariam ou que intérpretes teriam? Talvez se nosso poeta tivesse lido esse texto ele teria percebido que um simples mal-estar passageiro é grande o suficiente para atrapalhar a atenção de sua amada ao seu amor. E, principalmente, que poderia alterar seu encanto e inspiração se nele fosse essa banal dor. Enfim, se Freud explica, é o que nos basta. Já na poesia, o sofrimento continuará sempre romântico, ou irônico, e Gregório de Matos foi magistral.

Esta coincidência, e ousadia, de confrontar dois personagens famosos, e duas abordagens sob o mesmo tema, *dor de dente*, deve-se mais à posição profissional, inevitável, em defesa da dor de dente como causa de sofrimento, na defesa do paciente. A beleza da poesia enleva o espírito humano e realça o sofrimento do poeta pela mulher amada. Nobre sentimento. Ao mesmo tempo, involuntariamente, a poesia transmite a idéia da banalidade e pouca importância da dor de dente, à doente que a sentia. É parte da cultura universal o fato de que a dor de dente é de pouca importância. Neste contexto machista, talvez a dor de dente se encaixe como a conhecida, *e banal*, dor de cabeça que isola a mulher à tentação do homem nos seus momentos de indisposição biológica. Reflete o próprio aborrecimento do poeta.

Mas a análise pode ser outra. Ele tinha a sua dor; que era a ausência dela – da mulher amada; ele não estava com dor de dente. Então ele descreveu a dor dele: dor da alma. No contexto de sua época desprezou a dor física da sua amada. Além disso, só um mal físico insignificante; dor sem importância. Como teria procedido se ele tivesse dor de dente? É provável que neste caso Freud tivesse razão... Não cabe julgamento ao poeta. Ele apenas traduziu o sentimento que sentia e comparou a seu modo o valor das dores.

O que aprendemos nesses versos? Lembrança que a dor é um alerta que chama nossa atenção para algo diferente, anormal. Foi nela que a Natureza encontrou a fórmula maravilhosa de alertar o indivíduo perante riscos que não perceberia. Será que existe forma mais alarmante que a dor? Não é normal você ter dor, por isso ela é um verdadeiro grito de alerta. É fonte de sofrimento.

Dor de dente ou dor da alma – Quem dói mais?

Em suma, comparando-se os dois textos, vemos essa outra dicotomia da dor: o lado romântico, vindo do sofrimento e do esgotamento da alma; e o

.Parte 2.
Literatura, poesia e psicanálise expressam o sofrimento da boca

lado real, vindo do corpo que abate e clama por ajuda ou por algum lenitivo. Assim, voltando à poesia, ninguém menos que Fernando Pessoa[73], através de Alberto Caeiro, seu heterônimo que tem apenas o curso primário, admira a Natureza e faz poesia sobre as coisas simples e bonitas da vida, pode sugerir a alternativa em alguns versos de O *Guardador de Rebanhos*:

> "Há metafísica bastante em não pensar em nada
> O que penso eu do mundo?
> Sei lá o que penso do mundo!
> Se eu adoecesse pensaria nisso.
> ....
> As coisas não têm significado. Têm existência.
> As coisas são o único sentido oculto das coisas.
> ....
> Mas como quem sente a Natureza, e mais nada
> Mas indo sempre no meu caminho como um cão teimoso
> Ainda assim sou alguém".

Enfim, se poeticamente a dor da alma produz mais sofrimento, na prática a dor de dente ou da boca dói muito e maltrata. Mas os poetas têm razão ao descrever o sofrimento, nós é que não *vemos* esse sofrimento ao ouvirmos as dores dos pacientes, pois temos a sensação, e esta parece que vem da nossa formação acadêmica, e, sem dúvida, de uma cultura universal dominante, que a dor física é *só física* e nos derruba ou inquieta a inquietação dos pacientes com dor, principalmente quando não encontramos "causas" para elas.

Creio que Platão já realçou a importância da harmonia entre o corpo e alma, a exemplo desta frase:

> "Eu explico: quando um dos nossos dedos recebe um ferimento, a comunidade do corpo e da alma, que forma uma única organização, experimenta uma sensação, totalmente e ao mesmo tempo sofre com uma das suas partes: por isso dizemos que o homem tem dores no dedo. Acontece a mesma coisa com qualquer outra parte do homem, quer se trate do mal-estar causado pela dor, quer do bem-estar que provoca o prazer".

Apelando ainda para os poetas e escritores, lembro-me do comentário de um paciente que ao me perguntar se doeria o seu tratamento, respondi-lhe: – "*Um pouquinho, mas nada importante*" – ao que me respondeu: – O Machado de Assis já dizia: "suporta-se com paciência a cólica do vizinho".

.Dores Mudas.
As estranhas dores da boca

> *Estamos gradativamente aprendendo, e tentando entender na clínica, que dor e sofrimento estão interligados, independente da dor e da área do corpo humano que ela acomete.*

A dor é uma verdadeira metáfora, brilhante conceito do Prof. John Loeser, em que a dor total engloba a dor física e o sofrimento dela decorrente[75]. Por isso, gosto das expressões dos poetas que, em sua sensibilidade, fazem-me refletir sobre o sofrimento na dor física dos pacientes que atendo, mesmo que, com certa freqüência, essa dor seja considerada "banal" como é o caso da dor de dente.

Mal comum a felizes e infelizes

Na **Figura 11.3** está evidente a mensagem da escultura que simboliza o mal dos molares. De um lado o homem sendo devorado por vermes e do outro o sofrimento que parece um inferno de Dante. Essa é uma das expressões artísticas mais impressionantes de uma dor que já foi sentida por milhões de pessoas anônimas.

Essa brutal intensidade de dor física e sofrimento, de certa forma simboliza um profundo sentimento de infelicidade e, creio, de melancolia expresso por Clarice Lispector:

> "...Meu coração se esvaziou de todo desejo e reduz-se ao próprio último ou primeiro pulsar. A dor de dentes que perpassa esta história deu uma fisgada funda em plena boca nossa. Então eu canto alto agudo uma melodia sincopada e estridente – é a minha própria dor, eu que carrego o mundo e há falta de felicidade. Felicidade? Nunca vi uma palavra mais doida..."

A fixação para se achar uma explicação para as mudanças comportamentais, normalmente temporárias, que ocorrem em pacientes com forte dor de dente contribui para aumentar o sofrimento e retardar o tratamento desse achaque, como disse Gregório de Matos.

Por falar em fixação, já que descobrimos o que Freud comentou sobre a *dor no buraco do molar*, vamos encerrar com outro magistral escritor, Edgar Allan Poe[76], que em um de seus contos registrou um clima de tensão psicológica e, creio, de doença mental, tendo nos dentes o aparente objeto de fixação em Berenice:

Parte 2.
Literatura, poesia e psicanálise expressam o sofrimento da boca

> "...e, em um sorriso cheio de significado, os dentes desta nova Berenice arreganhavam-se lentamente diante de minha vista. Prouvera a Deus que nunca os tivesse contemplado ou que tivesse morrido tão logo os vi! ... aquele breve período de seu sorriso havia bastado para marcá-los como uma brasa em minha memória! Os dentes! Estavam aqui, estavam ali, estavam por toda parte... Enquanto olhava para os múltiplos objetos do mundo exterior, só tinha pensamentos para os dentes. Ansiava por eles com um desejo frenético. ...Eles, somente eles se faziam presentes perante os olhos da mente e em sua única individualidade se tornaram a essência de minha vida mental. ...Arrepiava-me todo enquanto lhes atribuía, em minha imaginação, um poder sensível e consciente e até mesmo a capacidade de expressões morais, ainda quando desprovidos de lábios. ... e agora eu podia dizer de Berenice com a crença mais sincera – Todos os seus dentes eram idéias – As idéias! ... sim, aqui estava o pensamento irracional que me destruiu! As idéias! – era por isso que eu os cobiçava tão loucamente! Sentia que apenas sua posse poderia restaurar minha paz e devolver-me a razão. ... e continuava imerso em meditações e ainda o fantasma dos dentes mantinha seu terrível domínio sobre mim ..."

Afinal, enquanto mortais, sejamos pobres, ricos, intelectuais ou iletrados, estamos sujeitos a essa condição na qual as dores de dente estão incluídas. E, enquanto houver essa "detestada" e temida dor, também é conveniente, para o bem geral, que haja alguém disposto a tratá-la, e, principalmente, que a entenda e entenda, minimamente, quem a sente. Afinal, as alterações emocionais dela decorrentes são reais, mas ela também é real e potencial fonte primária dessas alterações.

Dentes e as suas dores são corriqueiras e a história registra nossa relação com essa dor, com suas metáforas e curiosidades. Então, voltando ao mesmo assunto, não deveriam ser desprezadas pelo simples fato de serem comuns.

.12.
História e curiosidades sobre o tratamento da dor em odontologia

> "Esta capacidade da nossa formação odontológica de absorver os valores da cultura brasileira, compreendendo as simpatias de natureza pessoal, com uma dinâmica social capaz de relacionar, misturar, juntar, confundir, estabelecendo uma gradação, nas suas relações, está no centro do impasse para tornar-se um bem coletivo".
> Adauto Emmerich (2000)[77].

Bem, neste retorno ao passado, nada como uma breve e curiosa história sobre alguns homens e fatos, sempre à luz da boa literatura brasileira. Certamente o ofício do dentista brasileiro acompanha fatos da própria cultura e história do Brasil. O tratamento da dor de dente sempre foi uma procura permanente, pois, desde gregos antigos até índios brasileiros fizeram muitas e intrigantes sugestões terapêuticas.

Antes, um breve relato de como surgiu a *odontologia moderna*.

Na França, em 1728, Pierre Fauchard[7] (**Figura 12.1**), o pai da odontologia moderna, escreve o livro clássico Le *chirurgien dentiste, ou traité des dents* (O cirurgião-dentista, ou tratado dos dentes), em que descreve com detalhes as doenças da boca, anatomia, erupção dos dentes em crianças, técnicas para reposição dos dentes perdidos, reimplantação de dentes perdidos traumaticamente e transplantes dentários.

.Dores Mudas.
As estranhas dores da boca

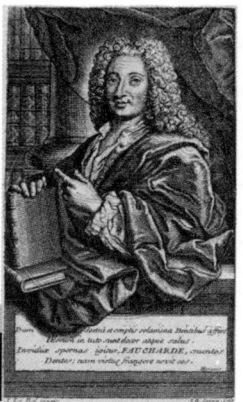

Fig. 12.1
Pierre Fauchard é o dentista francês considerado o pai da odontologia moderna.

Nos Estados Unidos da América, em 1801, RC Skiner[7] escreve outro clássico odontológico *Treatise on the Human Teeth* (Tratado dos dentes humanos). Em 1840 é fundada a primeira Escola de Odontologia do mundo (*Baltimore College of Dental Surgery*). Nessa época a Odontologia já se estabelecera como profissão de saúde, regulamentada, com formação biomédica, porém exercida sob diferentes modelos, que ainda perduram até a atualidade com adaptações. Na Europa em geral a formação é médica com especialidade odontológica ou odontológica com formação médica. Nos EUA este foi o modelo que prevaleceu. Currículo de formação médica para formar o cirurgião-dentista.

No Brasil[37], só por volta de 1820 chega o primeiro dentista formado, o francês Eugenio Frederico Guertin que estudara na Faculdade de Medicina de Paris e na de Cirurgia do Império do Brasil e foi dentista de D. Pedro I e da família imperial. Ele escreveu, em 1829 o livreto *Avisos tendentes a conservação dos dentes e sua substituição*, onde anunciava o preço de 2.400 réis para limpar os dentes e 960 réis *para tirar fora 1 dito*. Anunciava também um bálsamo para dor de dente que custava 400 réis.

Se estes dentistas *formados* que chegavam ao Brasil dedicavam-se às elites brasileiras, o que ocorria exatamente com a população em geral que era atendida por *práticos*? A formação era técnica, relacionada ao ato de remover ou chumbar dentes e colocar dentaduras. Voltada para a questão imediata do dia-a-dia.

Tiradentes

O dentista mais antigo conhecido no Brasil é Tiradentes (Figura 12.2). Existe uma curiosidade natural sobre ele: quem foi exatamente Joaquim José da Silva Xavier, o Tiradentes?

.Parte 2.
História e curiosidades sobre o tratamento da dor em odontologia

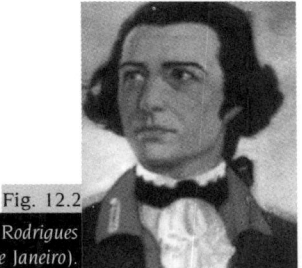

Fig. 12.2
Alferes Tiradentes. Pintura a óleo de Washt Rodrigues (Museu Histórico Nacional do Rio de Janeiro).

Ele não se notabilizou por escrever tratados, descrever técnicas ou falar sobre doenças dos dentes e da boca, e sim pelo seu papel histórico no importante movimento político brasileiro do final do século XVIII. Sabe-se mais do mito de sua saga política e pouco se sabe de sua atividade profissional. Vejamos a descrição do Prof. Salles Cunha, ao falar sobre "A Evolução da Odontologia no Brasil – Memória Histórica" em 1929[78]:

> "Tiradentes celebrizara-se como dentista. Esta profissão fizera-o angariar muitas relações. Em seu depoimento no tribunal declarou – que conhecia muita gente em razão da prenda de por e tirar dentes. Dizia-se que Tiradentes não se limitava a fazer extrações dentárias, como a maioria dos práticos do seu tempo; colocava também coroas artificiais."

Tiradentes não era homem *letrado*, que se saiba; era homem do povo com idéias e sonhos. Por isso, esse apelido vulgar virou símbolo e a maioria das cidades deste país tem pelo menos uma rua homenageando-o (**Figuras 12.3A-C**).

Certamente o nome "Tiradentes" traduz simbolismo e resquícios de parte de nossa história. Cecília Meireles refere-se a ele de forma ímpar:

> "O passado não abre a porta
> e não pode entender a nossa pena.
> .... vejo uma forma no ar subir serena:
> .... É a mão do Alferes, que de longe acena.
> Eloqüência da simples despedida:
> Adeus! que trabalhar vou para todos!..."
> (Esse adeus estremece a minha vida.)

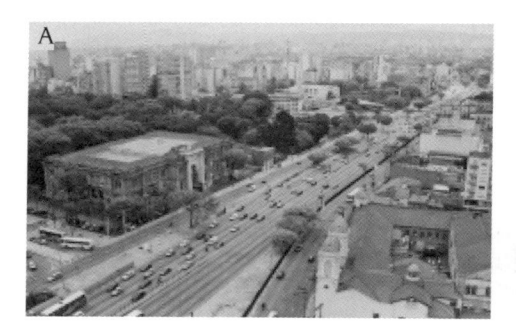

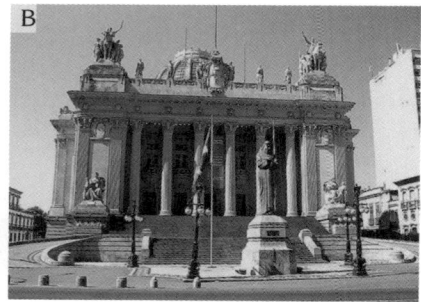

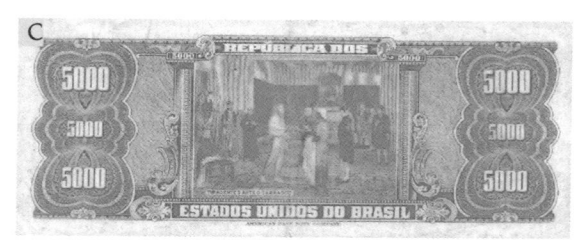

.Dores Mudas.
As estranhas dores da boca

Figs. 12.3A-C
Inúmeras ruas, logradouros, praças, bairros, cidades e diversas outras circunstâncias da vida brasileira recebem o nome de Tiradentes. A resposta a esse verbete, na Internet, dá, em 0,04 segundos, 3.480.000 possibilidades de consulta. Eis alguns exemplos: A. Av Tiradentes em São Paulo; B. Palácio Tiradentes no Rio de Janeiro e C. Cédula de 5.000 cruzeiros do ano de 1964.

Não sabemos exatamente o papel de Tiradentes como dentista, é verdade, e creio não haver importância nisto. Esse apelido virou nome próprio e a brutalidade de sua morte, ordenada por representante de um povo europeu civilizado, que o distribuiu por partes em lugares públicos, basta para merecer reflexão sobre a insanidade dos homens. Seu aceno imaginário, na emoção da poesia, desperta a realidade que ainda se estende aos nossos dias: das enormes discrepâncias sociais que nos envolvem e do sofrimento que calado suportam os excluídos. Muitos deles são nossos pacientes nos serviços públicos de saúde. Possivelmente carregam verdadeiras dores mudas.

Tiradentes na poesia de Cecília Meireles

Cecília Meireles usou a atividade profissional do dentista para construir um belíssimo poema, com a força emotiva que lhe é própria. Sua fonte de inspiração foi Tiradentes, o brasileiro que tem no apelido a função que exerceu.

Certamente foram as circunstâncias da sua morte, mais do que da sua vida, que a inspiraram. Em pleno século XX Cecília Meireles revive o grande momento da nossa história: A Inconfidência Mineira no final do século XVIII[79].

No poema ela confronta, em versos magistrais, Tiradentes e um dos seus acusadores, e antigo cliente: o caixeiro Vicente. Estes versos foram retirados do magnífico *Romanceiro da Inconfidência* que discorre sobre a saga dos principais personagens desse evento marcante para o Brasil.

> *"Assim se forjam palavras, assim se engendram culpados;*
> *..... a língua a bater nos dentes...*
> *Grandes medos mastigados ...*
> *A mim, o que mais me doera,*
> *se eu fora o tal Tiradentes,*
> *era o sentir-me mordido*
> *por esse em quem pôs os dentes.*
> *Mal empregado trabalho,*
> *na boca dos maldizentes!"*

A poeta usa simbolicamente os dentes para descrever o comportamento do acusador que recebera tratamento daquele que acusou. Ela consegue forte simbolismo ao comparar a ação dos dentes com a força bruta e esmagadora das feras, e à perfídia das serpentes que por eles desfiam seu veneno e matam sem pena. Consegue impressionar ao integrar os dentes ao indivíduo imerso em suas emoções e ao despertar o medo, que por vezes nos invade e acovarda, realçando a imagem de caixa ressonante ao movimento da língua que devassa.

A força poética tira a noção grosseira dos dentes como órgãos banais e consegue emocionar ao contrapor as hipotéticas emoções desses homens que involuntariamente deixaram seus nomes na história. Os dentes têm terríveis funções *nas bocas dos maldizentes*! E compõem o ambiente hostil que traduz a conduta da mente assustada.

Do dentista prático Tiradentes ficou o mito, e se nada legou para o saber médico-odontológico, propriamente dito, ficou o símbolo. Por outro lado, é possível que ele representasse claramente o dentista brasileiro de sua época e o tipo de atendimento que a população brasileira recebia: a necessária, aprendida na prática. Como continua relatando o professor Salles Cunha:

.Dores Mudas.
As estranhas dores da boca

> "... por volta de 1850 os dentistas formados, atuando no Brasil, eram estrangeiros, franceses ou americanos, e havia poucos brasileiros com autorização legal para clinicarem. A maioria dos 'dentistas' desse período eram barbeiros que exerciam a arte dentária, restringindo-se às extrações, e algum tipo de reposição de dentes. Os dentistas em nosso meio, naqueles tempos, aprendiam uns com os outros, herdando-lhes as técnicas, os defeitos e, por vezes, a clientela ..."

Mestre Domingos – de alforriado a dentista ilustre no império

Depois de Tiradentes um dos primeiros dentistas brasileiros a ser mencionado em nossos textos históricos foi o Mestre Domingos[37].

Curiosa é a forma com que os primeiros historiadores da odontologia descrevem sua atividade. Era negro alforriado que se notabilizou no reinado de D. João VI, e que, possivelmente, depois de Tiradentes, foi o dentista brasileiro que se destacou. Foi representante dos nossos primeiros profissionais, um misto de *dentista-barbeiro-sangrador* (**Figura 12.4**), como vemos neste interessante texto do professor Salles Cunha[78], em 1929:

> "Chamava-se mestre Domingos, preto e mestiço, o africano exercia a profissão como barbeiro e sangrador, e morava para os lados do bairro da Saúde. Exercia livremente a sua clínica cirúrgica, não só na sua barbearia, como nas casas dos clientes, atendendo com prontidão aos chamados. Levava enrolada debaixo do braço uma esteira feita de tábua, indústria nacional, que lhe servia de cadeira de operação, e uma

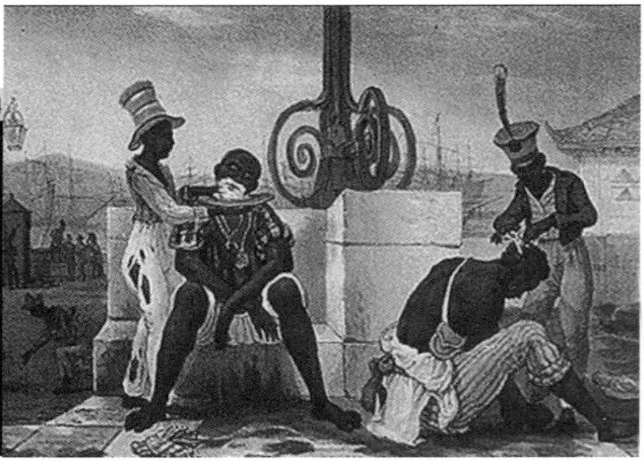

Fig. 12.4
Este desenho de Debret mostra escravos trabalhando como barbeiros no Rio de Janeiro do século XIX. (Jean Baptiste Debret (1768-1848), *Voyage pittoresque et historique au Brésil*, Vol. 2, imagem 11, Biblioteca Mário de Andrade). No Brasil também os barbeiros exercem a função de dentistas práticos, como mostra a história do Mestre Domingos, talvez nosso primeiro dentista conhecido.

> *enferrujada chave de Garangeot* (**Figura 6.1**), *das primitivas e, com ela, operava indistintamente, acontecendo inúmeras vezes arrancar, tal era a terminologia de então, dentes em duplicatas, cobrando ao cliente um apenas. Tornou-se popular o celebrado operador; as crianças não eram poupadas a essa lei de extermínio, e, como complemento da sua teoria operatória, uma vez extraído o dente, aconselhava que o lançasse no telhado do prédio vizinho, precedido da seguinte frase – Mourão toma teu dente podre e me dá o meu são! – esta frase era repetida três vezes antes de ser lançado ao telhado".*

O historiador fez referência ao genuíno invento da indústria nacional: a tábua para o atendimento dentário. Curiosamente o Brasil tem na atualidade um grande parque industrial de equipamentos odontológicos.

Variações da frase acima são ouvidas no sul do Brasil, ainda nos dias de hoje – *Ratinho, ratão leva este dente ruim e traga outro bom*. A literatura médica já documenta, entre os romanos, que Plínio sugeria para tratamento da dor nos dentes molares, que os pacientes ingerissem um rato periodicamente. Hipócrates deu uma receita mais digestível, pois conta que a mulher de Aspasius acalmou sua dor de dente com uma mistura de castóreo com pimenta. De acordo com o dicionário Houaiss[80], o *castóreo* é um preparado:

> "*untuoso e acastanhado com cheiro forte e penetrante secretado por glândulas períneas do castor, e muito utilizado na medicina antiga como sedativo para os nervos".*

Outra curiosidade diz respeito à citação do uso da pimenta para tratamento da dor. Atualmente é de largo uso a *capsaicina*, substância extraída da pimenta que arde e é indicada para o tratamento de dor em queimação na pele e na mucosa da boca, ou da língua.

No interior do Paraná até o século passado, as benzedeiras usavam massa feita com pimenta para colocar nas cavidades cariadas dos dentes, sempre acompanhadas de boa reza.

Coelho e Souza, pai da odontologia brasileira

Este professor destacou-se por seu envolvimento na formação dos primeiros alunos dos cursos oficiais de Odontologia no Brasil[81]. Foi professor da Escola de Pharmacia e Odontologia do Instituto Granbery de Juiz de Fora.

.Dores Mudas.
As estranhas dores da boca

Escreveu inúmeros livros de odontologia, sendo a 1ª edição do seu Manual Odontológico datada de 1900. Discorreu sobre todas as matérias básicas e clínicas que compunham o currículo dos cirurgiões-dentistas da época. Sua principal área de atuação foi a prótese dentária, à qual passou a se dedicar exclusivamente após 1917. É considerado o introdutor dos manequins para atividade laboratorial nos ambulatórios das faculdades de odontologia. Certamente foi figura proeminente na Odontologia brasileira e destacou-se pelo conjunto de sua obra e pela influência que exerceu em nosso meio por cerca de 50 anos (**Figuras 12.5A-C**).

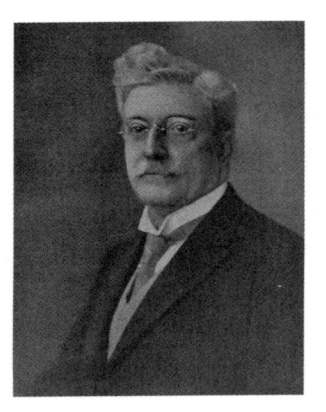

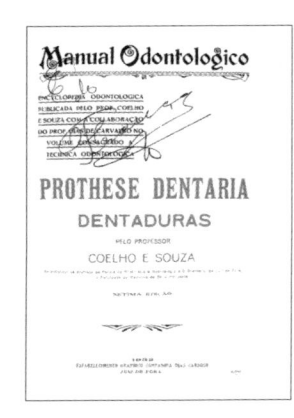

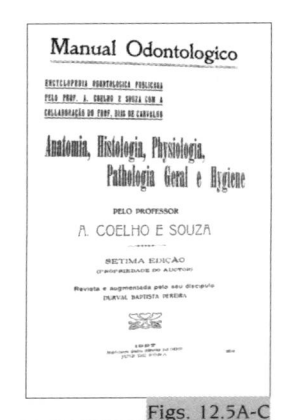

Figs. 12.5A-C

Foto de Coelho e Souza, que teve importância relevante na formação das primeiras gerações de dentistas graduados em nosso país. Em B e C vemos os temas de alguns dos seus livros.

Tratamento da dor de dente, dos gregos aos brasileiros do sertão nordestino

O tratamento da dor de dente sempre foi um grande desafio e já se usou de tudo para aliviar essa incrível dor[42]:

> "...Reminiscência de longínquas eras é o emprego da maconha, o entorpecente brasileiro, que o caboclo de hoje não esquece, neste ou naquele rincão, para combater suas odontalgias."

Curiosamente, não considerando o uso recreacional da maconha, que evidentemente é proibido, as evidências científicas gradativamente mostram seu efeito terapêutico no controle da dor e de algumas doenças como o câncer. A redução do limiar de dor pelos derivados dessa droga sinalizam para seu potencial uso médico. Relato da Associação Médica Britânica, em 1997, diz que milhares de pessoas nos países desenvolvidos continuam usando ilegalmente a canabis para alívio de dor, quando as demais terapias deixam de fazê-lo. Entre essas doenças citam a AIDS e a esclerose múltipla. O cientista americano L.L. Iversen[82] publicou, em 2000, o livro *The Science of Marijuana* (*A Ciência da Maconha*), em que faz revisão dos estudos científicos e dos aspectos legais, sociais e políticos do uso terapêutico dos derivados da maconha.

Pois é, parece que nosso *caboclo* mostra que a sabedoria popular nunca deve ser desprezada, pois pode sinalizar para mudanças de paradigma quando surgem evidências científicas.

Indicações terapêuticas sugeridas pelo Prof. Coelho e Souza[81], em 1912, para o tratamento da dor fortíssima dos abscessos dentais agudos, na fase inicial que ele chamava de *artrite*:

Uso externo:
1. *Chlorhydrato de morphina* .... 1 gramma
2. *Chloroformio* .... 5 grammas
3. *Tintura de benjoin* .... ã ã
4. *Dicta de digitalis* .... 10 grammas
5. Álcool .... 30 grammas

Ele protestava na 4ª edição do seu Manual Odontológicos:

> *"Na realidade há casos tão rebeldes, que o dentista tem de assistir impassível à ineficácia da sua therapeutica, puramente protelatoria, até à ultima phase do processo morbido, ou, se quizer alliviar o seu doente, terá de recorrer à medicação analgésica interna. Atentando a que não podemos precrever para uso interno, e mesmo sabendo-se que nem sempre tal medicação é proveitosa, o melhor será recorrer à hypodermia, tão pouco experimentada entre nós, ao passo que, em Paris, vimos na clínica das duas escolas lá existentes, esse methodo empregado a miudo e com indicações diversas."*

Eis outra interessante receita descrita no mesmo livro:

Uso interno:
1. *Xarope de opio* .... 10 a 30 grammas
2. *Xarope de louro cerjo* .... 20 grammas
3. *Água destilada de tilia* .... 120 grammas

Misture e tome uma colher de sopa de hora em hora.

.Dores Mudas.
As estranhas dores da boca

Lembrar que os opióides como a morfina e a codeína são amplamente utilizados atualmente para o tratamento da dor.

A luta para prescrição de medicamentos pelo dentista brasileiro

Merece registro histórico parte da "these" do professor Carpenter[61] em 1929, onde reclamava que o dentista da época não podia prescrever medicamentos de uso interno para controlar as dores difíceis em sua área de atuação. A conferência é primeira que encontramos com o nome de A Dor em Odontologia:

> "A dor em sua intensidade depende das condições psíquicas dos doentes. A dor depende parcialmente da intensidade da irritação causadora e parcialmente das condições psíquicas do paciente. O mesmo estímulo etiológico, que pode ser tolerável para uma pessoa, pode perturbar seriamente o equilíbrio psíquico de outra. Em odontologia o tratamento da dor não pode ser conseguido somente pelos meios cirúrgicos ou pela medicação tópica e de uso externo. O cirurgião-dentista, no tratamento da dor, tem que recorrer muitas vezes à medicação de uso interno. Assim sendo, não se justifica que a Saúde Pública no Brasil proíba ao cirurgião-dentista, neste e noutros casos, receitar medicamentos de uso interno*."

Em reforço a essa reinvidicação, outro conhecido professor da época, Salles-Cunha[78], também solicitava ao Governo do Brasil que deveria:

> ". ...reformar o Regulamento Sanitário, permitindo ao dentista a medicação interna, necessária às suas intervenções; bem como as anestesias regionais e a cirurgia buco-facial".

Imagine que na época, o dentista brasileiro não tinha o direito de usar anestesia regional. Como sofria e sofriam seus pacientes! Por estes relatos podemos ver que a evolução da odontologia no Brasil é bem atual; em compensação, o avanço tido nos anos recentes foi impressionante.

---

* A lei que regulamenta o exercício da Odontologia na Brasil data de 1966. A cirurgia bucomaxilofacial e a internação de doentes pelo dentista tem a regulamentação mais recente datada de 1999, entre os Conselhos Federais de Odontologia e Medicina.

História e curiosidades sobre o tratamento da dor em odontologia

.Parte 2.

Santa Apolônia, padroeira dos dentistas: de D. Quixote à manifestação de fé do povo brasileiro

A dor de dente merece todas as possibilidades de tratamento e não se deve esquecer a opção religiosa, como pode-se observar na expressão cultural, e também da fé do povo brasileiro, na Oração de Santa Apolônia (**Figura 12.6**). Esta santa é a padroeira dos dentistas, foi morta no século III, por volta do ano 249, por determinação do imperador romano, que num dia de fúria arremeteu contra os cristãos. Apolônia era filha de importante magistrado, ainda assim sofreu grande padecimento ao ter todos seus dentes removidos a frio, um por um, antes dela lançar-se na fogueira. No período medieval a busca da cura ou alívio da dor de dente associou-se às orações dirigidas a ela. A expressão popular de reconhecimento e fé a Santa Apolônia mostra que a cultura européia, chegando ao Brasil, espalhou-se e foi adaptada à cultura, costumes e forma própria de falar e de pensar do povo brasileiro, particularmente do nordeste do país. Mostra dessa popularidade pode ser observada na "Oração de Santa *Pelonha* para Curar dor de dente" usada por benzedeiras nos dias atuais.

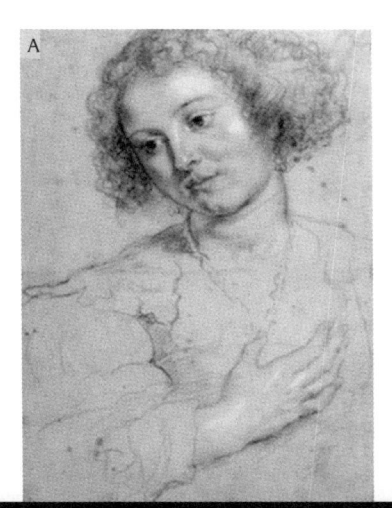

Figs. 12.6A-B

Santa Apolônia, a padroeira dos dentistas. A- Santa Apolônia de Rubens (www.bbc.co.uk/portuguese/especial/447_rubens/page5.shtml). B- Inúmeras esculturas simbolizam esta santa, normalmente portando uma cesta com instrumentos odontológicos. Em alguns lugares do Brasil, como se vê no texto, virou Santa Pelonha. A Oração apresentada no texto é usada por benzedeiras brasileiras para acalmar dores na boca. Curiosamente essa oração já era utilizada na Europa medieval e citada até por Cervantes no século XVI, em seu famoso livro "O engenhoso cavaleiro D Quixote de La Mancha".

.Dores Mudas.
As estranhas dores da boca

A oração foi enviada por alunas da Universidade de Salvador à disciplina de Abordagem da Dor Orofacial do Curso de pós-graduação em Clínica de Dor.

ORAÇÃO DE SANTA PELONHA PARA CURAR DOR DE DENTE

"Estava Senhora Santa Pelonha em sua cadeira de ouro sentada com a mão posta no queixo. Passa Nosso Senhor Jesus Cristo. Perguntou: – O que te dói, Pelonha? – Um dente, Senhor! – Pois, Pelonha, do sul ao norte e do nascente ao poente, ficará esta criatura livre e sã e salva de dor de dente, pontada, nevralgia, estalicido e força de sangue. Oferecido às cinco chagas de Jesus Cristo."

"Santa Apolônia sofreu "arrancamentos" dos dentes a torquês pelo carrasco. É a defensora das boas dentaduras. No sertão de Augusto Severo (antigo Campo Grande) tive uma dor de dente curada pela velha Chica Cardosa, rezando a oração acima, e benzendo em cruz, com um raminho de alecrim. Convergiram para o catimbó onde as encontrei todas essas orações".

O curioso é que a oração à Santa Apolônia parece ter sido bem conhecida na Europa medieval, que até Miguel de Cervantes refere-se a ela em seu clássico "Dom Quixote de La Mancha" (2ª. Parte, capítulo VII), escrito no século XVI:

"– Que é isso, senhora minha? Que lhe aconteceu, que parece que se lhe arranca a alma?

– Não é nada, Senhor Sansão, é que meu amo se vai, vai-se sem dúvida alguma.

– Vai-se por onde? – Perguntou Sansão. – Sangraram-no?

– Vai-se pela porta da sua loucura: ...."

– Pois não se aflija – tornou o bacharel; – vá para casa, arranje-me para o almoço alguma coisa quente, e de caminho reze a oração de Santa Apolônia, se a sabe, que eu não tardo, e verá então maravilhas.

– Coitada de mim! – retrucou a ama – diz-me Vossa Mercê que reze a oração de Santa Apolônia! Isso era bom se meu amo padecesse dos queixais, mas do que ele padece é dos miolos."

Pois é, parece que não são só os dentistas que podem se beneficiar dessa oração, também aos neurologistas ela pode ser útil. Será que pelo menos distrai a mente? O curioso nisso tudo, que realça parte das nossas origens culturais, é que a base da oração européia citada por Cervantes é a mesma da usada pelos nossas atuais benzedeiras brasileiras (Ojugas, 1999)[162]:

> "Na porta do céu Apolônia estava e a Virgem Maria por ali passava.
> – Dize, Apolônia, que fazes? Dormes ou velas?
> – Senhora, nem durmo nem velo que de dor de molares estou morrendo.
> – Pela estrela de Vênus e pelo sol poente, pelo Santíssimo Sacramento, que te doa mais, nem molar nem dente."

Sem dúvida, da biologia evolucionista de Darwin à cultura mística brasileira, somos a herança de um vasto e rico passado.

Dentes, estética e dor – Práticas que se perpetuam

Os dentes foram e continuam sendo motivo freqüente de hábitos de embelezamento característicos de vários povos africanos e de nações indígenas. No Brasil relata-se o hábito de limagem dos dentes para dar *formatos estéticos em índios e mestiços do Pará e do Amazonas*. Em outros estados do nordeste, até o século XX, eram freqüentes as alterações da forma dos dentes por *limagem* ou *talhagem*, principalmente nas mulheres, como o cirurgião-dentista da armada do Brasil, Marcondes do Amaral[83], no início do século XX, narrava:

> "Em Sergipe e Alagoas, à margem dos Rios de Contas e Paulo Affonso há mulheres que correm pequenos povoados serrando dentes. É isso feito mais por tradição de embelezamento do que por utilidade triturante, hábito passado de pais a filhos, seguido com a máxima obediência; assim o alegam os partidários que o suportam. Das vítimas operadas são exigidos cuidados especiais: privam-nas por alguns dias de se alimentarem com substâncias sólidas, aconselhando, em uso constante, uma infusão adstringente, até o desaparecimento completo da dor, surgida pela exposição do tecido".

Aderson Ferro[84], autor do livro *Hygiene da Bocca*, de 1895, fala que essas operações eram praticadas a *marteladas sobre a navalha*, e provocavam intensa irritação dos tecidos vivos dos dentes, principalmente nos incisivos superiores (**Figuras 12.7A-B**). Interessante caso de dor de dente incapacitante, decorrente

.Dores Mudas.
As estranhas dores da boca

desse hábito foi descrito por Coelho e Souza[21] em 1929. Relato sobre uma jovem que:

> "... dois meses depois de ter se submetido à limagem de todos os dentes ainda não conseguia mastigar e sequer tocar nos alimentos. Tal era a dor que este ato provocava. Sua alimentação era exclusivamente líquida, mesmo assim através de um tubo que impedia o contato com os dentes. Era insuportável o ar frio e por isso permanecia no mais completo mutismo."

Atualmente no Brasil são comuns os *pircings* na língua, lábios e face. Colagens coloridas nos dentes são freqüentes em adolescentes, mas não são incomuns em adultos maduros (**Figura 12.8**). O clareamento dos dentes, em moda nesta década de 2000, é realizado, às vezes indiscriminadamente, por clareadores caseiros, ou por técnicas avançadas, como as que utilizam aparelhos de Laser. Os peróxidos de hidrogênio e de carbamida são os produtos utilizados e alguns pacientes queixam-se de sensibilidade exagerada dos dentes após o branqueamento.

Como há 115 anos, a dor dos dentes é semelhante, o embelezamento é o motivo, só as técnicas são diferentes... e os pacientes também. Ah, não esquecer: Os dentistas também são outros... mas a biologia do sistema nervoso e dos dentes não mudou em tão curto tempo e detecta levíssimas alterações desse sensível sistema oclusal.

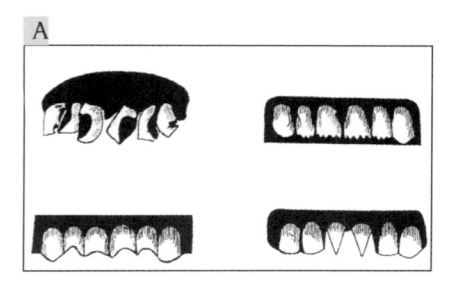

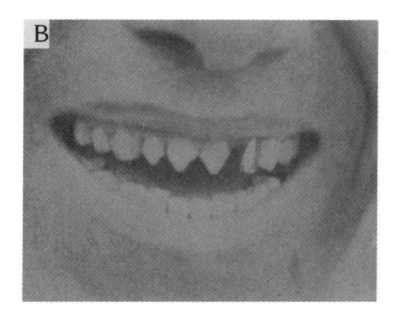

Figs. 12.7A-B
Desgastes dos dentes com o objetivo de estética. A – Usado por diversas tribos africanas encontradas pelos portugueses escravagistas. B – Usada por caboclos do Amazonas no final do século XIX[83].

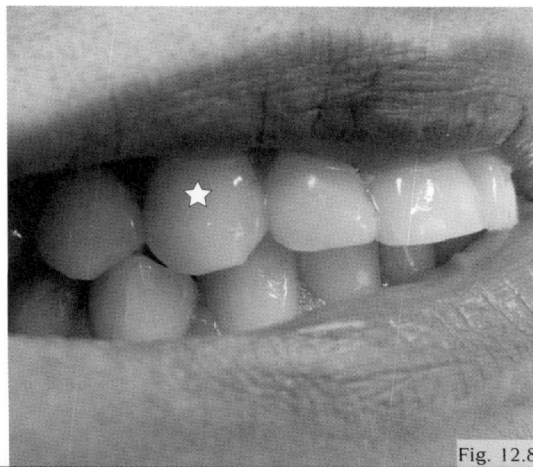

.Parte 2.
História e curiosidades sobre o tratamento da dor em odontologia

Fig. 12.8
Foto atual de paciente com estrelinha no dente. O clareamento dos dentes é outra técnica muito utilizada nos dias de hoje, nem sempre indolor.

Todas essas manifestações identificam as preocupações com os dentes no cotidiano de nossas vidas, e, independente dos traumatismos, das infecções e das dores que podem originar, são parte da preocupação estética e de embelezamento intrínsecos à humanidade. A própria indústria do cinema americano em Hollywood, há mais de 50 anos, preocupava-se em contratar dentistas que se especializaram na estilização e adaptação dos dentes dos atores às personalidades de suas personagens.

Como poderia um filme de vampiros não evidenciar os agudos caninos de alguns personagens? Eis um exemplo no texto de Bram Stoker sobre Drácula, esse inesquecível personagem da literatura universal:

> "A boca, até onde permanecia visível sob a densidade do bigode, era dura e de aspecto cruel e fazia às vezes de uma moldura forçada a dentes estranhamente brancos e aguçados. Estes pareciam à espreita ao se debruçarem sobre os lábios, o que imprimia uma selvagem rudeza e inusitada vitalidade a um homem de sua idade. ...E esboçando um sorriso contrafeito, que mais ainda deixava à mostra seus caninos salientes, voltou a ocupar o próprio acento junto à lareira."

Pois é, os dentes fazem mais parte do nosso cotidiano do que podemos supor, tanto é verdade que quando faltam queremos repô-los e quando os temos gostamos de arrumá-los e enfeitá-los. É o lado cosmético das nossas existências.

Criação do curso de odontologia no Brasil

O Curso de Odontologia no Brasil foi criado pelo decreto 9.311, em 25 de outubro de 1884, pelo Visconde de Sabóia, diretor da Faculdade de Medicina do Rio de Janeiro. Os dois primeiros Cursos de Odontologia eram das Faculdades de Medicina do Rio de Janeiro e da Bahia. Os Cursos de Odontologia da Escola de Farmácia e Odontologia de São Paulo, Escola Livre de Odontologia do Rio de Janeiro e Instituto Granbery de Juiz de Fora foram reconhecidos pelo decreto no. 1.371, em 28 de agosto de 1905[21]. Estes cursos tinham objetivo específico de estudar Anatomia e Patologia local, enfatizando fortemente a técnica. Desta forma os cursos de formação dos dentistas brasileiros distanciaram-se da necessidade real de formar profissionais de saúde para diagnosticar e tratar doenças da boca, no contexto do paciente. Esta visão inicial privilegiou mais ainda a técnica mecanicista e a compartimentalização de um problema global. Aparentemente tentava legalizar a odontologia prática brasileira, comum nos séculos XVIII e XIX, e que se estendeu por mais longo período do século XX, trazendo seus resquícios à atualidade.

A criação das Faculdades de Odontologia no Brasil ocorreu em 13 de janeiro de 1925, mas sua normatização estendeu-se a 1932, quando ainda era permitida a figura do dentista prático. Só em 1951, pela lei nº 1.314, foi reconhecido o direito do cirurgião-dentista de prescrever medicamentos de uso interno ou externo, e em 24 de agosto de 1966, pela lei nº 5.081, é regulamentado o exercício da Odontologia no Brasil[31].

Historicamente, desde 1929, os professores e clínicos brasileiros solicitavam a regulamentação da cadeira de Cirurgia Oral nos cursos ou faculdades de Odontologia. Um dos *fundadores* da cirurgia bucal no Brasil foi o professor Mário Graziani[85], autor do primeiro livro texto sobre esse tema. Seu livro teve muitas edições e foi utilizado por muitas gerações de dentistas, não apenas brasileiros, na segunda metade do século XX. Na 1ª edição de seu livro, em 1942, ele dizia no prefácio:

> "Justificando o porque dêste livro, direi ser êle, em parte, um apêlo para a concretização de uma justa aspiração. Refiro-me à imperiosa reforma do curso das nossas faculdades de odontologia, visando a sua

ampliação, com a criação e o desdobramento de algumas cadeiras, entre as quais a de Cirurgia Buco-Maxilar. No decorrer dos últimos anos esta matéria grangeou uma importância tão grande e firmou de tal maneira o prestígio da odontologia, que o dentista de ontem é o cirurgião de hoje; e êsse cirurgião vê aumentar, cada vez mais, o campo de suas atribuições, as suas vastas possibilidades e também as suas responsabilidades.

Há muito tempo Velpeau afirmou que os dentes dominam tôda a cirurgia da face. Sem considerar o mérito dessa asserção, sabemos, hoje, que êsses órgãos desempenham importantíssimo papel nas afecções da cavidade bucal e dos ossos maxilares. Nas alterações mórbidas da bôca e da sua estrutura óssea, o fator etiológico predominante é sempre a presença dos dentes e dos seus elementos de proteção e fixação. E não só sob o ponto de vista etiológico, influem êles, também na localização, patogenia e evolução dos processos morbosos.

Anatômica e patològicamente, essas três partes — bôca, dentes e maxilares - estão íntimamente ligadas, formando um conjunto indivisível e fazendo da cirurgia da boca e dos maxilares uma especialidade odontológica.

...Atualmente, nos grandes países europeus e americanos, o ensino dessa disciplina é largamente ministrado e constitui um dos mais importantes do curso odontológico."

A odontologia brasileira na atualidade

Finalmente, em 1978, os Conselhos Federais de Odontologia e de Medicina protocolaram acordos sobre a atuação do cirurgião-dentista através da especialidade odontológica da Cirurgia e Traumatologia Bucomaxilofacial de uma forma adequada, que correspondia às necessidades desse especialista e em acordo com a realidade já aplicada internacionalmente. Porém, em 1999, após novas discussões sobre o atuação do cirurgião-dentista no hospital, houve alguns incompreendidos retrocessos, mantendo-se porém o óbvio, relatado em declaração conjunta:

> *"Os Conselhos Federais de Medicina e Odontologia em agosto de 1997 constituíram uma câmara Técnica composta, além dessas entidades, das Sociedades de Especialidades de Cirurgia de Cabeça e Pescoço, Colégio Brasileiro de Cirurgia e Traumatologia Buco Maxilo Facial, Cirurgia Plástica e Reparadora, Otorrinolaringologia, Orto-*

.Dores Mudas.
As estranhas dores da boca

pedia e Traumatologia, Conselho de Oftalmologia e Anestesiologia para reavaliar a Resolução CFM nº 852 de 1978. Neste período foram discutidas as questões relativas as interfaces entre médicos e cirurgiões-dentistas e também entre as especialidades acima citadas. A Resolução CFM Nº 1536/98 normatiza quem deve fornecer o atestado de óbito, área de domínio técnico dos profissionais e as necessidade da integralidade de execução do ato cirúrgico com o objetivo de garantir maior segurança ao paciente durante a realização do procedimento e o reconhecimento da área de atuação do cirurgião-dentista em cirurgia e traumatologia buco-maxilo-facial. Outro objetivo foi harmonizar o trabalho em equipe entre os diversos profissionais respeitando sua individualidade, suas diferentes competências e graus de responsabilidade, de forma que essa área de afecções da face mantenha seu ritmo de acentuado progresso científico e de refinamento da técnica e de suas habilitações. Os objetivos alcançados e expressos nas resoluções CFM nº 1536/98 e CFO nº 003/99.

O médico e o cirurgião-dentista legalmente pode e assistirá, quando julgar necessário, seu paciente (na sua área de competência) com liberdade para tratá-lo sob anestesia local ou geral, efetuando a sua internação hospitalar, quando necessário, prescrevendo e acompanhando-o durante todo o período, bem como procedendo a sua alta, visto que é o responsável pela cirurgia e seu resultado ou conseqüência.

Os Conselhos Federais de Medicina e Odontologia, entendendo a necessidade de permanente reavaliação, readequação de suas normas devido ao progresso científico das ciências médicas e odontológicas, estabelecem em caráter permanente esta câmara técnica."

Brasília, 03 de março de 1999.

Em 2004 regulamenta-se no Brasil, novamente pelos Conselhos Federais de Odontologia e Medicina, o uso de Sedação Consciente pelo Óxido Nitroso pelo cirurgião-dentista brasileiro no consultório. Um grande passo e, ironicamente, de certa forma é exemplo da mentalidade retrógrada e atraso na nossa formação perante as necessidades reais dos pacientes: 160 anos de atraso. Lembre-se, o óxido nitroso é considerado, oficialmente, o primeiro anestésico usado em medicina e odontologia e foi descoberto pelo dentista americano Dr. Horace Wells, em 1844.

Ao lado brilhante da técnica que já domina, o cirurgião-dentista brasileiro precisa de formação acadêmica e complementar que o capacite, na prática, a exercer sua profissão no contexto da saúde geral.

.Parte 3.

Dor e saúde bucal

.13.
Dor e saúde bucal:
A ponta do iceberg

> "A expressão a boca é um espelho ilustra a riqueza de informações que podem surgir do exame dos tecidos orais."
> Instituto Nacional de Saúde dos EUA[39].

A idéia de saúde bucal está associada, primariamente, aos dentes e suas estruturas de suporte. Como as cáries dentárias e as doenças periodontais são freqüentes na população, e constituem-se em sério problema de saúde pública, elas são motivo da atenção dos profissionais e do sistema público de saúde. Neste sentido, a dor de dente passa a ser o sintoma relevante, não só para o diagnóstico das doenças dos dentes e seus anexos, mas também pelo sofrimento e impacto que causa na vida do paciente e no sistema de saúde.

Saúde bucal

Saúde bucal refere-se à saúde da boca em conotação com o organismo. Esta preocupação acompanhou e foi responsável pela evolução e melhoria da odontologia. Os dentes, motivo inicial desta profissão, não estão dissociados do todo e a própria boca revela uma surpreendente relação dinâmica com o organismo. Esta preocupação não é recente, como se vê nas palavras do Dr. Newman na década de 1950, decano do Colégio Dental, da Universidade de Nova Iorque[86]:

> *"Jamais esquecerá o dentista que a cavidade bucal não é mais que uma parte do todo, uma parte integral e inseparável do delicado mecanismo humano. Que sua missão é ocupar-se não só do problema biológico do transtorno funcional ou da enfermidade estrutural de certos órgãos, mas também do problema médico e cirúrgico de um órgão especializado, no qual se manifesta algum transtorno geral do organismo.*
>
> *O dentista que deseja fazer clínica deve estudar a boca do seu paciente com critérios, médico e biológico, mais amplos, critérios que jogam por terra o antigo conceito de que o dentista devia ocupar-se principalmente de tratar as cáries e a piorréia.*

Além das doenças de origem local, a boca pode ser acometida por muitas doenças sistêmicas. Assim, a dor de dente pode ser por cárie dentária, que é o habitual, mas também por leucemia, que é raro. Entre esses extremos existe um universo de doenças e doentes que procuram ou necessitam de atendimento odontológico. O dentista tem o enorme desafio de responder às mais variadas perguntas sobre dor e doenças da boca, pelo simples fato de ser, normalmente, o primeiro profissional a ser consultado por problemas na boca.

Somem-se a isso outros fatores, como por exemplo, o aumento na média de vida do brasileiro, aumenta na sobrevida dos doentes com doenças crônicas e os bons resultados em atendimentos de alta complexidade nos hospitais de referência e centros universitários. Nestes centros o dentista compõe as equipes multidisciplinares para preservar a saúde oral desses pacientes, evitando as implicações das doenças infecciosas na saúde geral.

"A boca é um espelho"

Muitos imaginam que saúde bucal precária é problema exclusivo dos brasileiros ou de países pobres. Não é bem assim, embora seguramente nestes países os problemas sejam mais extensos. O Instituto Nacional de Saúde dos EUA[39], nesta década (2000-2010) tem a Saúde Bucal como prioritária. Seu objetivo é reduzir desigualdades no atendimento da população mais carente que não tem acesso aos seguros saúdes e depende dos serviços de saúde pública. Estes atendimentos elevam demasiadamente o custo da saúde nesse país.

Dor e saúde bucal: A ponta do iceberg .Parte 3.

É interessante ler parte do relatório do cirurgião-geral americano, em que explica o significado dessa estrutura, aparentemente simples, *a boca*, na saúde e na doença. Realça o velho e conhecido fato de que *saúde da boca e saúde geral não deveriam ser interpretadas como entidades diferentes*:

> *"A palavra oral (bucal) refere-se à boca. A boca inclui não somente os dentes, a gengiva e seus tecidos de suporte, mas também os palatos duro e mole, a mucosa da boca, a garganta, a língua, os lábios, as glândulas salivares, os músculos da mastigação, e os maxilares superior e inferior.*
>
> *Igualmente importantes são as participações dos sistemas vascular, nervoso e imunológico que irriga, anima e protege, respectivamente, os tecidos orais, tanto quanto fornecem conexões com o cérebro e com o resto do corpo.*
>
> *Os padrões de genética no desenvolvimento dentro do útero materno revela o íntima relacionamento dos tecidos orais com o desenvolvimento do cérebro e os tecidos da face e da cabeça ao redor da boca, estruturas cuja localização é definida atualmente pela palavra crânio-facial.*
>
> *... Estes tecidos, cujas funções nós freqüentemente damos muito importância, são a essência da nossa humanidade. Eles nos permitem falar e sorrir; ver e beijar; cheirar, saborear, tocar, comer e engolir; chorar pela dor; e transmitir sentimentos e emoções através das expressões faciais. Eles também fornecem proteção contra infecções microbianas e agressões ambientais.*
>
> *... Os tecidos crânio-faciais também fornecem um poderoso significado sobre os órgãos e sistemas das partes menos acessíveis do corpo. (...) Através do exame oral podemos detectar sinais de deficiências nutricionais, tanto quanto algumas doenças sistêmicas, incluindo infecções microbianas, anormalidades imunológicas, lesões, e alguns cânceres.*

"Na verdade, a frase a boca é um espelho é usada para ilustrar a riqueza de informações que podem surgir do exame dos tecidos orais" (Figura 13.1).

Esta frase, *a boca é um espelho*, realça, portanto, a preocupação de um país rico com essa região do corpo humano; normalmente esquecida, outras vezes segregada, pelos planos de saúde e pelo próprio sistema de saúde pública. Particularmente parece refletir sobre o próprio modelo de odontologia vigente nesse país, baseado no tecnicismo, e que se espalhou pelo mundo, incluindo o Brasil. Não devemos desprezar o desenvolvimento tecnológico e seus benefí-

.Dores Mudas.
As estranhas dores da boca

cios à saúde, mas questionar o uso indiscriminado de procedimentos técnicos sem análise de seus benefícios ao paciente em seu todo. De que valeria um articulador de modelos dentários, construído com alta tecnologia, se não se analisassem as condições de saúde do doente, suas necessidades imediatas e as limitações de atendimento. Devem existir soluções para as mais diversas situações, mas o fundamental é iniciar pela análise e definição do problema de saúde oral que leva cada pessoa a procurar atendimento médico-odontológico. Neste aspecto a tecnologia só ajuda se houver profissionais bem treinados e aptos a abordar e avaliar os doentes.

Saúde bucal no Brasil

O Brasil, felizmente, no início da década de 80, durante a VII Conferência Nacional de Saúde[87] já despertara para o problema da Saúde Bucal do brasileiro. Deu-se início à discussão, de forma mais realista, sobre o enfrentamento dos problemas em acordo com nossa realidade social. Envolvimento do estado, entidades de ensino, público e privado, hospitais de ensino, cirurgiões-dentistas, profissionais da saúde e representantes da sociedade em geral são indispensáveis para mudarmos a situação atual da saúde bucal em nosso país.

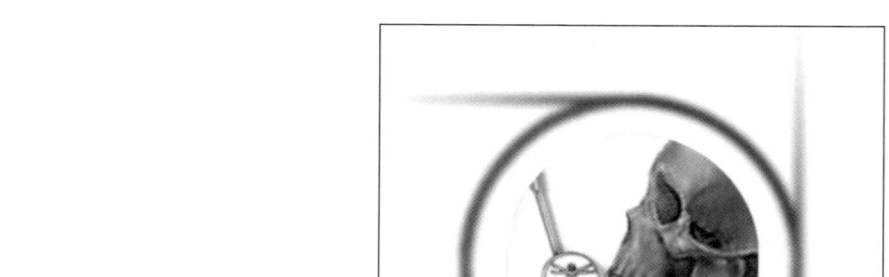

Fig. 13.1
A boca é um espelho reflete a complexidade dessa estrutura e como nela podem manifestar-se inúmeras doenças. (Desenho do Dr. Fábio Fujarra).

.Parte 3.
Dor e saúde bucal: A ponta do iceberg

Em julho de 2004 Brasília acolheu a 3ª Conferência Nacional de Saúde Bucal e do seu relatório final constam os seguintes textos*:

> *"Ampliar a compreensão da saúde bucal no sentido de possibilitar uma melhor qualidade de vida, garantindo o tratamento de forma intersetorial como política de governo para a inclusão social e a construção da cidadania, seja no plano individual ou no plano coletivo, com ações convergentes de diversos setores e implementadas de forma integrada pelos governos dos Municípios, dos Estados, do Distrito Federal e da União, pelas instâncias representativas do controle social e pelas entidades da sociedade civil organizada, por meio de trabalhos educativos para conscientizar sobre os cuidados em saúde bucal, indissociável da saúde geral e garantindo um atendimento humanizado de promoção, proteção, recuperação e reabilitação da saúde bucal.*
>
> *...Redefinir o modelo de formação de recursos humanos dos cursos da área de saúde tendo como referência a realidade social do país, desenvolvendo, também, habilidades necessárias ao trabalho no âmbito dos Sistema Único de Saúde (SUS) sendo necessário um trabalho conjunto dos Ministérios da Saúde e da Educação, com controle social, na definição da política global de educação na área da saúde."*

Está havendo uma clara e bem-vinda evolução nesse sentido, que inclui ampla atuação do governo federal em ações práticas para atacar esse grave problema da saúde bucal. É uma das metas prioritárias do governo brasileiro.

Breve olhar no passado

Em geral gostamos de falar sobre novidades tecnológicas e novas descobertas. Pergunta o paciente: – *'e daí, doutor, algo novo para tratar esta minha dor'*? Ou do gênero: – *'já descobriram a causa dessas dores'*? Curiosas essas frases, pois a noção de atualidade parece bem relativa. A Odontologia brasileira deu um salto recente na prevenção e no tratamento das doenças orais. Quanto ao diagnóstico e descrição de doenças dentárias o conhecimento não é tão recente; além do que muitas queixas e manifestações dos pacientes atuais assemelham-se àquelas descritas por antigos professores e clínicos, como já vimos em alguns capítulos sobre dor de dente e neuralgias da face. Os alunos dizem

---
*Relatório final da 3ª Conferência Nacional de Saúde Bucal encontrado no site www.apcd.org.br

com freqüência: – 'ah! Isso é novo', mas, ao abrirem um compêndio médico ou odontológico descobrem que os critérios de identificação de muitas doenças estão detalhados já há muito tempo. As dores de dente e suas manifestações esdrúxulas são bons exemplos. É claro que isso não quer dizer que fossem, ou sejam, conhecidas por todos os profissionais.

> Sempre há discrepância entre o saber formal ou acadêmico e sua aplicação prática.

É sempre bom dar uma olhada no passado para buscarmos alguma referência histórica sobre os problemas atuais. Na odontologia brasileira são raras as referências sobre nossa evolução, conquistas e dificuldades. Por essa razão, na discussão deste tema, o ponto de referência é a Odontologia praticada no início do século XX, descrita por professores e clínicos latino-americanos.

As referências dos estudos revisados encontram-se nos trabalhos apresentados no 3º *Congresso Odontológico Latino Americano* (COLA)[21], realizado no Rio de Janeiro, em 1929, e publicados em 1932, num total aproximado de 2400 páginas. Analisando-os cuidadosamente conclui-se que representam verdadeiro marco da Odontologia brasileira, pois a reunião dos dentistas da América Latina nos dá a idéia das tendências e informações científicas, e históricas, sobre saúde bucal em nosso meio, até o ano de 1930. Neste ano as faculdades de odontologia começaram a ser regulamentadas no Brasil. As informações são primorosas e os temas abordados, muitos continuam sendo os mesmos que nos preocupam na atualidade, dão idéia sobre o pensamento *científico* brasileiro e latino-americano desse período.

Além disso, tem valor histórico a apresentação de uma "these", no congresso, que abordou amplamente o problema da Dor em Odontologia[61], e que, parece-me, ser o primeiro documento sobre esse tema no Brasil. Seu autor, o professor Carpenter, solicitava com urgência a liberação pelo ministério da saúde do uso interno de fármacos pelo cirurgião-dentista. Se nos dias atuais ainda enfrentamos dificuldades no controle de algumas dores orofaciais, inclusive dentais, com toda a variedade de medicamentos e procedimentos de diagnóstico e tratamentos disponíveis, imagine naquelas condições. Por outro lado, a descrição no texto sobre odontalgias difusas e neuralgias da face é primorosa.

A década de 30 também é referencial histórico para as grandes mudanças sociais que ocorreram no Brasil, com o governo de Getúlio Vargas, e no mundo com a Grande Depressão americana. Foi na década de 30 que surgiram as evidências sobre a ação do flúor na prevenção da cárie. Os avanços científicos e tecnológicos mundiais, a partir desse período, foram impressionantes. Con-

Dor e saúde bucal: A ponta do iceberg

tribuíram também para isso a 2ª. Guerra Mundial e os demais conflitos importantes da segunda metade do século XX. O avanço das ciências biomédicas continua acelerado. As técnicas cirúrgicas e o avanço tecnológico em Medicina e Odontologia permitem os mais complexos tratamentos reabilitadores do segmento facial. É criada a Universidade de São Paulo, nessa mesma década.

Outra feliz combinação, é que a década de 1920 foi o marcante início de uma nova era no estudo da dor, pois iniciavam-se os estudos eletrofisiológicos que trariam à luz importantes mecanismos biológicos envolvidos na transmissão e modulação da dor.

> *A despeito desse impressionante avanço científico ainda se discutem as implicações da infecção dental na saúde geral, algumas vezes com resistência incompreendida de alguns profissionais, e ainda nos surpreendemos com as manifestações complexas de algumas dores de dente.*

As dores mais freqüentes dos brasileiros

Nos Estados Unidos da América, em 1993, estudo epidemiológico realizado em 45.711 famílias americanas mostrou que 22% da população avaliada apresentara dor na boca e na face nos últimos 6 meses[88]. As dores avaliadas foram: dor de dente, sensibilidade na mucosa oral, ardência bucal, dor na articulação temporomandibular (ATM) e dor facial. O sexo feminino foi o mais afetado em todas essas queixas.

Em 1994 foi realizada inquérito populacional para identificar as queixas das dores mais freqüentes na população brasileira[89]. Esse estudo mostrou que as lombalgias são as mais comuns, seguidas das cefaléias. Dor de dente (odontalgias) foi também expressivamente lembrada (**Tabela 13.1**).

Tabela 13.1 – Queixas de dores mais freqüentes na população brasileira em 1994[89].

Dor	Frequência
Lombalgias	65,9%
Cefaléias	60,2%
Odontalgias	38,4%

.Dores Mudas.
As estranhas dores da boca

Os idosos queixam-se freqüentemente de neuralgia do trigêmeo, queimação ou ardência na língua e lesões da mucosa oral provocadas por traumatismos de próteses dentárias. As próteses totais são usadas por grande número de pacientes idosos e suas condições de uso são variáveis. Nem todos os pacientes se adaptam com próteses totais (dentaduras).

O câncer bucal é mais comum no idoso, e nos homens. Exames rotineiros para sua detecção precoce fazem parte da rotina odontológica atual. Estudo brasileiro em cerca de 1400 pacientes com diagnóstico de câncer oral (carcinoma epidermóide) mostra que cerca de 20% deles procuraram atendimento devido algum tipo de dor na boca ou na face[20]. As queixas foram as mais variadas, como: dor na boca, dor de dente, queimação na boca, dor de garganta. Em cerca de 90% desses pacientes o câncer estava em estágio avançado.

Entre as dores orofaciais, sem dúvida, as de dente são as mais comuns. Estudo publicado em 2000, mostra que na cidade de Curitiba, em adolescentes com idade de 12 anos, 12,3% relataram ter tido dor de dente nas últimas 4 semanas que precederam o estudo[70].

Outro estudo, realizado por Goes[69], em 2001, no Recife, avaliou adolescentes na faixa etária entre 14 e 15 anos que relataram dor de dente nos últimos 6 meses que antecediam a pesquisa. A dor de dente foi considerada leve em 12,1%, desconfortável em 12,8% e estressante, horrível ou intolerável em 8,7% das crianças avaliadas. O tempo média da dor foi de 4,5 dias. Este estudo mostrou que, entre os diversos fatores sócio-demográficos relacionados à dor de dente, como idade e sexo, a condição socioeconômica foi a mais relevante. Os alunos mais carentes economicamente tiveram dor de dente 1,6 vezes a mais que seus colegas de condição socioeconômica mais elevada. Outra curiosidade deste estudo foi de que os últimos nascidos em suas famílias tinham um desempenho escolar fraco e relatavam sentir mais dor de dente no período do estudo. O impacto da dor de dente ocorreu em várias atividades diárias, principalmente na concentração na escola, e atingiu 14,5% da população estudada, particularmente associada à condição socioeconômica baixa e à maior intensidade da dor de dente.

Outro estudo realizado em escola pública de Florianópolis no ano de 2002[90], em 181 crianças de 12 e 13 anos de idade, reforça a associação entre dor de dente, cárie dentária e nível socioeconômico. Os autores estudaram essa relação e encontraram que mães com até 4 anos de estudo tinham 2,5 mais chance de ter dor de dente comparadas às mães com mais de 5 anos de estudo. Crianças de famílias com rendas inferiores a 200 reais tiveram 3,2 mais chance de apresentar dor em relação às de renda superior. Os autores Nomura, Bastos e Peres concluíram que alto índice de cárie dentária, baixa escolaridade materna e baixa renda familiar estavam associados, independentemente, à dor de dente da população estudada.

Dor e saúde bucal: A ponta do iceberg

.Parte 3.

> *Assim, ao lado da prevenção constante da cárie dentária, ainda existe cerca de 12% da população adolescente brasileira que tem dor de dente por cárie, isto significa que a dor de dente continuará sendo sintoma importante e motivo de procura de assistência à saúde pelo brasileiro.*

O traumatismo dentário é outra importante causa de dor de dente. Afinal de contas, vivemos o tempo das bicicletas *turbinadas*, dos skates, dos patins e dos esportes radicais. Outro interessante estudo epidemiológico realizado Cortes e colaboradores em Belo Horizonte[91] mostra a amplitude do traumatismo dentário em adolescentes. Sua prevalência aumentou de 8% na idade dos 9 anos para 13,6% aos 12 anos e 16,1% aos 14 anos de idade. Os autores estudaram o impacto das fraturas dentárias não tratadas na qualidade de vida dos adolescentes. Observaram que houve impacto 20 vezes maior que no grupo de adolescentes sem fraturas dentárias. As alterações mais freqüentes da vida diária foram: vergonha de sorrir, gargalhar ou mostrar os dentes; higienizar os dentes; manter o estado emocional sem irritação; prazer na alimentação; prazer no contato interpessoal e falar e pronunciar claramente.

Outra pesquisa inédita realizada em Belém do Pará e publicada em 2004[92], mostra que cerca de 20% de crianças na 1ª Infância (0 a 5 anos de idade) sofrera traumatismos dentários freqüentes. Os dentes superiores foram mais freqüentemente atingidos e a necrose pulpar (morte do nervo do dente) ocorreu em cerca de 15% das crianças. As quedas de própria altura foram as causas mais freqüentes. Os autores elaboraram uma cartilha de primeiros socorros frente aos traumatismos dentais", iniciativa louvável para orientar pais e professores.

Cárie, a principal causa de dor na boca

A causa mais freqüente da dor de dente é a doença cárie. Cárie dentária é uma doença infecciosa (bacteriana) que leva à destruição gradativa do dente até torná-lo sensível aos estímulos da cavidade oral como: escovação, líquidos, alimentos.

O governo americano relata, em 2000[39], que a cárie dentária é a mais simples e comum doença da infância, sendo 5 vezes mais freqüente que a asma e 7 vezes mais que as alergias em crianças.

Dor de dente, portanto, é mais comum nas populações mais carentes e desfavorecidas e o custo do tratamento nem sempre pode ser bancado pelo indivíduo, no modelo de saúde predominante em nosso país, sendo muito comum a remoção do dente. O tratamento do dente cariado exige métodos

.Dores Mudas.
As estranhas dores da boca

de reabilitação, nem sempre baratos, que não estão disponíveis a todos os pacientes e que ainda são precariamente oferecidos pelo setor público.

A imprensa leiga noticia com freqüência dados sobre saúde bucal, onde se verificam os altos índices de procura por atendimento em postos de saúde e a falta de recursos e de dentistas para enfrentar esse problema, onerando ainda mais o sistema de saúde pública. Eis um exemplo noticiado pelo jornal A Folha de São Paulo de 20 de outubro de 2003:

> "Nas reuniões do orçamento participativo da Prefeitura de São Paulo para 2002, a saúde bucal foi a segunda especialidade mais demandada, segundo pesquisa da Secretaria de Governo. A saúde bucal perdeu só para o PSF (Programa de Saúde da Família), mas superou áreas como saúde da mulher (11%) e álcool, drogas e dependência (15%). Estudo feito neste ano pela União dos Movimentos de Saúde com 1.921 usuários de 220 das 400 unidades básicas da cidade mostrou que 48% dos que procuram atendimento odontológico não conseguiram acesso. Há déficit de 400 dentistas na rede (hoje, 1.159 trabalham 20 horas por semana e 76, 40 horas), e os equipamentos precisam de reparos. O coordenador de saúde bucal da prefeitura, reconhece que também em São Paulo é prática dos postos não atender a jovens, adultos e idosos. A prefeitura promete, até dezembro, acolher adultos. A OMS colocou como meta para 2000 que 75% das pessoas de 35 a 44 anos e 50% das de 65 a 74 anos tivessem 20 ou mais dentes. Os resultados do Estado de São Paulo, um dos que divulgaram dados do projeto SB (Saúde Bucal) 2000), são escandalosos: na primeira faixa etária, apenas 49% têm 20 ou mais dentes. Na de 65 a 74 anos, só 10%.

Saúde bucal nos pacientes com doenças sistêmicas

Outro aspecto interessante em relação aos dentes e maxilares é verificado em algumas doenças sistêmicas que afetam indiretamente os dentes, ou diretamente as articulações da mandíbula (*disfunção de* ATM). Como exemplo, veja o estudo realizado no Hospital das Clínicas de São Paulo sobre crianças e adolescentes com Artrite Reumatóide Juvenil[93]. Essa doença inflamatória é de natureza auto-imune, tem manifestação em vários níveis de gravidade e afeta diversas articulações do corpo, como joelhos, ombros e mãos.

A articulação temporomandibular (ATM) também pode ser afetada pela doença. Neste caso há interferência do crescimento facial das crianças, muitas têm o maxilar inferior curto (micrognatia) e graves problemas na arcada dentária. Além da deformidade facial, a mordida fica aberta (normalmente os dentes anteriores não se tocam). Essas alterações afetam de diversas maneiras as funções da boca. O tratamento nem sempre é fácil, normalmente cirúrgico ou por aparelhos ortodônticos, ou ortopédicos, após os 18 anos de idade, dependendo das seqüelas resultantes da doença.

O estudo mostrou um outro e significativo aspecto da doença e que merece a atenção profissional. Crianças com maior comprometimento das articulações têm maior índice de doenças gengivais e de placa bacteriana. Isso significa que ficam mais susceptível à cárie. Lembrar que sangramento gengival mostra o início de doenças periodontais, que são infecciosas e ainda não se sabe qual é seu papel na própria artrite reumatóide juvenil. De qualquer forma essas crianças necessitam de melhores cuidados de higiene oral, para evitar as doenças bucais e melhorar a própria qualidade de vida, pois a mastigação fica afetada. Eis a conclusão dos autores.

> "...Nossos resultados reforçam a necessidade para investigação sistemática não somente da articulação temporomandibular dessas crianças, mas também dos dentes, gengivas e dos aspectos faciais. Consultas periódicas auxiliaram a definir o envolvimento da ATM e estabelecer procedimentos dentários e gengivais preventivos.
>
> Este estudo confirma que pacientes com artrite idiopática juvenil:
>
> a) têm alto índice de disfunção mandibular, que pode ser atribuído ao efeito direto da doença sobre a ATM e
>
> b) maior índice de doença gengival, que pode ser considerado como efeito indireto da AIJ na saúde oral."

Assim como nesta doença, existem inúmeras outras doenças crônicas, como diabetes juvenil e lúpus eritematoso, tanto em crianças como em adultos em que a saúde bucal comprometida pode ser fator de risco.

A dor de dente no panorama social brasileiro

> "O mundo inteiro é um palco, E todos os homens e mulheres simplesmente atores: Têm suas saídas e suas entradas; e um homem, em sua vida, desempenha muitos papéis...
>
> ... A derradeira cena que termina esta história memorável, é a segunda infância, e puro esquecimento; Sem dentes, sem visão, sem paladar, sem nada."
>
> W Shakespeare

.Dores Mudas.
As estranhas dores da boca

O poema de Shakespeare mostra o panorama de sua época, onde velhice se confunde com abandono, isolamento e deterioração física. Agora, 400 anos depois, o mundo ainda luta contra o esquecimento do idoso. Quanto aos dentes, imagina-se que pelo menos existem as dentaduras. Mais recentemente os implantes dentários. Cerca de 70% da população idosa do Brasil já perdeu todos os seus dentes, segundo o senso do Ministério da Saúde realizado em 1986[94]. E, em 2000 esse panorama não se alterou muito.

Talvez, a marca mais profunda de países em desenvolvimento, como o nosso, esteja no sorriso incompleto e desdentado de parte da população mais carente. Principalmente adolescentes. Fala-se de desleixo das pessoas em relação à saúde oral, mas não sabemos claramente se essa explicação é plausível. Odontologia como promotora de saúde deve preocupar-se também com o indivíduo. Frases como *de que adiantam dentes se não há o que comer* ou *que importa a escova se falta tudo em casa* são superficiais e não atacam o problema. Além disso, é perverso cobrar atitudes de nossos pacientes atendidos em ambulatórios de serviços públicos ou de faculdades, quando não receberam orientações necessárias para a mudança de atitude, ou não têm condição social adequada.

Certos casos desnorteiam completamente nossas estereotipadas mentes técnicas, como neste patético e emocionado relato:

> "A escova coletiva"
>
> *"Há muitos anos participei de um momento em que se cobrava a escova dental a um menino, de sete anos de idade. Sua escovação era deficiente. Ele tinha doença cardíaca e a infecção dental é um risco de agravamento. Um dia, finalmente ele a levou. Lá estava ela, uma velha e escancarada escova em que não se viam mais as cerdas individuais, era uma maçaroca total; e tinha mais história, era uma escova coletiva... pois é, usavam-na ele e mais sete membros da família. Mas, ainda assim, usavam-na...*
>
> *Se há muito tempo eu aprendera que atrás de um dente tem um paciente, naquela dia, aquela escova ensinou-me que atrás do doente tem sua condição social, tem o abandono, o descaso, a comiseração leviana, a preocupação passageira dos políticos, a desinformação de muitos profissionais da saúde e, em geral, a indiferença da maioria. Como um fantasma, a visão daquela escova me persegue. Atrás dela, o olhar tímido daquele menino. Como cobrar condutas das crianças, ou dos adultos, se deles nada conhecemos?"* (**Figura 13.2**).

Casos isolados talvez não representem nossa realidade e sirvam apenas como apelação e exagero. Nosso papel, como profissionais da saúde, é iden-

.Parte 3.
Dor e saúde bucal: A ponta do iceberg

tificar as doenças e os fatores associados em nossa área de atuação, que causam sofrimento ou tornam a qualidade de vida mais precária ainda. Cabe-nos identificar os fatores envolvidos com a doença e lutar para eliminá-los, gradativamente, sem pretensão de milagres, sem a demagogia do impossível. Se saúde é o bem estar geral: físico, psicológico e social, precisamos ser formados profissionalmente de forma a entendermos e enfrentarmos esses desafios.

Qualquer profissão oferece muitas opções e especialidades, e não é incorreta a escolha pessoal, mas, nas profissões da saúde está implícito o dogma hipocrático:

"curar quando possível, aliviar quase sempre. Consolar sempre".

A dignidade da pessoa que temporariamente sofre e torna-se nosso paciente, ou nosso doente, exige que os princípios éticos sejam respeitados. Não deve ser confundida com simples compra e venda de serviços, ou mercadoria.

Atualmente o programa nacional em Saúde Bucal do Ministério da Saúde volta sua atenção aos pacientes que necessitam de próteses totais. Mais que uma necessidade estética elas são aparelhos de reabilitação indispensáveis àqueles que perderam seus dentes e não têm condições de repô-los de maneira digna.

Não se deve desconhecer a preocupação com a saúde bucal coletiva em nosso país e muitos avanços ocorreram, certamente, nos últimos 10 anos, mas a prevenção e erradicação da cárie e dos altos índices de dor de dente dela decorrente ainda exigem esforços. É fundamental que a formação tecnicista, visando a reposição de dentes como arma de marketing e trabalho de muitos cursos e faculdades seja substituída pela formação do cirurgião-dentista como profissional da saúde integrado à coletividade e exercendo seu papel de cuidador de saúde e não de mero negociante da saúde.

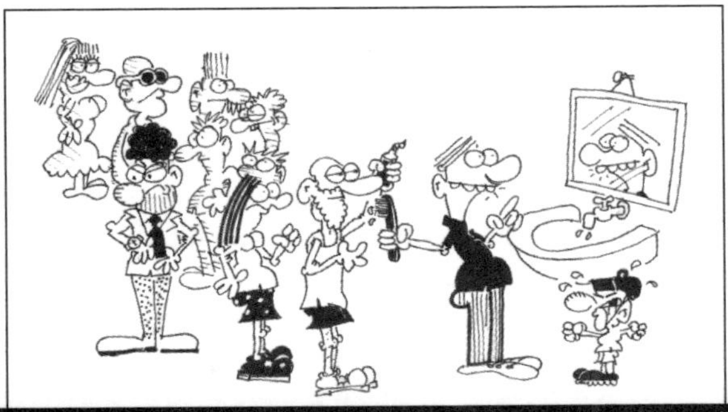

Fig. 13.2
Quando a escova é coletiva, mais do que desleixo das pessoas talvez seja o reflexo da nossa condição social.
(Cartum do Ângelo Maciel).

.Dores Mudas.
As estranhas dores da boca

O custo da dor de dente

Só em crianças americanas, estimam-se mais de 51 milhões de horas escolares perdidas cada ano devido a problemas dentários, e as crianças mais pobres sofrem cerca de 12 vezes mais restrições de suas atividades diárias do que crianças com renda familiar maiores. Como cita o relato do Instituto Nacional de Saúde dos EUA, em 2000[39]:

> *"Dor e sofrimento devido a doenças não tratadas podem levar a problemas de mastigação, fala e atenção para o aprendizado."*

O curioso é que em trabalho apresentado no 3º Congresso Odontológico Latino Americano, realizado em 1929 na cidade do Rio de Janeiro, a respeito da *assistência a escolares*, o cirurgião-dentista Silva Campos[95], representante oficial do Estado de Minas Gerais dizia:

> *"A assistência dentária infantil constitui, sem dúvida, uma necessidade social. Todavia é uma questão que permanece ignorada de quase totalidade das nossas populações. E porque este desinteresse e este abandono a que está voltado assunto de tal vulto? – Não é difícil responder. É que, em nosso país, as questões pertinentes à saúde pública se desenvolvem muito lentamente, e muito lentamente se concretizam em realizações proporcionais ás necessidades formidáveis das populações distribuídas pela vastidão do nosso território.*
>
> *... o Brasil, não obstante o muito que já tem feito neste terreno, carece ainda de muita energia, de muita dedicação e de enorme trabalho para que tenha um serviço de higiene pública suficientemente amplo e completo para satisfazer às necessidades da coletividade estendida à sua superfície".*

Nos Estados Unidos da América, em 2000[39], os adultos perderam mais de 164 milhões de horas de trabalho por ano devido a doenças do dente ou às visitas ao dentista. No Brasil não temos um levantamento nacional sobre esses problema, embora muitas empresas preocupem-se em melhorar a saúde bucal dos seus funcionários, criando planos e ambulatórios para atendimento odontológico.

O prof. Salles-Cunha[78] concluía o 3º Congresso Odontológico Latino Americano, em 1929, solicitando que o Governo do Brasil deveria

> *"... intensificar o serviço de assistência dentária infantil aos desamparados, pois à criança de hoje é que estará entregue o Brasil de amanhã".*

Tratar a *dor de dente* significa tratar o problema que a causa. O mais comum é a cárie dentária. Cárie não é privilégio de classe social, sexo ou raça, mas, como vimos anteriormente, causa mais danos nas populações mais pobres. O tratamento da *dor de dente* consiste na remoção da cárie e reconstrução do dente ou na extração do dente, dependendo das condições clínicas. A dor de dente indica tratamento de doença simples, mas de custo elevado, pois é muito comum. Além disso, a reconstrução do dente, ou dos dentes, pode exigir procedimentos e técnicas.

Remover o dente reduz o custo e o tempo de atendimento, mas aumenta o problema social, já que a reposição artificial não é bancada pelo estado e as condições socioeconômicos individuais nem sempre permitem o tratamento.

A dor de dente tem um agravante à saúde, pois pode sinalizar complicações e necessidade de intervenções especializadas, internações hospitalares, uso de medicamentos e tecnologias avançadas e atendimento por equipes de saúde interdisciplinares, incluindo o próprio cirurgião-dentista.

Eis algumas razões pelas quais o custo do tratamento da *dor de dente* é alto:

1. Tratamento sintomático da dor, que pode ser no consultório, ambulatório ou hospital (quando há infecções graves e risco de vida). Febre e mal-estar podem acompanhar a dor e necessitar de medicamentos e procedimentos específicos.
2. Incapacitação para atividades habituais, afastamento do trabalho e inatividade.
3. Recuperação do dente (que pode variar de procedimento simples a complexo).
4. Extração do dente sem reposição e as possíveis implicações na mastigação e estética.
5. A não reposição de dentes resulta no comprometimento da aparência física; dificuldades de relacionamento; envolvimento psicológico e custo social e no trabalho.
6. Reabilitação da área do dente extraído (reposição por próteses e implantes, com custo variável, de acordo com a técnica empregada).
7. Pacientes que usam dentaduras (próteses totais) nem sempre se adaptam às próteses; outras vezes deixam de usá-las; nem sempre têm recursos econômicos adequados; o estado não supre essas deficiências; sofrem preconceitos; muitos pacientes têm importantes comprometimentos psicológicos. Atualmente governo federal mostra-se sensível a esse problema.
8. A reabilitação oral com implantes dentários é excelente, mas tem alto custo econômico; o estado não tem condição de bancar esse tratamento. Além disso, as reabilitações oral e facial em mutilações e seqüelas do câncer bucal são prioritárias.

.Dores Mudas.
As estranhas dores da boca

9. Dor de dente por infecções agudas exigem procedimentos cirúrgicos, antibióticos, analgésicos, diversas visitas ao dentista e controles periódicos. Casos graves exigem assistência especializada em nível de maior complexidade, secundária ou terciária; podem envolver internação hospitalar, risco de vida, medicação de última geração, procedimentos ou exames sofisticados tecnologicamente, além de equipes altamente especializadas.

10. Infecções buco-dentais crônicas (ósseas ou gengivais) podem ser fatores de risco para doenças sistêmicas (por exemplo: cardio-vasculares), causas de doenças graves e de alto risco de vida (por exemplo: endocardite bacteriana), fator de desequilíbrio ou piora de várias doenças crônicas (por exemplo: reumatológicas, metabólicas como o diabetes mellitus e doenças renais). Muitas vezes os pacientes ignoram estas complicações. Quando ocorrem, inevitavelmente aumentam a necessidade de assistência à saúde, seja pelo aumento da demanda nos centros especializados, por maiores necessidades de medicamentos de última geração, seja pela necessidade de hospitalização, eventualmente em Unidade de Terapia Intensiva (UTI) e pela incapacitação e afastamento do trabalho.

11. Próteses inadequadas (dentaduras) podem ser fator de risco para dores crônicas da face e da cabeça. Alguns pacientes nestas condições freqüentam inúmeros ambulatórios de diversas especialidades médicas, consomem mais medicamentos, faltam ao trabalho, desenvolvem graus variados de comprometimento psicológico e incapacitação. Estudo realizado no ambulatório de dor orofacial do Hospital das Clínicas de São Paulo e publicado em 1999, mostrou que em 11% dos pacientes com dor crônica na face ou na cabeça a dor relacionava-se às condições de suas próteses totais (dentaduras). Alguns pacientes tinham dores mistas dos músculos da mastigação a outras dores crânio-faciais (neuralgia trigeminal, cefaléia tipo tensão, síndrome da ardência bucal.

12. Quando a dor de dente ocorre em pacientes com enfermidades sistêmicas graves, dos mais diversos tipos: hematológicas, oncológicas, cardiológicas, neurológicas, entre outras, ou em pacientes à espera de transplantes de órgãos (fígado, coração, rins, etc.), ela deixa de ser um procedimento simples no contexto do doente, embora seja simples sob o aspecto técnico. Há necessidade de internação hospitalar e mobilização de recursos humanos e tecnológicos complexos e o atendimento é realizado em centros terciários de atenção à saúde (hospitais) ou centros de excelência para procedimentos de alta complexidade, como hospitais universitários, a exemplo do Hospital

das Clínicas de São Paulo. O custo econômico da assistência médico-hospitalar para o tratamento de uma *"simples"* dor de dente nestes pacientes complexos torna-se elevadíssimo. Principalmente aumentam os riscos pós-operatórios de complicações, locais e sistêmicas, e também o risco de mortalidade. Como exemplo, podemos citar o tratamento da endocardite bacteriana exige cuidados hospitalares especiais, mais de 30 dias de internação e possibilidade de cirurgia cardíaca (Figura 13.3).

Foco infeccioso dental e saúde geral – Das crenças à ciência

> *"A saúde bucal é parte integrante e inseparável da saúde geral do indivíduo e está relacionada diretamente com as condições de saneamento, alimentação, moradia, trabalho, educação, renda, transporte, lazer, liberdade, acesso e posse da terra, aos serviços de saúde e à informação".*
> II Conferência Nacional de Saúde Bucal (1993)[87]

Custo da dor de dente

A dor de dente é a manifestação mais comum e mais expressiva da doença cárie e razão principal da procura por assistência à saúde em odontologia. Quanto maior for a demanda de pacientes, maior será o custo econômico e a demanda sobre o sistema de saúde.

Dor de dente – causa mais comum é a doença cárie.

Tratamentos:
1. Remoção da cárie e restauração simples do dente.
2. Remoção da cárie e restauração complexa (prótese unitária).
3. Tratamento endodôntico (canais) e restauração complexa (prótese unitária).
4. Exodontia (extração).
5. Complicações regionais – dor e/ou infecção (fármacos, cirurgia, internação, afastamento do trabalho).
6. Complicações sistêmicas – fármacos, exames especializados, internação, incapacitação, seqüelas.

Fig. 13.3
Neste quadro são mostradas algumas circunstâncias que evidenciam quanto pode custar o tratamento de uma simples dor de dente. Quem pode pagar a conta?

.Dores Mudas.
As estranhas dores da boca

Cárie dentária é doença infecciosa de natureza multifatorial, ou seja, tem vários fatores de risco, como: dieta, genética e infecção. A cárie afeta e destrói a coroa do dente. As doenças gengivais afetam ao redor do dente, seja a gengiva, seja o osso que suporta o dente. Tanto a cárie dentária como as doenças gengivais (periodontais), quando avançadas, afetam o osso em que o dente se aloja. Como são doenças infecciosas, existe o risco de que os micróbios se espalhem, através da gengiva ou do osso, e provoquem infecções graves na face, crânio e pescoço. Ou que os micróbios entrem no sangue e afetem órgãos distantes do organismo, como coração, rins, articulações e cérebro. Isto pode ocorrer por simples sangramento gengival, durante a escovação, por exemplo. O nome *foco infeccioso dentário* é dado à infecção do dente, gengiva ou osso adjacente, principalmente quando é crônico, ou seja, permanece longos períodos de tempo sem visíveis manifestações clínicas como, inchaço facial, mal-estar geral ou febre.

O foco dentário é *agudo* quando se manifesta por dor e pode ser acompanhado de febre, inchaço e mal-estar geral. Tem repercussão imediata e a gravidade varia de leve a grave, podendo exigir internação. Os focos infecciosos crônicos permanecem anos sem manifestação e podem causar problemas à distância ou influenciar o curso de doenças sistêmicas como o *diabetes mellitus* e algumas cardiopatias.

A *teoria da infecção focal* refere-se aos focos dentários *crônicos* e tomou corpo no início do século XX, quando experimentos científicos "indicaram" o que era observado na prática, ou seja, alguns pacientes que extraiam dentes estragados relatavam melhora de alguma doença crônica, por exemplo: doenças psiquiatras, oftalmológicas e neurológicas. Houve muitos relatos de dentistas, pacientes e médicos sobre a relação entre infecção dentária e doenças sistêmicas. Muitos são apenas crenças, mas existe o lado científico que está sendo gradativamente evidenciado.

Em capítulos anteriores foi mostrado como as infecções dentárias causam dores de dentes com diversas manifestações físicas e emocionais, e como contribuiu para a construção de muitos mitos sobre focos de infecção. Por outro lado, existe a parte científica dos focos infecciosos que passa a ser compreendida na atualidade.

Não são recentes os relatos brasileiros, em foro acadêmico sobe a doença cárie dentária e suas repercussões no organismo, como mostra o Dr. Ademar Vasconcelos[42], em 1941, na sua tese de doutoramento:

> "Todos os problemas de cárie dentária têm, pois, que ser olhados, levando em consideração tudo isso. O dente, isoladamente, nada significaria. Urge analisá-lo em continuidade com o todo. O organismo – ensina Siebeck de Heidelberg – não é a soma de órgãos isolados,

> *senão uma entidade de conjunto, uma integração. No corpo vivo não tem valor decisivo a função de um órgão isolado, senão a função de todos os órgãos associados. O organismo é uma unidade limitada no tempo e no espaço, é algo que não pode fracionar-se, é um indivíduo. O indivíduo nasce, cresce, envelhece e morre. Todavia, o indivíduo não é o todo por si mesmo, posto que vive unido irreparavelmente à Natureza, à família, à sociedade".*

A teoria da infecção focal motivou verdadeira guerra aos dentes suspeitos, simplesmente como tentativas de tratamento de doenças para as quais os médicos não encontravam resposta ou melhora. Imagine-se vivendo no início do século XX, a maioria dos dentistas brasileiros eram práticos e os médicos nem sempre reconheciam a odontologia como profissão de saúde. A maioria dos dentistas não tinha argumentos científicos, nem formação em Patologia para discutir esse assunto. Assim, em parte explica-se a *cultura* da extração de dente, que perdura ainda nos dias atuais, com menos freqüência, felizmente.

É interessante rever o histórico do pensamento científico brasileiro sobre a teoria da infecção focal e discutí-lo em confrontação com os trabalhos científicos mais recentes que identificam os mecanismos de ação e a forma como as infecções dentárias podem interferir na saúde geral do indivíduo. Em 1929, no 3º Congresso Odontológico Latino Americano discutia-se a Piorréia, como eram conhecidas as doenças periodontais (gengivais) graves, suas manifestações clínicas e sua implicação na saúde geral. O dentista Dr. Joaquim Ferreira Lima[96] assim se expressava:

> *"Médicos e dentistas têm ultimamente suas atenções tomadas pelo estudo dos dentes com focos de infecção, responsáveis em grande número de vezes, por afecções cardíacas as mais sérias.... Um diagnóstico de uma lesão cardíaca é incompleto sem um estudo clínico minucioso dos dentes... Pyorréia alveolar... as gengivas ficam com um cordão, em redor dos dentes, arroxeado, sob a menor pressão sangram e deixam escorrer pus amarelado. Hálito fétido, nevralgias fortes e alguns dentes abalados. ..."*

Enquanto seu colega professor Luiz Cezar Pannaim[97], reafirmava o impacto da doença periodontal na saúde:

> *"A luta contra a pyorrhéa constitui, a nosso ver, um dos maiores deveres profissionais, sociais e humanitários".*

.Dores Mudas.
As estranhas dores da boca

Que também teve discutida sua etiopatogenia e características clínicas pelo Dr. Flávio de Moura Ribeiro[98]:

> "... A retenção constante de alimentos em certos dentes, o uso do palito, em movimento de vaivéns, (causa direta de quase todas as retenções), provocam no espaço interdentário uma inflamação, crônica com pus, mau cheiro e nevralgia".

Os focos infecciosos dentais continuam sendo motivos de estudo para pesquisadores de todo o mundo e é inequívoco seu envolvimento na saúde geral, seja pelos problemas regionais decorrentes das graves infecções agudas, seja por ação sistêmica, crônica, que se instala progressivamente. Atualmente, vários estudos experimentais (em animais de laboratório) e epidemiológicos (com populações) que acompanham pacientes por longos períodos de tempo, mostram de forma clara que, particularmente, as doenças periodontais crônicas avançadas aumentam o risco para diversas doenças crônicas sistêmicas, a exemplo de: acidentes cerebrovasculares (derrame), doença coronariana (infarto agudo do miocárdio) e doenças metabólicas (diabetes mellitus).

Vejamos alguns poucos exemplos, como a publicação do British Medical Journal (1993)[99]:

> "Estudos recentes em 21.000 pacientes acompanhados por 15 anos para se verificar a incidência de doença coronariana foi observado que homens com doença periodontal tinham 25% mais chance de desenvolver a doença cardíaca em comparação com os pacientes que não tinham doença gengival crônica. O risco foi maior para homens abaixo dos 50 anos de idade, que tinham quase 2 vezes mais risco para doença coronariana)."

Ou como o trabalho publicado na Revista Científica Infection and Immunity (1992)[100]:

> "Vários fatores de risco concorrem para as doenças cardiovasculares. É possível que alguns microorganismos encontrados nas infecções orais induzam à agregação plaquetária e facilitem a formação de microtrombos, aumentando o risco de doenças cardiovasculares."

Ou ainda a publicação do Archive of Internal Medicine (2000)[101]:

> "Toxinas microbianas podem sensibilizar o hospedeiro (paciente) que apresenta infecções crônicas. Estudo que acompanhou 9962 pacientes, com idade entre 25 e 74 anos, mostrou que periodontite tem risco significativo para acidentes cerebrovasculares (derrame), principalmente o derrame não-hemorrágico. O risco foi 2.39 vezes maior para os pacientes que apresentaram doença periodontal crônica avançada, comparativamente aos que não têm doença periodontal."

É fato conhecido, já há mais de 100 anos, que micróbios provenientes da boca (dentes ou amígdalas) podem espalhar-se através do sangue, alojando-se em válvulas do coração e provocando doenças gravíssimas como a Endocardite Infecciosa. Quando há sangramento na gengiva, dentes ou ossos maxilares, os germens podem cair na corrente circulatória (bacteremia transitória) e entrar em contato com o endocárdio anormal. O *Streptococus sanguis* é o principal micróbio responsável pela endocardite bacteriana de origem dentária. Por essa razão as Associações Americanas de Cardiologia e de Odontologia[102] (1997) sugerem esquemas de profilaxia antibiótica nos pacientes susceptíveis à endocardite infecciosa, particularmente durante procedimentos cirúrgicos (por exemplo: extração dentária e a raspagem gengival) que causam sangramento em regiões contaminadas, ou infectadas, como é o caso da cavidade oral.

Comparemos novamente com a discussão sobre esse tema no congresso brasileiro de odontologia de 1929 proferida pelo professor Cirne Lima[103]:

> "A infecção dentária, rigorosamente idêntica à que se localiza em qualquer ponto do organismo, propaga-se por contigüidade, por continuidade, por absorção de produtos tóxicos e bacterianos, graças às circulações linfática e sanguínea, e por via nervosa. Entretanto, si tudo concorre para que ela facilmente se difunda, não é menos exato que a existência de dentes nitidamente infectados nem sempre se acompanha de distúrbios mórbidos gerais. À verificação desses resultados, diametralmente opostos, estão estreitamente ligados os dois elementos fundamentais e inseparáveis do processo infeccioso: — o micróbio e o terreno. O infinitamente pequeno e o infinitamente complexo. Ambos exigindo que à sua interdependência de ação correspondam minuciosidades de análise".

Se a *piorréia* era a preocupação naquela época, em 1999, a Academia Americana de Periodontologia, que dá a palavra final sobre as doenças periodontais (gengivais), relacionava entre as causas dessas doenças, na maioria infecciosas, mais de 40 causas possíveis, sendo algumas locais, como a placa

.Dores Mudas.
As estranhas dores da boca

bacteriana e outras sistêmicas como a leucemia, o *diabetes mellitus*, doenças endocrinológicas, medicamentosas, virais, etc.

Em nosso meio o tema continua sendo motivo de pesquisa científica. Estudo realizado por Fabri e colaboradores[14,104], em 2000, no Hospital das Clínicas de São Paulo, mostrou que pacientes diabéticos do tipo 2, com a média de idade de 56 anos, e que tinham Doença Periodontal, melhoraram sua condição metabólica após o tratamento da doença gengival. Essa avaliação foi realizada através dos valores de hemoglobina glicosilada no sangue dos pacientes. A hemoglobina glicolisada permite avaliar as conseqüências da glicose excessiva no sangue. Esses dados são compatíveis com aqueles apresentados pela literatura internacional. É evidente que esse tipo de exame não era disponível em 1930, mas o problema não era desconhecido, embora as explicações fossem inadequadas, sem dúvida.

O médico e dentista Chryso Fontes[105], descreveu em 1929, cinco casos de infecções dentárias *agudas* e suas complicações gerais, sendo 2 deles por Angina de Ludwig, uma infecção aguda muito grave que exige internação, tem alta morbidade e risco elevado de mortalidade, principalmente naquela época em que os antibióticos ainda não estavam disponíveis. Como o dentista despreparado ou o dentista prático poderia enfrentar esses casos graves? Sem dúvida, encaminhando o doente ao médico e limitando-se a tirar dentes, chumbá-los e fabricar próteses. Entender o risco da gravidade da infecção dentária, como na angina de Ludwig, e estar preparado para tratá-la, exige sólida formação do dentista. Cirurgia, medicamentos, internação e integração com várias áreas médicas, são necessárias. Esse autor descrevia naquela época:

> "A importância do dente em Patologia, exige do profissional dentista, conhecimentos aprofundados que lhe permitam ação mais ampla nos domínios da especialidade. Urge a criação de cadeiras de Clínica Estomatológica e Cirurgia Buco-Dentária nos programas oficiais do ensino de Odontologia*."

Atualmente ainda não é incomum que pacientes, dentistas e outros profissionais da saúde desconheçam a gravidade da infecção dentária aguda. Os recursos científicos, os antibióticos, a complexidade das equipes médicas, as Unidades de Terapia Intensiva, a integração com as diversas especialidades

---

*Foi em 1966, através da lei federal de no. 5081, que houve a regulamentação da odontologia brasileira. A Cirurgia Bucomaxilofacial é especialidade odontológica e exige residência hospitalar, tem interface com várias especialidades médicas, e sua vinculação à odontologia baseia-se no conhecimento deste profissional sobre Patologia Bucal.

médicas facilitam a atuação dos dentistas nesses difíceis casos e são o exemplo da necessidade de adequada formação e treinamento na graduação e intensivo treinamento interdisciplinar na pós-graduação, como se exige do especialista em *cirurgia e traumatologia bucomaxilofacial*. A preocupação com a formação e preparo do dentista, como reinvidicava o Dr. Fontes em 1929, provavelmente decorria do fato dele ter formação em odontologia e medicina, vivenciando assim a real necessidade de que uma sólida formação era indispensável às necessidades exigidas para o exercício da odontologia. Totalmente em descompasso com a formação da maioria dos dentistas brasileiros, por muitos anos, ao contrário da preocupação crescente sobre a formação do dentista na Europa e nos Estados Unidos da América.

Estudo realizado em 1995 no Hospital das Clínicas de São Paulo[106], mostrou 36 doentes com infecções buco-dentais *agudas* que necessitaram internação hospitalar devido à gravidade dos seus casos. Em 11 doentes, as infecções eram recidivantes, pois o foco dentário não fora removido; seis (6) pacientes apresentaram pela segunda vez, um (1) paciente apresentara pela terceira vez e um (1) paciente apresentara o mesmo quadro pela sétima vez. Além disso, cinco (5) pacientes automedicavam-se quando havia reinício da infecção. Estas infecções graves, causadas por doença banal, a cárie dentária, custa caro ao já precário sistema de saúde brasileiro, põe em risco a vida dos doentes e mostra claramente o despreparo dos profissionais, médicos e dentistas, para sua erradicação. Ao médico falta a lembrança da Patologia Oral e da necessidade de pesquisar e eliminar o foco causador impedindo que a infecção retorne.

Como mostram os textos de 1929, a infecção odontogênica, *aguda ou crônica*, era amplamente discutida nos meios acadêmicos médico-odontológicos. Compreendia-se sua gravidade e discutia-se suas implicações clínicas à luz do conhecimento científico da época e das limitações na formação profissional do cirurgião-dentista. O *foco infeccioso dentário* continua sendo um grande problema de saúde a ser combatido, pela sua implicação clínica. Atualmente, as técnicas para cirurgias de conservação ou extração do dente são ótimas, a facilidade da anestesia, a presença do dentista nos hospitais, a avaliação prévia a cirurgias de transplantes, a investigação de focos em pacientes com doenças graves, imunossuprimidos ou que apresentam neoplasias, o surgimento dos antibióticos, o inter-relacionamento profissional e o esclarecimento da equipe médica e de enfermagem sobre a importância da Patologia Buco-Dental estão, gradativamente, mudando esta grave ignorância. A ignorância sobre doença simples e historicamente relevante para a saúde geral: o *foco infeccioso odontogênico* (dental). Ver a Figura 13.4 para explicação do mecanismo de espalhamento do *foco infeccioso dental* através do sangue a diferentes regiões do organismo humano[14].

Ainda hoje persistem dúvidas sobre a *teoria da infecção focal*, mas não existe nenhuma dúvida sobre a morbidade dos focos infecciosos dentais, pelo contrá-

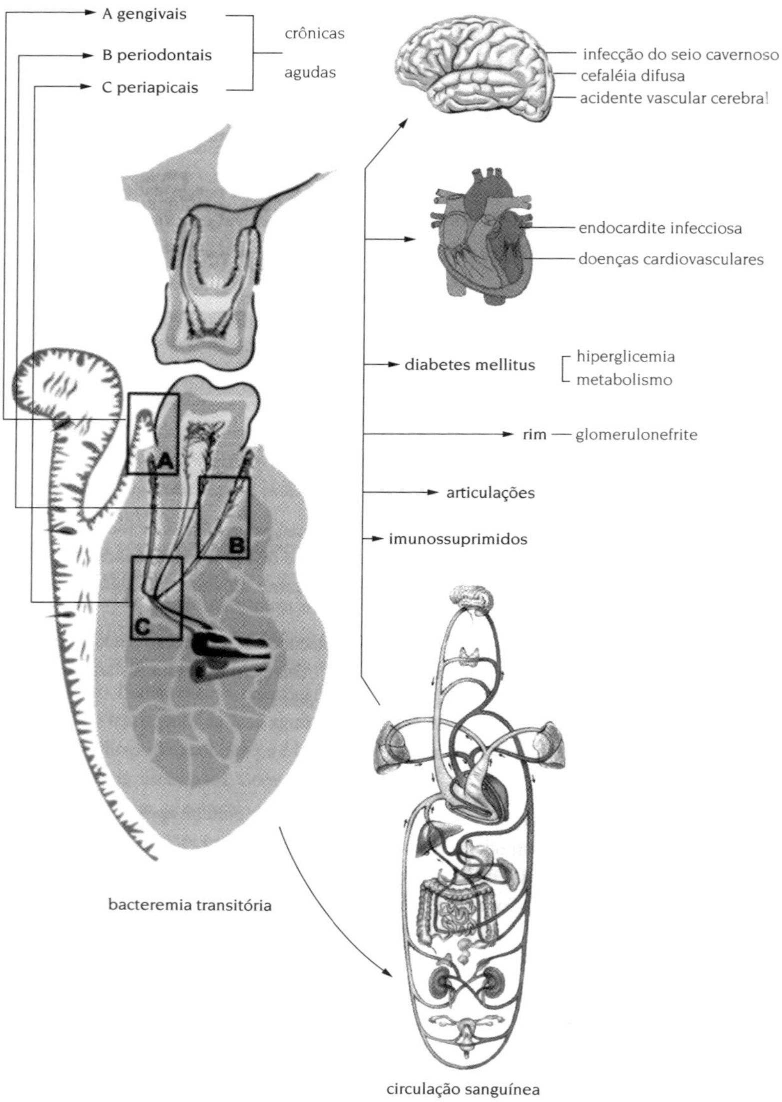

.Dores Mudas.
As estranhas dores da boca

- A gengivais
- B periodontais
- C periapicais

crônicas
agudas

infecção do seio cavernoso
cefaléia difusa
acidente vascular cerebral

endocardite infecciosa
doenças cardiovasculares

diabetes mellitus — hiperglicemia
metabolismo

rim — glomerulonefrite

articulações

imunossuprimidos

bacteremia transitória

circulação sanguínea

Fig. 13.4

Neste esquema é possível observar que a infecção dental pode espalhar-se pelo organismo através do sangue. Diversos órgãos são susceptíveis à infecção que pode aumentar o risco individual para diversas doenças graves, como cardiovasculares e neurovasculares[14].

rio, o abuso de antibióticos, a automedicação e o risco de infecção secundária podem torná-los mais graves quando agudizam.

Os focos infecciosos dentários continuam despertando a atenção de profissionais e cientistas de diversas áreas da saúde. Os estudos clínicos epidemiológicos e a pesquisa experimental avançada, incluindo a biologia molecular e a genética ajudam a elucidá-los gradualmente. Em todos os tempos, não se duvida dos riscos da infecção dos dentes à saúde geral, só que, ao contrário do que ocorria há 70 anos, atualmente os casos de infecções graves são rapidamente diagnosticados e atendidos em consultórios ou hospitais, enquanto as infecções das gengivas, por exemplo, podem permanecer anos de forma crônica, sem manifestação bucal grave, e são estes casos os que suscitam as dúvidas atuais sobre sua ação no organismo.

Aspectos imunológicos, genéticos e ambientais provavelmente explicam diferenças individuais e a razão pela qual esses focos produzem doenças graves em alguns pacientes e não em outros.

Se a teoria da *infecção focal* ainda não é completamente explicada, muitos avanços ocorreram nesse sentido. Fica a certeza de que infecção dentária causa morbidade local e à distância, e dentistas e médicos devem manter-se em alerta, cabendo ao dentista a investigação cuidadosa dos casos suspeitos antes de escolher qualquer terapêutica mutiladora. Compreender a doença infecciosa dos dentes como problema de saúde, com prática e experiência clínica interdisciplinar nas clínicas médica e odontológica continua sendo o calcanhar de Aquiles da Odontologia.

Fala-se atualmente em Medicina Periodontal para estudar e pacientes com infecções gengivais e suas relações com a saúde geral. Na verdade ela resgata a própria Odontologia como ramo da ciência biomédica, e que no passado enfatizou prioritariamente a técnica reabilitadora, estimulou, involuntariamente, a mutilação dentária e, na prática, isolou o dente do indivíduo que o possui: o doente, a despeito de tudo o que foi escrito e é evidenciado cientificamente sobre doenças infecciosas bucais.

Mas, este é o lado natural de toda evolução do conhecimento humano. Felizmente vivemos em época de extremo avanço em todas as áreas da saúde, das pesquisas biológica e médica, o que contribui para o avanço da Odontologia também neste campo.

Banalização das extrações dentárias

"Demonstram a falência do sistema, os vergonhosos indicadores de saúde e de morbidade bucal existentes, traduzidos pelos elevados índices

.Dores Mudas.
As estranhas dores da boca

> *de mutilações, cáries dentárias, doenças periodontais, câncer bucal, má oclusão e anomalias congênitas que colocam o Brasil entre os países de piores condições de saúde bucal no mundo."* II Conferência Nacional de Saúde Bucal (1993)[87].

A crença popular de que dentes suspeitos devem ser extraídos encontra amplo respaldo histórico no comportamento dos dentistas como se evidencia em orientações, como do Dr. Joaquim Ferreira Lima[96], em 1929, em parte motivada pelas dificuldade tecnológicas próprias da época e que tornavam a remoção do dente a melhor medida:

> *"Se um dente é possuidor de uma infecção qualquer, os meios de cura para a escola americana, são paliativos e o melhor será extraí-lo. A propósito, escreveu L. Haden, no seu livro "Dental Infection and systemic disease": - Depois que a experiência mostrou a prova de que uma lesão cardíaca é proveniente de um dente com infecção, nunca se deve tentar a cura, extraí-lo sempre"* (**Figura 13.5**).

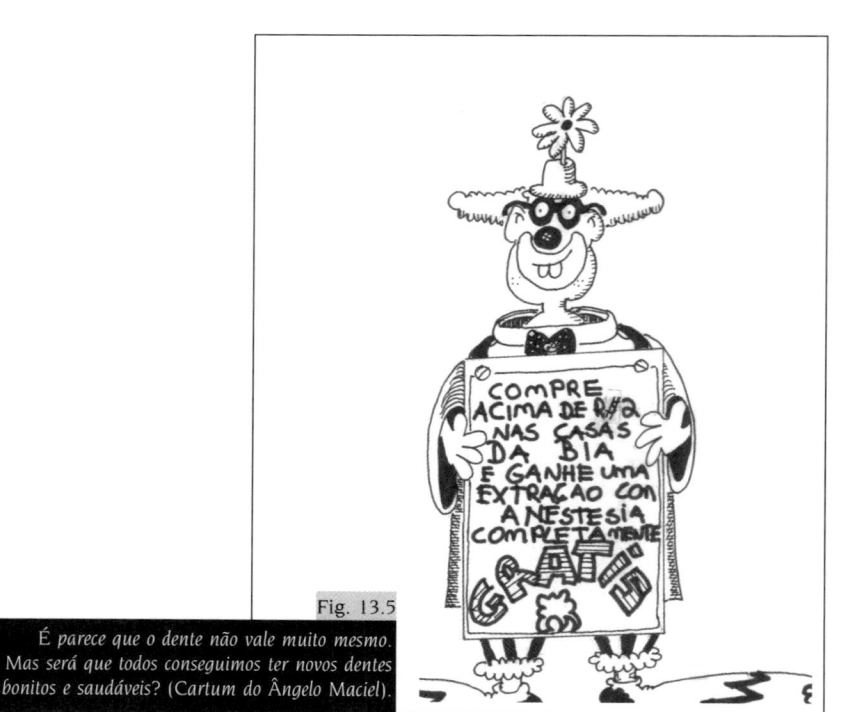

Fig. 13.5

É parece que o dente não vale muito mesmo. Mas será que todos conseguimos ter novos dentes bonitos e saudáveis? (Cartum do Ângelo Maciel).

Parte 3
Dor e saúde bucal: A ponta do iceberg

Em todo o mundo civilizado, a extração do dente foi a principal terapêutica para a dor de dente desde os primórdios da civilização até meados do século XVIII, quando, gradativamente, foram sendo ampliadas as técnicas para cura e manutenção do dente doente. O terror das extrações diminuiu com a descoberta da anestesia no século XIX e, no início do século XX, as técnicas operatórias para conservar os dentes ganharam espaço nos países mais desenvolvidos da época. Em países como o Brasil com grande discrepância social, essa Odontologia "científica" era praticada para minorias economicamente privilegiadas, por dentistas americanos e franceses, principalmente até o final do século XIX, com as criações dos cursos de odontologia, que, mesmo deficientes, formavam os primeiros dentistas brasileiros.

Na realidade, até 1934 ainda legalizavam-se os dentistas práticos e, dadas as dimensões e disparidades econômicas e sociais de nosso país não é infreqüente a descrição de sua presença, e defesa política, ainda nos dias de agora. Não cabe discutir o papel do dentista prático em um país desassistido e carente em saúde, mas refletir sobre a formação histórica do dentista brasileiro, sua formação acadêmica, seu pensamento científico, sua atualização em relação aos avanços científicos mundiais e, principalmente, a aplicação desse conhecimento na sua atividade clínica, perante seus pacientes e defronte às necessidades coletivas de um país em que doenças banais continuam sendo causas de mortes, misérias, morbidades e aumento de custo econômico de um sistema de saúde público deficitário. Desta forma, entende-se porque a extração do dente continua sendo a principal terapêutica da dor de dente para populações necessitadas ainda nos dias atuais.

Á medida que se introduziu o dentista nos dispensários de saúde brasileiros e depois, com a regularização das faculdades de odontologia, a partir de 1932, é que pode se considerar que o brasileiro carente começou a ter acesso ao tratamento odontológico nos locais em que essas instituições eram disponíveis.

Dor orofacial e extração de dentes – Possíveis razões

Eis uma relação dos prováveis fatores que contribuíram para a cultura e banalização da extração do dente:

a) Desconhecimento dos mecanismos biológicos da dor orofacial responsáveis pela difusão e espalhamento da dor na face, crânio e adjacências, algumas vezes confundidos com perturbações oculares;

alterações afetivo-comportamentais que eram confundidas com perturbações psiquiátricas; desconhecimento de que a dor de dente provoca essas alterações, seja esta dor de origem infecciosa ou não.

b) Formação inadequada dos dentistas, centrada na técnica; proliferação dos práticos que apenas dominavam a "arte da extração e da prótese dentária", pouco ou nada sabiam de fisiologia ou anatomia. Desprezo histórico da formação do dentista como profissional de saúde responsável por diagnóstico e prognóstico.

c) Extração do dente foi praticamente a única terapêutica disponível, por muitos anos, particularmente pelos *dentistas práticos*.

d) Crença popular, e de muitos dentistas e médicos, baseada na própria experiência ou em relatos de doentes, de que após a remoção de dentes estragados muitos pacientes melhoraram de doenças diversas. O que pode ser verdadeiro, mas a falta de diagnóstico correto levou à mutilação sem limites; como meras tentativas.

e) É provável que muitos dentes tivessem doença periodontal avançada (piorréia) e necessitassem mesmo de extração.

f) Por fim, antes e agora, na dúvida tire-se o dente é o pensamento ainda predominante. Talvez agora, o intervencionismo operatório, cirúrgico ou não, vai às últimas conseqüências, dadas as facilidades cirúrgicas em cirurgia oral, até finalmente chegar à extração, a mais primitiva e banal de todas elas.

g) Ainda se ouvem juízos de valor preconceituosos, que associam dificuldade de higiene oral e conservação dos dentes à condição social do paciente, sugerindo que a extração dos dentes é o melhor tratamento.

h) Infelizmente as condições socioeconômicas precárias no modelo de saúde privada, preponderante na odontologia brasileira, contribuem para a deterioração dos dentes e levam à inevitável extração.

.14.
Saúde bucal, dor e as diretrizes do Sistema Único de Saúde (SUS)

> "O modelo de saúde bucal vigente no Brasil, caracteriza-se pela limitadíssima capacidade de resposta às necessidades da população brasileira. Ineficaz para intervir na prevalência das doenças bucais que assolam o país é elitista, descoordenado, difuso, individualista, mutilador, iatrogênico, de alto custo, baixo impacto social e desconectado da realidade epidemiológica e social da nação."
> II Conferência Nacional de Saúde Bucal (1993)[87]

O Sistema Único de Saúde (SUS)[107,108] estabeleceu as Unidades Básicas de Saúde (UBS) para atendimento primário dos pacientes que necessitam de atenção à saúde, na qual, evidentemente, está incluída a saúde bucal. Nesse atendimento é estabelecido o grau de complexidade da doença e o paciente pode aí permanecer ou ser encaminhado a outros postos de atendimento mais especializados. Em um sistema de referência (do primário para o secundário ou terciário) e contra-referência (retorno do terciário para os anteriores).

O SUS (Sistema Único de Saúde), surgiu em decorrência das orientações para serviço e ações de saúde estabelecidas na Constituição de 1988. Tem os seguintes princípios doutrinários:

> "UNIVERSALIDADE que é a garantia do sistema de atenção à saúde, por parte do sistema, a todo e qualquer cidadão.
>
> EQÜIDADE é assegurar ações e serviços de todos os níveis de acordo com a complexidade que cada caso requeira saúde.
>
> INTEGRALIDADE é o reconhecimento, na prática, de que:
> - cada pessoa é um todo indivisível e integrante da comunidade;
> - as unidades prestadoras de serviço, com seus diversos graus de complexidade, formam também um todo indivisível, configurando um sistema capaz de prestar assistência integral;
> - o homem é um ser integral, biopsicossocial, e será atendido com esta visão holística, por um Sistema de Saúde também integral, voltado a promover, proteger e recuperar a saúde."
>
> Texto retirado do Documento elaborado por técnicos da União, dos Estados e dos Municípios, em discussão no Ministério da Saúde (versão de 18 de outubro de 1990)[107].

A atenção à saúde pelo SUS visa o tratamento do doente e ações coletivas de saúde pública.

Ações individuais referem-se ao conjunto de procedimentos clínico-cirúrgicos produzidos pelo setor saúde, dirigidos aos *consumidores doentes*. Portanto, neste caso o tratamento é individual e visa o indivíduo já doente, seu custo é elevado e exige equipes, equipamentos e materiais específicos. Na Saúde Bucal refere-se às necessidades de tratamento odontológico atual, o custo é alto e a complexidade é variável.

A *atenção à saúde bucal* é constituída pelo conjunto de ações que, incluindo a assistência odontológica, não se esgota nela, buscando manter a saúde bucal no *conjunto da população*. Neste caso há preocupação com a prevenção e todas as medidas que minimizem o aparecimento de determinada doença. Se o custo é elevado no início, ele se dilui com o tempo em razão da redução de incidência da doença e de doentes.

Níveis de atenção à saúde (SUS)

1. *Atenção primária*: ações básicas nos campos da promoção, prevenção e assistência individual, e a prestação de serviços necessários à resolução dos problemas de maior prevalência e significado social em cada comunidade. Diz-se que as unidades que realizam atenção primária são a porta de entrada do SUS.
2. *Atenção secundária*: conjunto de ações com diferenciação tecnológica quanto a recursos humanos (mais especializados) e equipamentos

(mais sofisticados), orientados à resolução de problemas de saúde de maior complexidade, mas ainda em nível ambulatorial.
3. *Atenção terciária*: produção de serviços de alta complexidade, por especialistas em diferentes áreas e que, em geral, requerem internação hospitalar.
4. *Centros de excelência*: unidades de saúde que, pelas características (tipos de equipamentos e tecnologia desenvolvida na assistência; alta especialização e qualificação dos recursos humanos, etc.), desempenham um papel estratégico para o conjunto do SUS, recebendo pacientes de todo o país e até mesmo do exterior.

Níveis de complexidade em Odontologia

No contexto do SUS, o paciente com dor nos dentes, na boca, ou na face, que procura o sistema público de saúde deve ter atendimentos em todos os níveis de complexidade. No que se refere à dor bucal, nos seus diversos graus de complexidade, não estão claramente estabelecidos os critérios, embora na prática eles sejam realidade; há necessidade de promover educação continuada, investindo nos recursos humanos do setor público para reduzir as complicações de doenças comuns, como a infecção buco-dental ou de dores localizadas na boca que evoluem para casos complexos de dor crônica. Na III Conferência Nacional de Saúde Bucal realizada em Brasília em julho de 2004 esse assunto já começou a ser discutido dentro do grau de importância que necessita, pois a dor de dente e a dor na boca é claramente o motivo principal de procura do paciente por assistência na Unidade Básica de Saúde ou de hospitais que mantém equipes de dentistas em seus quadros. Sugestões baseadas na experiência do Centro de Dor do Hospital das Clínicas da FMUSP são discutidas a seguir. É relevante a discussão da dor como causa principal de procura de atendimentos e da necessidade de prevenção das doenças comuns em odontologia que a provocam como: cárie, doença periodontal, câncer bucal e as disfunções mandibulares.

Atualmente não estão bem definidos os diversos procedimentos e seu grau de complexidade nos diversos níveis de complexidade, particularmente no que se refere à Saúde Bucal ou à Odontologia em geral. A definição desses critérios é necessária e indispensável. Os dentistas que atuam ou atuarão na Atenção Primária das UBS necessitarão de treinamento continuado para estarem aptos a reconhecer a complexidade dos doentes que procuram esses postos, seja em relação à dor orofacial, seja em relação à própria condição clínica sistêmica dos mesmos.

.Dores Mudas.
As estranhas dores da boca

Destaca-se no relatório final da 3ª Conferência Nacional de Saúde Bucal de 2004 a seguinte sugestão:

> "Estruturar mecanismos de acompanhamento e monitoramento, tornando obrigatória a reformulação periódica dos currículos acadêmicos de todos os cursos relacionados à área da saúde, direcionando-os para a melhora da qualidade da atenção básica, com ênfase no modelo de promoção da saúde, no trabalho em equipe multiprofissional e interdisciplinar, nos princípios éticos da intersetorialidade, na competência e habilidade técnica para atuar na promoção, proteção, recuperação e reabilitação da saúde, na perspectiva da humanização da atenção à saúde bucal."

Os currículos mínimos de graduação odontológica e o enfoque da necessidade de especialização com 80% de prática talvez sejam argumentos que fomentam a técnica compartimentalizada em detrimento do conhecimento da Patologia, Semiologia e do ambiente social em que vive o paciente. Esta não é uma tarefa isolada, nem meramente técnica, como muitas vezes nos fazem supor.

Dor em Odontologia e níveis de complexidade – Sugestões

A variabilidade e complexidade das dores orofaciais mostram a necessidade de adotar critérios em conformidade com os níveis de Atenção à Saúde do SUS. A existência de critérios agilizaria os atendimentos, reduziria os riscos potenciais do diagnóstico tardio e de iatrogenia. Possibilitaria a resolução de casos agudos, reduzindo os riscos de cronificação da dor, minimizando seu impacto na vida do doente e reduzindo o custo para o sistema de saúde pública.

Sugestões:

Nível 1 – *ações básicas de saúde*: Diagnóstico e tratamento sintomático das dores orais; controle das dores buco-dentais agudas com uso de fármacos e outras medidas disponíveis para o tratamento da dor. Reconhecimento da complexidade do caso para referência de acordo com seu nível. Medidas terapêuticas possíveis podem ser aplicadas neste nível, como por exemplo: remoção da cárie e proteção pulpar, drenagem inicial de abscessos via canal, pulpectomias; alívio oclusal em traumatismos dentais agudos e alívios de próteses totais em traumatismos da mucosa oral.

Nível 2 – *especialidades respectivas como Endodontia, Periodontia e Cirurgia*: Nestes casos o controle da dor segue os esquemas farmacológicos disponíveis, adaptados ao tratamento de cada paciente, em acordo com sua complexidade. As equipes, independente de sua formação técnica, devem estar preparadas para o controle da dor aguda através de fármacos ou outras medidas disponíveis.

Nível 3 – *serviços de dor orofacial em centros hospitalares (interdisciplinares) de dor para*:

a. Casos de dor persistente, de qualquer causa odontológica e não-odontológica, que não responderam adequadamente aos procedimentos de rotina.
b. Diagnósticos e tratamentos de dores orofaciais persistentes ou crônicas.
c. Tratamento de dor facial atípica e dores neuropáticas.
d. Tratamento de neuralgia do trigêmeo.
e. Dor orofacial em pacientes com síndromes dolorosas sistêmicas, como fibromialgia, colagenases, imunossuprimidos, etc.
f. Casos que exijam medicamentos, procedimentos terapêuticos ou exames especiais próprios de hospitais.
g. Dor oncológica (câncer bucal, mucosites, osteorradionecrose, etc.).
h. Pacientes com dor orofacial, incluindo odontalgias, que necessitam de internação em hospitais terciários, seja pela gravidade de sua condição sistêmica (por exemplo: em AIDS, anemia falciforme), seja pela gravidade da doença odontológica (por exemplo: angina de Ludwig; dor bucal excruciante).

Nível 4 – *centro de excelência, formadas por centros interdisciplinares de dor*: Com recursos humanos e tecnologia avançada para atendimentos de casos complexos de dor facial. Inclui procedimentos neurocirúrgicos avançado, exames especiais, atendimento interdisciplinar avançado e atendimento a pacientes com doenças sistêmicas graves ou que necessitam de atenção especializada.

.15.
Educação em dor:
Complexidade e desafio interdisciplinar

Nada melhor do que iniciar este ensaio com a frase de um dos nossos maiores educadores, Paulo Freire[15]:

> *"Como prática estritamente humana jamais pude entender a educação como uma experiência fria, sem alma, em que os sentimentos e as emoções, os desejos, os sonhos, devessem ser suprimidos por uma espécie de ditadura reacionista. Nem tampouco jamais compreendi a prática educativa como uma experiência que faltasse o rigor em que se gera a necessária disciplina intelectual".*

Formação educacional e modelos para formação do cirurgião-dentista brasileiro, apto a trabalhar integrado à equipe interdisciplinar de saúde, reconhecendo os problemas de saúde da população e o impacto na sua área específica, ou vice-versa, são assuntos polêmicos e cheios de controvérsias. A experiência atual em ensino, pesquisa e assistência nessa área demonstram que é hora de reflexão. As dores orofaciais são muitas e variam de simples a complexas, exigem treinamento interdisciplinar e são ótimos motivos para essa reflexão profissional.

.Dores Mudas.
As estranhas dores da boca

Historicamente a prática da profissão odontológica mostra defasagem em relação à discussão acadêmica e às reais necessidades da população brasileira. Isto é fato reconhecido por educadores, gestores públicos, dentistas e pacientes. Se por outro lado, está avançadíssima em técnica e tecnologia para procedimentos complexos na reabilitação oral e facial, mostra-se insuficiente no item mais básico da formação do dentista, o diagnóstico. Assim como o médico, o dentista é responsável por diagnósticos nosológicos, prognósticos e definição dos riscos e benefícios dos tratamentos. Isso exige formação e treinamento intensivo, em equipes interdisciplinares, se possível com estágios avançados em odontologia hospitalar, a exemplo da residência médica.

Dor orofacial

Em dor crônica da face, os desafios da odontologia não são diferentes da medicina, onde a formação interdisciplinar é fundamental. Compreender o sistema trigeminal, a fisiopatologia da dor e as manifestações clínicas das dores bucais e faciais exigem conhecimento e experiência. Quando isso ocorrer, qualquer orientação e reabilitação dos pacientes deixarão de ser potencialmente iatrogênicas.

Como conceito de Dor Orofacial pode-se considerar[109]:

> "Dor orofacial é um sintoma de amplo espectro de doenças. Como sintoma, ela pode ser devido à uma doença das estruturas orais e faciais, de doenças sistêmicas músculo-esqueléticas, ou doenças reumatológicas, doenças dos sistemas nervosos periférico ou central, ou anormalidades psicológicas; a dor pode ser referida de outras regiões (ex.: músculos cervicais ou doenças intracranianas). Dor orofacial pode também ocorrer na ausência de alterações físicas detectáveis ou de anormalidades laboratoriais ou em imagens radiográficas. Algumas destas doenças são facilmente reconhecidas e tratadas, enquanto outras não são bem conhecidas e não respondem bem aos tratamentos atuais. As causas possíveis de dor orofacial devem ser consideradas pois podem cruzar as fronteiras de muitas disciplinas médicas ou odontológicas. A abordagem interdisciplinar é freqüentemente necessária para estabelecer diagnóstico e tratamento".

Sobre as dúvidas que existiam sobre a necessidade desta especialidade, aqui entre nós brasileiros, temos a explicação do Dr. Gary Heir, professor da

Universidade de Medicina e Odontologia de New Jersey e ex-presidente da Academia Americana de Dor Orofacial:

> "Treinar dentistas que reconheçam casos complexos ou pouco comuns de dores orofaciais é indispensável. Assim podem-se evitar procedimentos iatrogênicos, como extrações dentárias e cirurgias maxilares desnecessárias; pode-se identificar mais rapidamente os pacientes com dor crônica da face e minimizar os problemas próprios da cronificação da dor facial".

Entre as especialidades da Odontologia uma delas é a *Disfunção Temporomandibular e Dor Orofacial*.

Pela resolução CFO-25/2002 do Conselho Federal de Odontologia (CFO) são objetos dessa especialidade[31]:

Art. 1º. As áreas de competência para atuação do especialista em Disfunção Temporomandibular e Dor Orofacial incluem:

a) Diagnóstico e prognóstico das dores orofaciais complexas, incluindo as disfunções temporomandibulares, particularmente aquelas de natureza crônica.
b) Inter-relacionamento e participação na equipe multidisciplinar de dor em instituições de saúde, de ensino e de pesquisas.
c) Realização de estudos epidemiológicos e de fisiopatologia das disfunções temporomandibulares e demais dores que se manifestam na região orofacial.
d) Tratamento das dores orofaciais e disfunções temporomandibulares, através de procedimentos de competência odontológica.

Freqüentemente ouvem-se perguntas sobre prescrição de medicamentos por dentistas. O que é permitido? Veja as resoluções sobre o exercício profissional do cirurgião-dentista, pelo Conselho Federal de Odontologia:

Atividades Privativas do cirurgião-dentista, Capítulo II, Art. 40.

O exercício das atividades profissionais do cirurgião-dentista só é permitido com a observância do disposto nas Leis 4.324, de 14.04.64 e 5.081, de 24.08.66, no Decreto nº 68.704, de 03.06.71; e, nestas normas (CFO, 1973).

.Dores Mudas.
As estranhas dores da boca

> Compete ao cirurgião-dentista[31]:
> I. Praticar todos os atos pertinentes à Odontologia decorrentes dos conhecimentos adquiridos em curso regular ou em cursos de pós-graduação.
> II. Prescrever e aplicar especialidades farmacêuticas de uso interno e externo, indicadas em Odontologia.
> III. Atestar, no setor de sua atividade profissional, estados mórbidos e outros, inclusive para justificação de falta ao emprego.
> IV. Proceder à perícia odontolegal em foro civil, criminal, trabalhista e em sede administrativa.
> V. Aplicar anestesia local e troncular.
> VI. Empregar a analgesia e a hipnose, desde que comprovadamente habilitado, quando constituírem meios eficazes para o tratamento.
> VII. Manter, anexo ao consultório, laboratório de prótese, aparelhagem e instalação adequadas para pesquisas e análises clínicas, relacionadas com os casos específicos de sua especialidade, bem como aparelho de raios X, para diagnóstico, e aparelhagem de fisioterapia.
> VIII. Prescrever e aplicar medicação de urgência no caso de acidentes graves que comprometam a vida e a saúde do paciente.
> IX. Utilizar, no exercício da função de perito-odontológico, em caso de necrópsia, as vias de acesso ao pescoço e à cabeça.

Abordagem da dor nos cursos de graduação

A regulamentação da odontologia brasileira tem menos de 50 anos; é muito jovem quando comparada à realidade internacional, com cerca de 300 anos de compreensão de que a Patologia Bucal não é apenas regional, e que tem enorme interferência na saúde global do paciente. Que a saúde oral coletiva seja enfrentada como a realidade de nossa população exige, que o SUS consiga implementá-la e que nossas faculdades de odontologia aumentem os esforços no sentido de formar o cirurgião-dentista brasileiro com o currículo adequado, não para torná-lo um brilhante técnico, mas preparado para avaliar os riscos e benefícios de sua avançada técnica.

Gradativamente, todos os setores envolvidos na educação, como universidades, professores e conselhos, deverão preparar os currículos de forma a adequar profissionais aptos a enfrentar os desafios destes novos tempos. Caso contrário será mantido esse sistema perverso, alheio à realidade do país e dos pacientes, com formação tecnicista sem visão no paciente em seu todo.

Inclua-se a importância de valores humanísticos. Os profissionais que atuarem nas Unidades Básicas de Saúde necessitarão avaliar os pacientes, fazer diagnósticos, identificar a complexidade das doenças bucais e dos doentes que as carregam, medicar, orientar o paciente, e, quando necessário, encaminhá-lo ao centro de referência. Essa tarefa não será tão fácil. Exigirá bons profissionais.

Algumas universidades já criaram a disciplina de dor orofacial como opção a seus alunos de graduação. É um bom começo. Que além da teoria os alunos tenham ambiente apropriado para praticar essa difícil tarefa da semiologia da dor. Sua integração com as disciplinas odontológicas, como na disciplina de Clínica Integrada[14], necessitará mais que o exercício exclusivo da *prática tecnicista*, pois terá de discutir o doente. A boa formação profissional reduzirá os problemas e conflitos entre profissões, como ocorreu com a cirurgia bucomaxilofacial, e permitirá a abordagem consensual nas interfaces. Prática já comum entre dentistas e médicos brasileiros.

Desafios à educação profissional em dor

Existem muitas controvérsias sobre a formação universitária em nosso país. Profissionais de todas as áreas apontam inúmeros problemas que contribuem para a formação profissional deficiente. A Odontologia tem desafios semelhantes, mas muitas peculiaridades. Eis algumas dificuldades que deveriam ser ultrapassadas para estabelecer a sólida formação do cirurgião-dentista, perante as desafios atuais:

1. Excesso de faculdades, existência de currículos mínimos que realçam a técnica e a *prática* tecnicista da odontologia. Excesso de cursos de atualização e especialização por diversas associações de classe, faculdades e instituições de ensino. Corpo clínico nem sempre eficiente, ótimos clínicos, nem sempre bons professores; falha na formação didática.
2. Excesso de tecnologia estimula o "marketing" na odontologia, visando clientes e não o atendimento à saúde; visando a técnica e o uso da tecnologia para conquistar clientes e não a promoção de saúde.
3. Dificuldade do poder público em melhorar o atendimento preventivo à população e inadequação do sistema de saúde para atendimento individual do doente, nos diversos níveis de complexidade. O estágio atual da longevidade e da própria medicina aumentou o número de doentes crônicos com boa qualidade de vida.

.Dores Mudas.
As estranhas dores da boca

4. Deficiência na pesquisa epidemiológica em nosso país; felizmente está melhorando e temos bons dados nacionais. Alguns são comentados neste livro.
5. Mercado de trabalho deficitário; mesmo com o aumento das oportunidades em instituições públicas.
6. Falta de política de saúde que estimule o espalhamento profissional por todas as regiões do país.

Recentemente aumentaram as contratações para atendimento nas Unidades Básicas de Saúde e no Programa da Saúde da Família. A participação de dentistas preparados, com experiência clínica adequada, é um bom passo para melhorar a Saúde Bucal em nosso país.

O diagnóstico da dor em odontologia no SUS

Eis algumas sugestões que ajudarão a preparar o dentista para adequá-lo às reais necessidades dos doentes, em diversos graus de complexidade, como exige o Sistema Único de Saúde:

1. Compreender o dente, razão primária de sua profissão, como estrutura viva e indissociável do seu portador: o paciente. Dessa forma, o estudo de matérias básicas, a exemplo da biologia, bioquímica, neuroanatomia e farmacologia não será delimitado, segmentado ou aberrante, pois, sem compreender essas disciplinas, de forma integrada, não há formação plena. Por exemplo, o sistema trigeminal é o mesmo para todos os profissionais que atuam nas sub-regiões do segmento cefálico. E é complexo.
2. Ter sólida formação interdisciplinar com estágios em Clínica Integrada e em Odontologia Hospitalar onde se exerce a Odontologia geral. Terá, na prática, a verdadeira noção de saúde. Observará a forma como doenças dentais podem afetar o doente, causar doenças locais e sistêmicas nos diversos graus de complexidade. Aprenderá como as condições sistêmicas dos doentes interferem nas doenças da boca e nas decisões profissionais. Conviverá com situações de urgências e emergências médicas. Aprenderá a reconhecer a atividade em equipes interdisciplinares. A residência odontológica hospitalar, complementar à graduação, será uma boa opção. Nas universidades públicas, quase todos os hospitais universitários têm equipes odontológicas.

3. Formação em ética, com a noção ampla do que é saúde, individual e coletiva, e qual é o seu papel como profissional de saúde. Entender que a limitação anatômica da sua atividade a uma área específica da face nada tem a ver com a sua formação interdisciplinar e global, reconhecendo o organismo em seu todo, pois é nele que exercerá sua futura atividade. Se não fora assim, não poderia receitar um medicamento, injetar uma anestesia ou tratar uma infecção.
4. Estágio em equipes de saúde coletiva para compreender a real necessidade das populações mais carentes e incorporar-se na prevenção primária e secundária de doenças. Estar apto a reabilitar os doentes de acordo com sua individualização, grau de complexidade e recursos tecnológicos disponíveis.
5. Na área de dor orofacial, o próprio reconhecimento universal da complexidade desse tema e dessa área, exigem uma formação interdisciplinar em centros de dor de universidades ou hospitais de excelência.

A experiência da cirurgia

A cirurgia Bucomaxilofacial é a especialidade odontológica que primeiramente agregou o cirurgião-dentista às equipes multidisciplinares que trabalham em hospital. O conhecimento dos problemas dentários e de Patologia Oral permitiu ao dentista entender a complexidade da boca e sua integração com o organismo. Mas, ao chegar ao hospital, descobriu que o desafio é muito maior e que esse especialista tem que receber formação em regime de residência hospitalar, como exige atualmente o Conselho Federal de Odontologia. Dessa forma continuará firme em sua profissão. Vejamos o exemplo dessa integração e a necessidade de bom preparo recordando o Dr. Kurt Thomas[110], um dos grandes nomes da Cirurgia Oral.

As palavras do Dr. Halsted, famoso cirurgião americano, citado pelo pai da Cirurgia americana, o Dr. Kurt Thomas (1952), talvez exemplifiquem as necessidades do cirurgião-dentista, como operador em geral, independente da especialidade que exerce:

> "... um cirurgião é uma pessoa que usa sua cabeça tanto quanto suas mãos: quando usa somente suas mãos ele torna-se um operador que pratica uma habilidade manual, porque ele não percebe por qual razão a realiza."

.Dores Mudas.
As estranhas dores da boca

A dor é uma experiência sensitiva e emocional desagradável, nos diz a IASP (1994)[5]. A dor de dente é a origem da profissão do cirurgião-dentista, mas hoje ele se defronta com dores de diferentes origens, local ou sistêmica. Para tratá-las deve ouvir e compreender os pacientes, saber Patologia e exercer a Semiologia. Se possível com treinamento interdisciplinar em centros de dor.

Isto tudo acompanha, ou precede, a técnica, na qual, sabidamente, os dentistas somos considerados exímios.

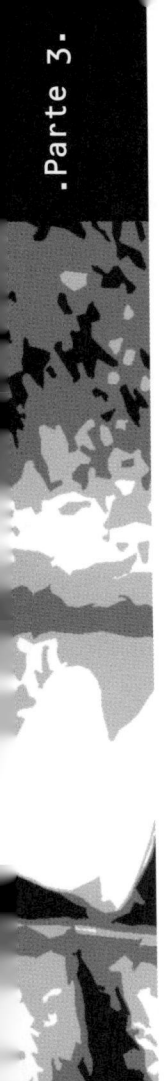

.16.
Odontologia hospitalar: A residência odontológica

> "O conhecimento não pode apenas devassar, precisa também, e, sobretudo, cuidar. Cuidar, pois, também faz parte do saber pensar (Boff, 1999), bem como modular as emoções no caminho da felicidade."
> ..."Diante de tamanha complexidade, recomenda-se a interdisciplinaridade, que, modestamente, busca todos os apoios de todas as áreas, na certeza de que, ao final das contas, realidade nos escapa."

A formação profissional em saúde requer rumos éticos, sem interferência de conveniências econômicas ou políticas. O texto acima do professor Pedro Demo[111], foi retirado do seu livro *Conhecer & Aprender – Sabedoria dos Limites e Desafios* e ajuda-nos a refletir sobre complexidade do conhecimento e interdisciplinaridade. É apropriado para iniciarmos este ensaio sobre treinamento do profissional da área de saúde. Educação profissional como promotora de saúde, com valores humanísticos interligados ao conhecimento biológico que a ciência fornece é indispensável.

Nesta reflexão não se pretende sugerir mudanças na atividade profissional do cirurgião-dentista, tampouco sugerir invasão de outras áreas profissionais, mas apenas realçar a necessidade de treinamento prático de informações indispensáveis para o exercício clínico. Se a graduação não consegue realizar essa prática, então que os cursos de pós-graduação *lato sensu* o façam inteiramente; não apenas reforçando o conteúdo puramente técnico.

Um bom e antigo exemplo é o da cirurgia e traumatologia bucomaxilofacial, especialidade odontológica que exige treinamento prolongado de técnica cirúrgica geral e específica, mas também de Semiologia, Farmacologia, Emergências Médicas e avaliação cuidadosa dos riscos cirúrgicos e prognósticos dos doentes. Por essa razão a formação é interdisciplinar, em tempo integral e prolongada, não se podendo imaginar que seja realizada fora do âmbito de hospitais apropriados para esse tipo de formação. Mas as exigências para formar o cirurgião-dentista apto, minimamente, a enfrentar as necessidades dos doentes estende-se a quase todas as áreas da odontologia.

O risco médico envolvido nos procedimentos odontológicos deve alertar para a formação de profissionais com experiência no atendimento de pacientes complexos[112]:

> *"Respeitando o famoso axioma médico — primum non nocere — (primeiro, não causar dano), todos os procedimentos realizados nos pacientes e todas as prescrições a ele dadas, deverão ser precedidas pela consideração consciente do dentista, sobre o risco de um determinado procedimento. Avaliação do risco médico, pelo estabelecimento de um resumo formal dos riscos específicos que podem ocorrer em determinado paciente, assegura que continua auto-avaliação seja realizada pelo clínico."*

As necessidades de alguns pacientes com doenças da boca extrapolam os limites do tradicional consultório odontológico. A gravidade de diversas doenças sistêmicas e de doenças que afetam a cabeça e o pescoço, exige treinamento especializado do dentista em equipes multiprofissionais de instituições de saúde que disponibilizem recursos humanos, técnicas e equipamentos para atendimento de pacientes em diversos níveis de complexidade. Todos aprenderão que as responsabilidades podem ser compartilhadas, mas que o indivíduo também é responsável por suas decisões.

Esse tema foi discutido na 3ª Conferência Nacional de Saúde Bucal (2004), realizada em Brasília:

> *"Estruturar mecanismos de acompanhamento e monitoramento, tornando obrigatória a reformulação periódica dos currículos acadêmicos de todos os cursos relacionados à área da saúde, direcionando-os para a melhora da qualidade da atenção básica, com ênfase no modelo de*

> *promoção da saúde, no trabalho em equipe multiprofissional e interdisciplinar, nos princípios éticos da intersetorialidade, na competência e habilidade técnica para atuar na promoção, proteção, recuperação e reabilitação da saúde, na perspectiva da humanização da atenção à saúde bucal."*

Esta frase realça os rumos das profissões da saúde no Brasil, particularmente da Odontologia. Não será tarefa fácil, mas necessária, desde que o bem comum seja o alvo e desejo da comunidade. O objetivo são os pacientes.

Atualmente é mais elevado o número de hospitais que contam com equipes odontológicas. Especialistas em Cirurgia e Traumatologia Bucomaxilofacial, atuam predominantemente em traumatismos faciais, tumores da boca e dos maxilares, deformidades dento-faciais e doenças da articulação temporomandibular. Nos últimos anos aumentou a presença de equipes hospitalares formadas por dentistas generalistas, e de outras especialidades odontológicas. Pacientes internados ou que freqüentam hospitais universitários têm diferentes níveis de complexidade e seus problemas dentários podem exigir atuação multiprofissional. Quer pela variedade de doenças buco-dentais quer pela condição sistêmica, o tratamento odontológico habitual, incluindo cirurgias orais, passa a ter diferentes riscos e necessidade de preparo pré-operatório. Por exemplo, exodontias e cirurgias gengivais, que são a rotina do dentista e normalmente têm risco cirúrgico mínimo, passam a requer cuidados especiais em pacientes com doenças hematológicas, cardiopatias, hepáticas, renais, oncológicos ou por imunossupressão.

A medicina oral

Um dos mais antigos livros textos que fala do atendimento odontológico em pacientes com doenças sistêmicas com diversos níveis de complexidade, e que realça a necessidade da Odontologia Hospitalar, é o *Oral Medicine*. Sua primeira edição foi publicada em 1954 nos Estados Unidos da América por Burket. Na décima edição (2003) ele diz, a respeito dos objetivos e necessidades do dentista nos hospitais gerais[112]:

> *"O hospital é, freqüentemente, o local para atendimento dos casos mais complexos de medicina oral. Pacientes hospitalizados freqüentemente têm complicações dentárias ou bucais devido a transplantes de medula óssea, doenças hematológicas, diabete mal controlado, anormalidades graves de coagulação sanguínea e doenças cardíacas graves."*

> "O hospital que deseja fornecer um alto nível de cuidados aos seus doentes deve ter um departamento de Odontologia."
>
> "Esse departamento deveria servir como centro de referência da comunidade, fornecendo o mais alto nível de tratamento odontológico para pacientes com doenças sistêmicas graves. A abordagem de pacientes sistemicamente complexos é melhor realizada no hospital porque há disponibilidade de meios diagnósticos sofisticados e de equipamentos de emergência, além da proximidade de especialistas em todas as áreas médicas e das profissões da saúde."
>
> "Exemplos de problemas ou necessidades raramente vistos em consultórios, mas comumente encontrados nos hospitais, são dos pacientes hospitalizados com úlceras orais, sangramento oral e infecções orais secundárias de doenças hematológicas ou quimioterapia; parotidite aguda em pacientes debilitados; prevenção odontológica para a osteorradionecrose, prévia à radioterapia e cuidados odontológicos para prevenir infecção prévia a transplante de órgãos ou em cirurgias abertas do coração."

O Conselho Federal de Odontologia regula a atividade referente à Odontologia Hospitalar (CFO, 2003)[31]:

Art. 18. Compete ao cirurgião-dentista internar e assistir paciente em hospitais públicos e privados, com e sem caráter filantrópico, respeitadas as normas técnico-administrativas das instituições.

Art. 19. As atividades odontológicas exercidas em hospital obedecerão às normas do Conselho Federal.

Art. 20. Constitui infração ética, mesmo em ambiente hospitalar, executar intervenção cirúrgica fora do âmbito da Odontologia.

Odontologia hospitalar no Brasil

O exercício da odontologia em âmbito hospitalar no Brasil recebe a denominação genérica de *Odontologia Hospitalar*. Canto Pereira definiu a Odontologia Hospitalar[113] *como o ramo da Odontologia que visa o entrosamento com especialidades médicas, tendo por objetivo oferecer atendimento de alto nível, em condições de segurança, contando com o apoio efetivo do corpo clínico do hospital.*

A Odontologia Hospitalar refere-se à atividade do cirurgião-dentista em hospitais, em todas as áreas da odontologia. Os pacientes da Cirurgia e Traumatologia Bucomaxilofacial normalmente são atendidos em hospitais, pois necessitam de internação e anestesia geral. Já os pacientes que necessitam tratamento odontológico em geral, dentro do hospital, constituem o grupo que necessita de atendimento terciário por seu maior grau de complexidade. Essa complexidade deve-se à doença do paciente (por exemplo: doença hematológica grave, câncer ou hepatopatias) ou a doença odontológica grave (por exemplo: infecção buco-dental por Angina de Ludwig).

Portanto, Odontologia Hospitalar não é uma especialidade odontológica em si, mas o local de atendimento de pacientes que requerem hospital. É também o ambiente adequado, a exemplo da medicina e da enfermagem, para a complementação da formação odontológica básica, que pode ser realizada por curto período de tempo, ainda na fase de graduação, como se fora um internato odontológico, ou aos recém-formados que realizariam sua residência hospitalar. Nesse ambiente o jovem tem contato com doentes graves e técnicas avançadas, onde se discutem multidisciplinarmente as condições clínicas do doente, para atendê-lo na condição de saúde que exigir intervenção. Permite interagir com as áreas médicas e dos profissionais da saúde e com os próprios dentistas de diferentes especialidades.

> A *residência odontológica* pode ser realizada nas diversas especialidades odontológicas disponíveis no hospital.

O Brasil conta com grandes hospitais universitários e privados e nossas necessidades não são diferentes dos países norte-americanos e europeus. Em São Paulo, o Hospital das Clínicas e a Santa Casa de Misericórdia são exemplos de pioneirismo na instalação de serviços de odontologia, já há mais de 60 anos. Outros hospitais públicos de São Paulo também têm departamentos de Odontologia funcionando há muitos anos, como por exemplo: Hospital do Tatuapé, Hospital do Servidor Público Estadual, Hospital do Servidor Público Municipal, Hospital Heliópolis, Hospital do Jabaquara, Hospital Universitário, Hospital do Câncer e Hospital São Paulo.

Um belíssimo exemplo de Odontologia Hospitalar integrada à própria Faculdade de Odontologia é o Hospital dos Defeitos Lábio-Palatinos de Bauru no estado de São Paulo. Conhecido carinhosamente como *Centrinho*, esse hospital é conhecido internacionalmente e é referência para atendimento dessas crianças, que muitas vezes têm sua história de vida ligada à essa instituição. A integração profissional, os aspectos sociais e o acolhimento dos pequenos doentes e suas famílias, muitas vezes em precaríssimas condições socioeconômicas, é um maravilhoso exemplo a ser seguido em nosso país. Os defeitos lábio-palatinos afetam a criança durante a gestação, e seu tratamento precoce reduz as seqüelas do crescimento e desenvolvimento da face. Evita também os graves problemas psicológicos e sociais que se seguem. Essas crianças precisam de tratamentos complexos, multiprofissionais, até a idade adulta e o hospital do Centrinho criou condições para isso. Outros hospitais brasileiros procuram seguir esse exemplo.

Residência em odontologia hospitalar: experiência brasileira de 20 anos

O Hospital das Clínicas da Faculdade de Medicina da Universidade de São Paulo (FMUSP) desenvolve programa pioneiro de Aprimoramento em Odontologia Hospitalar[14] em todas as áreas da odontologia, visando atendimento de pacientes em todos os níveis de complexidade, e particularmente naqueles de alta complexidade. Esse programa corresponde à residência odontológica, onde o aluno recém-formado permanece por 2 anos (4.000 a 6.000 horas) no hospital. Convive com as mais diferentes condições de saúde dos doentes que necessitam de atenção odontológica em vários níveis. Esse programa tem 20 anos de existência e é realizado com bolsa fornecida pelo PAP/FUNDAP do governo do estado de São Paulo. Dessa forma a instituição consegue formar profissionais, de forma educacional regular, interdisciplinar, para atender pacientes odontológicos em diversos graus de complexidade. Reúne, também para a odontologia, os objetivos que são a missão do Hospital das Clínicas da FMUSP: Ensino, Pesquisa e Assistência.

Um desses programas é específico para Dor Orofacial, em que os aprimorandos fazem o primeiro ano básico, comum, e o segundo ano específico em Dores Orofaciais. A interdisciplinaridade com o Centro de Dor do Hospital, incluindo cuidados paliativos, permite sólida formação desses cirurgiões-dentistas.

Essa residência supre a deficiência crônica das Faculdades de Odontologia onde o conteúdo teórico de disciplinas médicas não se concretiza na prática e as disciplinas clínicas de odontologia, inclusive na Clínica Integrada, são essencialmente técnicas, sem a formação interdisciplinar, médico-odontológica, indispensável à formação do cirurgião-dentista como profissional da área de saúde, independente de onde exercerá sua profissão.

As próprias Unidades Básicas de Saúde exigem dentistas com formação sólida, treinados para o diagnóstico e tratamento das necessidades primárias de saúde bucal, mas também aptos e reconhecerem quadros mais complexos para trabalhar no sistema de referência e contra-referência atualmente preconizado. Imaginar que o dentista recém-formado estará apto a exercer essas atividades é subestimar a importância e necessidades dos pacientes com doenças bucais.

Por muito tempo, e ainda atualmente, discute-se sobre ser o profissional da odontologia dentista ou médico. Parece que essa questão está ultrapassada.

A experiência histórica dos países europeus e da América do Norte mostra que o problema central não é esse e sim como se dará a formação do futuro dentista. Que ele deverá ter sólida formação em matérias básicas, a exemplo do médico, já não existem dúvidas, embora ele não precise ser médico. Sendo dentista é o profissional, que além do médico, exerce a atividade de diagnóstico de doenças, evidentemente na sua área de atuação. Obviamente para que isto ocorre tem que reconhecer como a Patologia geral está implicada na Patologia Oral. O dentista brasileiro, como o dentista americano ou europeu, não tem restrições para uso de fármacos em sua atividade, nem tampouco tem restrições para uso de exames de qualquer natureza, à fase de diagnóstico de doenças bucais.

Ouvir pacientes durante o processo clínico da semiologia exige formação adequada e treinamento em instituições interdisciplinares, mais precisamente nos hospitais universitários, atualmente disponíveis na maioria das universidades e instituições de ensino em saúde. As necessidades da população em relação às doenças da boca, particularmente no que se refere às doenças dos dentes e maxilares, continuará sendo de grande demanda, em países desenvolvidos ou não. A diferença apenas ocorre no tipo de doenças mais freqüentes.

As interfaces profissionais

Muito se discutiu sobre a especialidade da Cirurgia e Traumatologia Bucomaxilofacial criada e desenvolvida historicamente por dentistas, que, ao aplicar seus conhecimentos básicos de Patologia Oral e de técnicas de reabilitação mostraram que os resultados dessas cirurgias eram melhores, com menor tempo de internação e redução de seqüelas. Isto é fato mundial, reconhecido e adotado nos Estados Unidos da América e Europa, e não poderia ser diferente no Brasil. Nesta área existem outras especialidades médicas que atuam proximamente e existem interfaces que podem ser realizadas por todos esses especialistas, incluindo o dentista. Outras vezes, como no câncer bucal, a atuação é interdisciplinar, essencialmente médica, mas sendo imprescindível a participação do dentista, seja pelo diagnóstico precoce da doença, seja por sua participação nas equipes cirúrgicas ou pré-cirúrgicas, seja pela necessidade de reabilitação oral e facial de muitos desses pacientes.

Isto não se constitui conflito, é uma realidade, e as questões que surgem a respeito são mais de natureza pessoal do que de problemas éticos entre as profissões, odontologia e medicina, propriamente dito.

.Dores Mudas.
As estranhas dores da boca

Tirar, inibir ou questionar o exercício dessa atividade profissional pelo cirurgião-dentista, implica em contrariar a constituição brasileira e os protocolos firmados entre os Conselhos Federais de Odontologia e Medicina, que regulam essa atividade legal. Além disso, implica no desconhecimento da demanda de nossa população que tem doenças da boca e necessita do dentista para diagnosticá-la e tratá-la. Sem dúvida, a responsabilidade da Odontologia, ao formar seus especialistas é exigir cursos adequados, com residência hospitalar, que é a única forma de garantir profissionais de alto nível para o exercício de tratar doentes, principalmente complexos. Neste sentido, como vulgarmente se criou o mito, não há necessidade de ser médico para exercer a Cirurgia Oral, ou a própria Odontologia. Basta ter a formação necessária.

A residência hospitalar para o dentista é fundamental, primariamente, não como especialidade técnica, reducionista, que minimiza ao mero tecnicismo a educação complementar indispensável ao cirurgião-dentista. É um meio que permite o aperfeiçoamento e treinamento interdisciplinar em ambiente adequado, que poderá ser complementado com a formação técnica nas especialidades odontológicas já existentes.

.Parte 4.

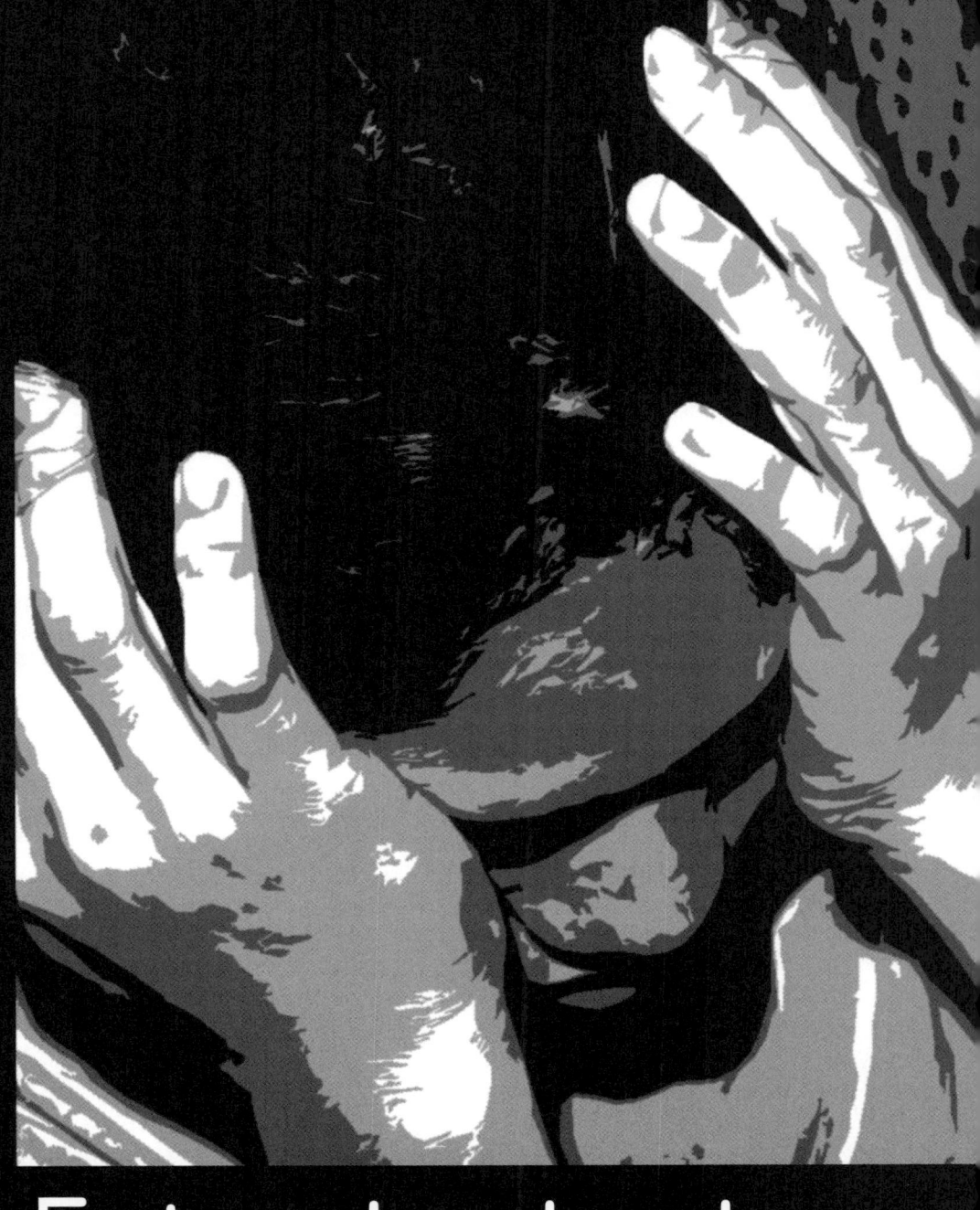

Entendendo dor e as dores da boca

.17.
A face!
Características e representação no cérebro

> "O rosto, da forma como o filósofo francês Levinas refere-se figurativamente, evoca a presença misteriosa de outra pessoa; a presença que ele considera estar fazendo uma imediata afirmação ética sobre nós. O rosto, cuja luminosidade nós esquecemos, evoca uma ligação que precede razão ou princípios, um nascimento ético do contato imediato, como se nós permanecêssemos face-a-face com a revelação da infinitude de outra pessoa – um estranho que nós jamais poderemos entender completamente."
> David Morris[34]

A face é região complexa com características únicas, como os dentes, e cuja importância psicológica e social é inegável[45,114]. Ela é sede de funções indispensáveis à sobrevivência; seu tamanho é pequeno em comparação ao corpo; a vizinhança com o crânio desperta a atenção e preocupa os pacientes com dor persistente na face, que temem doenças graves na cabeça. Certamente há influência considerável desses fatores na expressão da dor facial, o que pode contribuir para a dificuldade do diagnóstico.

.Dores Mudas.
As estranhas dores da boca

Entender essas peculiaridades facilita a abordagem clínica, é mais tranqüilizadora ao paciente e menos estressante ao profissional.

O professor Manoel Teixeira[115], do Hospital das Clínicas de São Paulo reforça alguns fatores que despertaram maior atenção para esta pequenina e complexa região do corpo humano:

> "Durante os últimos 20 anos testemunhou-se crescente interesse no estudo das condições álgicas que afetam o segmento cefálico. A intenção pelo tema deve-se ao sofrimento, às incapacidades, às inabilidades e às repercussões psicossociais e econômicas resultantes de sua ocorrência. Estudos epidemiológicos revelam haver aumento da ocorrência da dor crânio-facial, possivelmente devido à subnotificação de seu diagnóstico em momentos pregressos, aos novos hábitos da vida, às modificações do meio ambiente, ao prolongamento da sobrevida dos indivíduos, incluindo da dos doentes com afecções clínicas naturalmente fatais, ao decréscimo da tolerabilidade ao sofrimento do homem moderno e à aplicação dos novos conceitos que traduzem seu significado."

Cortes topográficos da face mostram que ela é compacta e aloja sub-regiões vizinhas, mas diferentes, anatômica e funcionalmente. Os sistemas nervoso e vascular são comuns a todas essas sub-regiões. Fonação, respiração, deglutição e mastigação realizam-se de forma harmônica, mas independentes, embora o substrato anatômico seja o mesmo. Alterações estruturais ou funcionais bruscas podem desequilibrar e causar danos à região toda. A compactação da face, e sua vizinhança com o crânio e com o pescoço, têm implicações clínicas, pois algumas doenças (tumorais, infecciosas ou traumáticas) afetam a topografia e causam colapso funcional.

Doenças alojadas em estruturas profundas do crânio, face ou pescoço podem se manifestar inicialmente através do sintoma dor, e, na maioria das vezes, de forma difusa e mal localizada, onde nem sempre há coincidência entre local e fonte da dor. Essas características favorecem a irradiação das dores crânio-faciais.

Inervação da face e o nervo trigêmeo

Outra peculiariedade da face é a inervação, com predominância do nervo trigêmeo e participação dos nervos facial, glossofaríngeo, vago e os três primeiros cervicais. Essa inervação contribui para a enorme convergência neuronal no sistema nervoso central, tanto da face, crânio e pescoço, e é uma das razões que explicam a freqüência de dores referidas na região. Neurônios nociceptivos convergem de diferentes regiões, como: pele, mucosas oral e nasal, laringe, articulação temporomandibular (ATM), músculos mastigatórios, polpa dentária, periodonto, pescoço[116] e duramáter[117], para o núcleo do trato espinal trigeminal[47].

Dores dentárias que simulam problemas sinusais, e vice-versa, são bons exemplos dessa rede neural comum da face. Neste caso, o nervo alveolar superior inerva as raízes dentárias, osso, periósteo e as mucosas oral e sinusal (**Figura 17.1**).

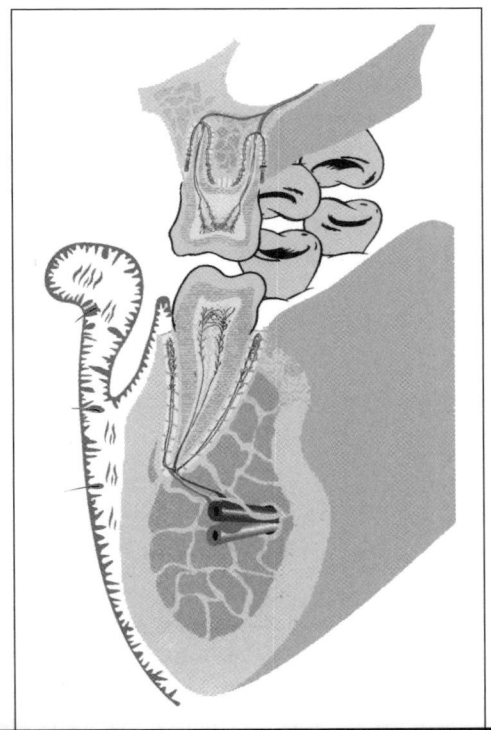

Fig. 17.1
Os dentes se relacionam com diversas estruturas faciais e com elas compartilham da mesma inervação, o que pode dificultar o diagnóstico clínico (desenho de Marcelo Weckerlin).

.Dores Mudas.
As estranhas dores da boca

Mucosa oral e sensibilidade

A mucosa oral é ricamente inervada, tem ampla representação no córtex cerebral somatosensorial e sua capacidade para detectar e discriminar estímulos mecânicos é muito desenvolvida[55]. A presença de pequenas lesões, como aftas ou úlceras traumáticas por próteses dentárias, pode gerar dor intensa e alteração na postura da mandíbula com objetivo puramente protetor. Parestesias e anestesias permanentes da mucosa oral, decorrentes de cirurgias, tumores ou traumatismos requerem atenção especial para pacientes que usam próteses removíveis parciais ou totais. A insensibilidade tira o efeito protetor da dor quando ocorrem ferimentos na mucosa. O risco de infecção secundária dessas lesões obriga avaliação periódica da boca, pelo próprio paciente ou seu dentista, e aumenta o cuidado com a higiene oral e das próteses dentárias. Alguns pacientes queixam-se que não podem usar suas próteses totais, pois elas não são estáveis e lhes machucam a gengiva. Estes pacientes devem receber um cuidadoso exame das condições oclusais e funcionais de suas próteses, independente de seus rebordos alveolares, pois quanto maior for a instabilidade funcional das próteses mais facilmente ocorreram úlceras traumáticas e risco de dores faciais.

Através do exame da mucosa oral pode-se detectar diversas doenças ou anormalidades, locais ou sistêmicas, a exemplo de doenças hematológicas, endócrinas, infecciosas. Por isso, como já vimos neste livro, a boca é considerada um espelho da saúde geral[39].

Articulação temporomandibular (ATM)

As articulações temporomandibulares (ATM) são as responsáveis pelo movimento da mandíbula: abaixamento (abertura da boca), lateralidade (horizontal) e protusão (anterior). Ela tem uma fibrocartilagem e um disco articular avascular preparado para suportar cargas enormes. A ATM é considerada uma diartrose bilateral cujos movimentos são interdependentes, de tal forma que alterações funcionais em uma delas pode envolver, secundariamente, a outra.

A mandíbula, graças às ATM, é a principal estrutura locomotora da face. As articulações temporomandibulares, a exemplo de outras articulações corpóreas, se remodelam de acordo com as cargas que recebem ao longo da vida. Alterações bruscas das articulações, dos dentes ou dos maxilares comprometem o equilíbrio do sistema e produz alterações morfológicas, assintomáticas ou sintomáticas.

Traumatismos externos (batida na face ou no queixo) ou internos (aperto ou ranger repetitivo dos dentes) causam lesões e desencadeiam alterações degenerativas, sendo que suas manifestações se estendem ao aparelho mastigatório (sistema estomatognático). Doenças da ATM por processos degenerativos (artroses), tumores ou traumatismos, normalmente envolvem apenas uma articulação. Doenças inflamatórias sistêmicas (como a artrite reumatóide juvenil e a artrite reumatóide no adulto) normalmente acometem as duas articulações.

A dor articular de causas locais, na maioria das vezes é unilateral e piora ao movimento da mandíbula. Doenças das articulações temporomandibulares podem envolver, secundariamente, os músculos mastigadores e causar fadiga, lesões musculares, fibroses, pontos dolorosos (trigger points) e dor espontânea. Normalmente essas alterações são detectáveis ao exame físico, particularmente de palpação. O tratamento depende do grau de comprometimento e do número de músculos afetados.

A diferenciação entre dor articular e dor muscular nem sempre é tarefa difícil clinicamente, mas exige treinamento do dentista, pois o diagnóstico das dores musculares é essencialmente clínico. Radiografias são necessárias quando existem suspeitas de alterações ósseas ou dos tecidos moles.

Músculos da mastigação, funções e dor

Os músculos da mastigação são bilaterais (de cada lado da face): masseteres, pterigoídeos lateraia, pterigoídeos medias, temporais e digástricos. Além das funções relacionadas à abertura bucal os músculos, junto com o periodonto e as articulações temporomandibulares, contribuem para a sensibilidade oclusal e posição mandibular. A sensibilidade oclusal (táctil) entre dentes naturais gira em torno de 20 µm, em contraste com a sensibilidade da mordida de próteses totais (dentaduras), em torno de 100 µm, ou seja cinco vezes menor. Possivelmente essa diferença deve-se à ausência dos dentes e à perda da sensibilidade periodontal. Curiosamente, a reabilitação oral através de implantes dentários de titânio (osteointegração) melhora a sensibilidade oclusal para cerca de 50 µm, sugerindo uma significativa participação da propriocepção muscular[118].

Hábitos mandibulares, alterações posturais da língua, mandíbula ou pescoço, bruxismo e estresse emocional influenciam as atividades da musculatura da mastigação e podem contribuir para a dor muscular da face. Portanto, os músculos da mastigação podem ser fontes primárias ou secundárias de dor.

Mastigação, respiração, deglutição e fonação são funções que envolvem sinergismo funcional bilateral, e, quando comprometidas, podem perpetuar a

.Dores Mudas.
As estranhas dores da boca

dor muscular da face. Depois da dor de dente são as dores músculo-esqueléticas da face as mais comuns desse segmento[119]. No diagnóstico diferencial da dor crônica muscular deve-se investigar outras doenças como tumores e infecções. A ocorrência de crises de dor aguda em pacientes crônicos, exige investigação cuidadosa para esclarecimento, independente da presença de sensibilidade muscular.

Aparelho mastigatório

O aparelho mastigatório compõe-se dos dentes, maxilares, articulações temporomandibulares (ATM) e músculos da mastigação. Certamente a mucosa da cavidade oral faz parte da boca. O terço inferior da face é constituído pela mandíbula com suas articulações (ATM), a articulação com o crânio ocorre nos ossos temporais (**Figura 17.2**).

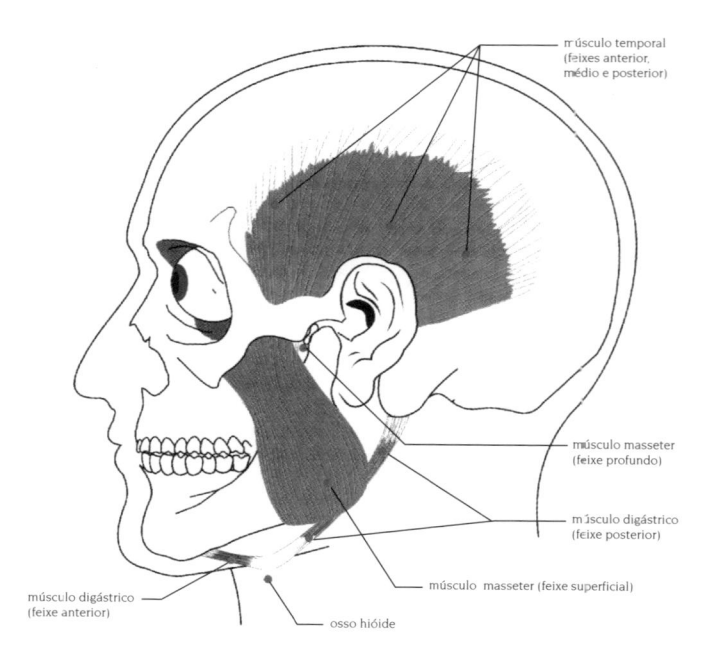

Fig. 17.2 Mostra a face e a presença do aparelho mastigador, que é responsável pela maioria das funções dessa região, incluindo a mastigação.

Os movimentos mandibulares são realizados pelos músculos da mastigação sob a coordenação central do núcleo motor do nervo trigêmeo.
Funções automáticas da face, como a mastigação, são coordenadas no cérebro por uma central geradora de padrões[120]. Em geral, as funções faciais que envolvem movimento dependem essencialmente da dinâmica mandibular e da atividade muscular da língua. Por sua vez, os músculos mastigatórios atuam em conjunto com os músculos supra-hioideos, infra-hioideos, cervicais e os próprios músculos da mímica. O movimento mandibular pode ser voluntário (abrir a boca), automático (mastigação) ou reflexo (deglutição).

A sensação de dor em alguma parte do aparelho mastigatório pode significar um risco ao sistema todo[119,121]. Qualquer dor na região crânio-facial, pode ter ação inibitória, protetora, na musculatura da mastigação. Por exemplo, seu dente está dolorido e você evita tocar nele, pois aumentaria a dor.

Essas características do aparelho mastigatório, incluindo a dinâmica mandibular, ajudam a compreender a existência de dores faciais migratórias, ora em um lado, ora no outro lado da face, algumas vezes consideradas dores atípicas, mas que são dores musculares, não compreendidas quando se analisa exclusivamente o trajeto neuronal. Mas a dor muscular mastigatória é de origem multifatorial, como: sexo, idade, genética, hábitos mastigatórios, oclusão dentária, problemas respiratórios, postura da cabeça, fatores emocionais, bruxismo e condição de saúde geral[122]. Portanto, a mandíbula e a própria cabeça, através de sua motricidade respondem aos diversos estímulos que afetem esse segmento corpóreo.

Oclusão dentária e o "ouvido" de Beethoven

O termo *oclusão* é empregado para definir as relações estáticas e dinâmicas entre os dentes da maxila e mandíbula, ATM e músculos da mastigação. Essas estruturas relacionam-se entre si durante a execução das diversas funções do aparelho mastigatório. O sistema nervoso central (SNC) desempenha papel fundamental na atividade mandibular, pois controla as unidades motoras dos músculos de forma seletiva[120]. Os neurônios motores podem ser ativados por: a) estímulos conscientes e voluntários que emergem do córtex cerebral, b) pelos sinais rítmicos enviados pelo gerador central de padrões (GCP), situado no tronco encefálico, ou c) por sinais reflexos originados em neurônios aferentes proprioceptivos ou nociceptivos que inervam o aparelho mastigatório[120]. Os comportamentos orais funcionais, portanto, resultam da estimulação de neurônios motores via processamento dos impulsos nos três níveis[123].

.Dores Mudas.
As estranhas dores da boca

O término da erupção dos dentes permanentes, que ocorre por volta dos 12 aos 14 anos, exceto os terceiros molares, praticamente define a *oclusão dentária*. Algumas alterações esqueléticas (ex.: prognatismo mandibular e atresia maxilar), ou funcionais (ex.: deglutição atípica e respiração bucal) podem influenciar a posição dos dentes. Após o término do crescimento e do desenvolvimento esquelético a oclusão fica sujeita às atividades funcionais mandibulares, essencialmente relacionadas à mastigação e, eventualmente, a hábitos parafuncionais. Na idade adulta há manutenção de equilíbrio no aparelho mastigatório através da manutenção dos próprios dentes. As alterações que ocorrem no osso, seja no periodonto ou nas ATM, são gradativas e obedecem a regras da remodelação óssea. Isto também ocorre quando há perdas gradativas dos dentes. Perdas de dentes, próteses irregulares, doenças da gengiva e do periodonto (articulação alvéolo-dentária) e bruxismo podem alterar a harmonia funcional da mandíbula.

Beethoven "ouvia" sua música prendendo um lápis entre os dentes, encostando-o no piano e sentindo as vibrações "sonoras"[13]. Intuitivamente usava a sensibilidade táctil do aparelho mastigatório para conferir sua maravilhosa música (**Figura 17.3**).

Pintores que usam os dentes e a mandíbula como ferramentas de trabalho são exemplos dessa sensibilidade oclusal e mandibular e da enorme capacidade plástica do cérebro humano.

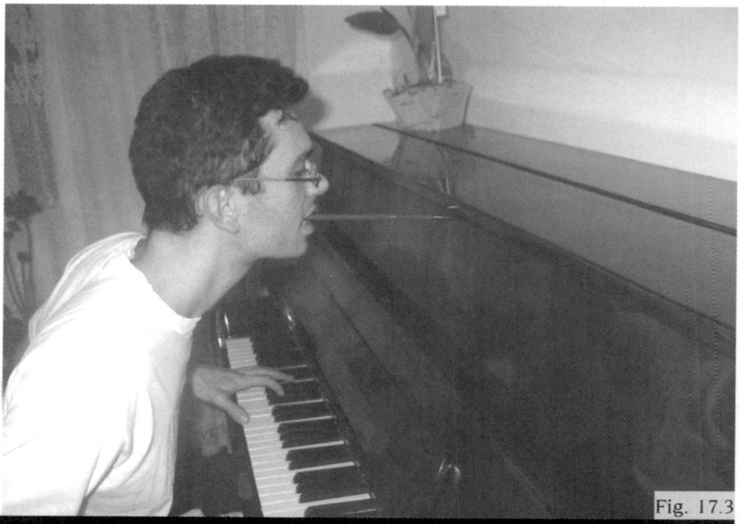

Fig. 17.3 — Seria esta a maneira que Beethoven ouvia música? Esse fato mostra a interação sensorial do segmento facial e a sensibilidade da oclusão dental.

.18.
O dente!
O que é e como se relaciona com o organismo humano

> "Existindo completa interdependência entre todos os departamentos do corpo humano, os dentes não poderiam fugir à grande lei. E sendo assim nos domínios da fisiologia geral, diversamente não será na fisiopatologia. O dente, isoladamente, nada significaria. Urge analisá-lo em continuidade com o todo."
> Ademar Vasconcelos (1941)[42]

Enfim, o que é mesmo um dente? Por quê dói tanto e como ele mexe com nosso cérebro? E com nosso humor... E como causa doenças em várias regiões do organismo. O dente é um órgão duro e resistente, maneira que a natureza encontrou para permitir sua árdua tarefa do dia-a-dia: mastigar. Mesmo assim, ele sofre desgaste durante a vida e frequentemente sofre fraturas. Cor, tamanho e características gerais são herdadas ou adquiridas durante a formação no útero materno, ou durante o crescimento da criança. O dente do siso completa-se por volta dos 16 anos de idade. Mas, nem sempre aparece na boca... Os dentes também são herança dos nossos pais. Quando eles *furam* a gengiva, sua raiz ainda não

.Dores Mudas.
As estranhas dores da boca

está totalmente formada. A natureza é sábia e encontrou a melhor forma de fazê-lo apontar na boca, acompanhar o crescimento da criança e gradativamente ir se ajustando nesse conjunto da face. O crescimento da face depende da formação e erupção dos dentes, sua harmonia, incluindo o sorriso, depende dos dentes. Inúmeros fatores regulam a formação, erupção e desenvolvimento dos dentes, entre eles citam-se: genética, hormônios, nutrição e medicamentos.

A relação do dente com o cérebro e com o organismo

Nem sempre as pessoas entendem que uma parte do dente (a raiz) está dentro do osso maxilar. (**Figuras 18.1A-B**). Essa é a primeira integração do dente com organismo e doenças que afetam o dente, acabam afetando o osso. Podem ser simples ou graves. O dente e a gengiva são ricos em vasos sanguíneos e é desta forma que as doenças infecciosas dentárias podem se espalhar pelo organismo (**Figura 13.4**). Basta um sangramento gengival durante a escovação ou durante a mordida de uma maçã, para que isso aconteça, mas felizmente a mãe natureza dotou nossos organismos de defesas imunológicas que eliminam rapidamente o risco de infecções em todo o organismo. Mas existem circunstâncias em que este risco aumenta. Os vasos sanguíneos explicam o risco das infecções buco-dentais para desenvolvimento ou piora de outras doenças que nos afetam como: endocardite infecciosa, diabetes, doenças cardiovasculares ou cerebrovasculares. O dente e a gengiva são também ricamente inervados. Esses nervos dirigem-se ao cérebro, onde se distribuem da mesma forma que todos os nervos provenientes das demais partes do organismo. O sistema trigeminal é um dos mais complexos do organismo, o que justifica, em parte, a complexidade da dor orofacial. No nosso cérebro os dentes tem locais específicos de representação, bem como as demais estruturas visíveis do organismo. Essas são algumas das razões pelas quais os dentes doem muito e irritam tanto o indivíduo. Além disso, são vários os tipos de dor de dente, com manifestações difusas e até distantes do dente, como veremos adiante, que o dentista americano Dr. Welden Bell (1991) [121] afirma, sem exagero, que:

"A extrema variabilidade da dor de dente é tal que uma boa regra para qualquer examinador é considerar todas as dores na boca e na face como sendo de origem dental, até prova em contrário".

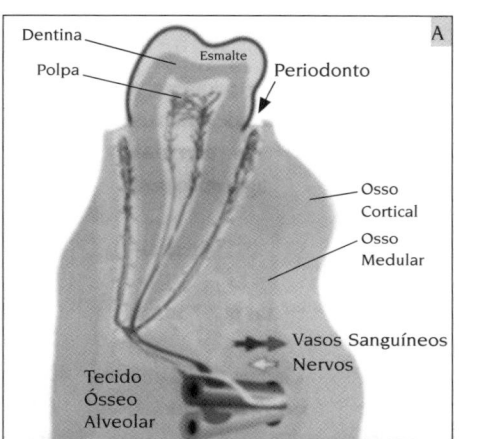

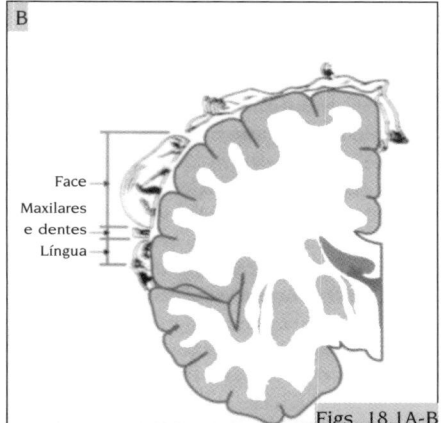

.Parte 4.
O dente! O que é e como se relaciona com o organismo humano

Figs. 18.1A-B

Desenho esquemático que mostra: A – O que é um dente. B – Como ele é representado no cérebro. Essas características dos dentes são fruto de milhões de anos de evolução e responsáveis por duas funções que foram indispensáveis para a sobrevivência dos animais: alimentação e defesa.

Polpa dentária

A *polpa dentária* (famoso nervo do dente) tem como característica ímpar ser um rico feixe vásculo-nervoso alojado dentro do dente. As trocas metabólicas (nutrientes, gases) ocorrem nesse ambiente e a entrada e saída do sangue realiza-se por um diminuto buraco, habitualmente localizado na ponta da raiz dentária. A inflamação pulpar altera a circulação sanguínea do dente, favorece a compressão das fibras nervosas no seu interior e provoca dores de diferentes intensidades e características. A dor pulpar produz excitação no sistema nervoso central[47,124] e gera o comportamento doloroso típico dos doentes com dor. Cada raiz dentária tem sua polpa e o grau de comprometimento pulpar pode variar em um mesmo dente em determinado momento, produzindo manifestações paradoxais de dor facial.

Quaisquer estímulos sobre a polpa produzem dor, exceto alguns estímulos elétricos de baixa intensidade que causam sensação diferente, denominada de "pré-dor"[125]. A polpa apresenta fibras nociceptivas silenciosas ou "adormecidas" que entram em atividade durante o processo inflamatório, principalmente fibras A – delta, sendo demonstrado que os campos receptivos desses neurônios ampliam-se durante a inflamação pulpar[126]. Essas são algumas razões que explicam a variabilidade clínica da dor de dente[119,121].

Como a dor de dente se irradia

O fenômeno mais impressionante nas pulpites é o espalhamento da dor pelos dentes adjacentes, face e crânio. A polpa dentária tem fibras polimodais mielínicas do tipo A – delta e fibras amielínicas tipo C. Expressa mediadores químicos como a substância P (SP), o peptídio relacionado ao gene da calcitonina (CGRP) e o neuropeptídio Y (NPY), o qual identifica a presença de inervação neurovegetativa dentro do dente[47]. Inúmeros outros mediadores químicos, citocinas e neurotransmissores do complexo dentina-polpa são encontrados em dentes normais. Na inflamação encontram-se: neurocininas (NKA), acetilcolina (Ach), peptídio intestinal vaosativo (VIP), histidina (PHI), norepinefrina (NE), endotelina (ET), somatostatina (SOM), óxido nítrico (NO) e o fator de crescimento do nervo (NGF)[127]. Recentemente foram encontradas evidências neuroplásticas no sistema nervoso central em pacientes com odontalgia[128]. Provavelmente essas alterações ocorrem tanto no sistema nervoso periférico, como no central[129].

O sistema nervoso neurovegetativo regula o fluxo sanguíneo pulpar nos dentes normais causando vasoconstrição simpática[130,131] e leve vasodilatação parassimpática[129]. Esse sistema parece influenciar a isquemia pulpar e o aumento da atividade nociceptiva durante a inflamação[127,132,133]. Outros mecanismos não neurais parecem estar envolvidos com a hemodinâmica pulpar: o óxido nítrico (NO), as endotelinas e alguns peptídios sensoriais[127].

A principal causa da inflamação pulpar é a doença infecciosa conhecida por todos como *cárie dentária*. Outras causas são: traumatismo, bruxismo, lesões cervicais não-cariosas, fratura dentária, iatrogenia em procedimentos de restauração do dente e restaurações irritantes[2]. A exposição do *colo do dente*, pode tirar a proteção dos túbulos dentinárias e torna essa região susceptível a estímulos provenientes de líquidos, alimentos ingeridos, produtos químicos (açúcares, sais ou ácidos) e escovação dos dentes ou passagem do ar inspirado pela boca.

A dor pulpar

Cirurgias orais e extrações dentárias provocam alterações neuroquímicas mais complexas do que se imaginava antigamente[134]. Lesões das fibras nervosas da polpa dentária podem ocorrer independente da inflamação pulpar[135] e as alterações citoquímicas podem perdurar semanas ou meses[136]. Nas pulpites crônicas ocorre expressão do gene c-Fos nas lâminas I e II do subnúcleo caudalis do nervo trigêmeo[125,137]. Estas alterações centrais decorrentes da inflamação pulpar, do traumatismo das fibras nervosas pulpares ou da inflamação pulpar crônica justificam, em parte, outro curioso tipo de dor de dente: a *odontalgia atípica*[14]. Esta dor é contínua, normalmente crônica e acompanhada de quadros depressivos (ver no Capítulo 10).

Periodonto – A articulação do dente com o osso maxilar

Outra importante região dos dentes chama-se periodonto. Um dente não está anquilosado (soldado) no seu alvéolo ósseo, ele liga-se ao osso através de um sistema ligamentar que lhe garante pequeníssima mobilidade (em torno de 100 μm). É uma articulação semi-rígida, chamada gonfose. A inflamação desta delicada articulação pode ser levemente dolorida ou causar dor constante, enlouquecedora, por 24 horas, durante vários dias e não acalma nem com morfina. Dolorimentos de dentes sem a polpa (nervo) ocorrem porque essa região continua viva. Os mecanoceptores periodontais pela refinada sensibilidade táctil (oclusal) dos dentes[138,139]. Pfaffman demonstrou que forças na amplitude de 0,01 a 0,02 Newton são suficientes para produzir respostas na maioria dos receptores nervosos do periodonto de gato, e a remoção da polpa dentária não altera essa resposta[139]. Os mediadores da inflamação periodontal são a prostaglandina (PGE) e a interleucina-1 (IL-1), alguns dos quais estão envolvidos com reabsorção óssea[140]. A substância P é um neurotransmissor comumente encontrado nos tecidos gengivais humanos sadios e inflamados[141]. Esse neurotransmissor causa enorme sensibilização central pois, dispara uma inflamação neurogênica, que aumenta a inflamação, a dor e seu espalhamento pela região.

O traumatismo oclusal repetitivo, como no bruxismo, provoca alterações vasculares na inserção do dente que se estendem ao osso adjacente[142]. Kvinnsland e colaboradores[143] (em 1992) observaram, em estudos experimentais, que o traumatismo oclusal persistente provoca alterações vasculares que se estendem pelo maxilar ao longo de vários dentes adjacentes.

.Dores Mudas.
As estranhas dores da boca

A gengiva e o periodonto recebem diariamente o impacto da mastigação e dos contatos entre os dentes. Podem ser afetados por infecções, como na maioria das doenças periodontais, ou por traumatismos, como ocorre nas pessoas que rangem repetidamente os dentes (bruxismo). A doença periodontal é muito comum na população em geral[95]. Essas infecções podem ser leves ou graves e aumentar os riscos de doenças à distância, como já se discutiu anteriormente. São os chamados focos infecciosos periodontais.

Dor periodontal

Em suma, o periodonto é uma estrutura músculo-esquelética, ou seja, é uma articulação ósseo-dentária. A dor dele proveniente, mesmo de baixa intensidade pode influenciar a atividade muscular e a posição mandibular. Pacientes com dor crônica da face, depressão ou síndrome da fibromialgia podem ter maior sensibilidade dentária, principalmente quando rangem os dentes. A dor dentária em indivíduos que recebem aparelhos ortodônticos (correção dos dentes) é periodontal. Quando um fio dental, ou um fiapo de laranja, prende-se entre os dentes, temos um bom exemplo de dor gengival ou peridontal. E como é incômoda!

Os contatos dentários contribuem para a posição postural da mandíbula e agem como protetores a forças exageradas que possam produzir danos. A propriocepção do aparelho mastigatório depende da polpa dentária, para estímulos térmicos, do periodonto para a sensibilidade táctil, da articulação temporomandibular e dos músculos mastigatórios[118, 139].

Mudanças gradativas permitem adaptação lenta e gradativa, mas alterações bruscas dificultam os processos biológicos adaptativos e podem ser deletérias.

.19.
O modelo biopsicossocial da dor

> *"Não sois máquinas, homens é que sois".*
> Charlie Chaplin.

Queixas de dor são subjetivas, pois cada pessoa sente e relata suas sensações de sua própria maneira, mas subentendem a presença de alguma doença orgânica, nem sempre visível. Por essa razão, na investigação da dor, precisamos procurar a doença mas não esquecer do doente. O diagnóstico da *dor orofacial* respalda-se na compreensão dos vários aspectos que compõem o todo da dor, de acordo com o modelo biopsicossocial de dor e de doença.

Avaliando o todo

A complexidade das queixas de alguns pacientes, as doenças que podem apresentar, os medos que carregam e o seu contexto de vida familiar exigem treinamento profissional cuidadoso para abordá-los e entendê-los. Portanto, identificar a causa da dor nem sempre é tarefa fácil e rápida.

.Dores Mudas.
As estranhas dores da boca

Imagine que você está com fortíssima dor de ouvico, tem longo histórico de doenças e cirurgias e essa dor já dura semanas; você descobre o que é, trata e fica bom; anos depois ela reaparece, você trata e não melhora. Você olha o seu *doutor* e lhe diz, com um *nó na garganta*:

> "Doutor, esta dor me deixa triste".
>
> "Sempre teve saúde frágil, mas nos últimos três meses vive às voltas com uma insuportável e fortíssima dor no ouvido direito. Surge inesperadamente, lateja e se espalha pela mandíbula, têmpora e pescoço, como se fora um rastilho de pólvora. Outras vezes surgem pontadas: — 'Parecem choques que me infernizam por intermináveis minutos', e quando acalmam não se passaram mais que velozes cinco minutos. A dor é tão forte que nem saliva consegue engolir. As crises impedem-na de abrir a boca, falar ou mastigar. Aliás, mastigar é um horror, pois provoca dor. — 'Doutor, fico triste, meio deprimida, porque não há jeito dessa dor sumir', fala com olhos tristes. — 'O pior', continua lentamente, 'é que quando estou assim parece que a dor piora.' Remédios! Tomou e toma de tudo nos últimos seis meses: analgésicos, antiinflamatórios, anticonvulsivantes e antidepressivos; mesmo assim as crises se repetem.
>
> Nesses últimos meses restringiu atividades habituais como: falar, usar a prótese removível inferior; mexer a boca, engolir ou comer frutas mais duras, como uma maçã, por exemplo. Não queria mais atender ao telefone para não piorar a dor; e, finalmente, perdeu a vontade de comer. Emagreceu mais de 10 kilos. Os filhos estranharam que ainda tivesse dor, pois vivia no hospital realizando vários tratamentos de saúde, inclusive para essa dor de ouvido. — 'Tenho vergonha de contar aos meus dentistas e médicos que a dor continua', confessa. Além disso, tem um medo brutal de ter um câncer, pois um parente próximo tivera uma dor de dente intratável, e descobriram quer era câncer. Acha que tem mau-hálito por causa desse câncer imaginário; e o pior: teme que um dia o médico lhe diga que precisa fazer quimioterapia. — 'Daí então vai piorar tudo', alarma-se.
>
> Sua história médica é complexa: nódulos de mama (fibroadenoma de mama) e três cirurgias. O marido abandonara-a preocupado em 'pegar' a doença e de ter uma mulher doente. Tem fibromialgia, que produz dor no corpo todo, endometriose, dor pélvica crônica; gastrite; esquistossomose hepato-esplênica; doença de Crohn; insuficiência coronariana e hemangioma hepático.

Parte 4.
O modelo biopsicossocial da dor

> Os exames detalhados da face e crânio, incluindo todo tipo de radiografias (convencionais, tomografias e ressonância magnética) nada revelaram de anormal que justificasse a dor. Os dentes, aparentemente estavam normais, mas a gengiva retraiu bastante e algumas raízes estão expostas.
>
> Ao exame dos dentes, o jato de ar na raiz do molar superior desencadeou violenta crise. Ela ficou desesperada e pôs-se a chorar até que a anestesia local tirou sua dor. – 'É essa a minha dor, disse, mas não acredito que é só dor dente, não pode ser'. Mas era. A dor era nele e dele se irradiava por toda a cabeça. Tinha uma pulpite, e crônica. As radiografias não mostravam anormalidades. Ela continuava incrédula: toda a dor e o enorme sofrimento eram causados por um simples dente. Tratado o dente, sumiu a dor, completamente.
>
> Passaram-se dois anos. Sem dor! Recentemente procurou atendimento, pois há duas semanas as 'mesmas' dores recomeçaram fortíssimas no ouvido direito. O dente suspeito foi reexaminado, parecia normal, e nada demonstrou de anormal. Nem a anestesia acalmou a dor. Não se conseguia examiná-la, a dor forte deixava-a em prantos; repetindo que não poderia voltar para casa sofrendo como acontecera nas duas últimas semanas. – 'A quem vou recorrer se aqui não resolvem?', dizia aos soluços. Nada de anormal ao exame cuidadoso da boca, face e crânio. Mas o exame do distante pescoço mostrou um ponto extremamente doloroso no músculo trapézio (ombro) direito que piorou a fortíssima dor de ouvido. – 'é essa a minha dor!' gritou desesperada. A crise cessou imediatamente com uma injeção anestésica. Desta vez a dor de ouvido fora causada por um distante músculo do ombro. – 'como é possível isso, doutor? Olhava-me surpresa'.

A leitura cuidadosa desta história mostra o panorama global em que uma *simples* dor na face pode ocorrer. Mostra como a mesma dor pode ser provocada por um inocente dente em um momento e por um distante músculo *tenso*, e do pescoço, em outro momento. Mostra como é dramático o sofrimento desta doente e como afeta e confunde os profissionais de saúde envolvidos. Os especialistas que a examinaram nos primeiros seis meses jamais suspeitaram de dente, pois todos os dentes estavam "normais" na aparência e na radiografia. Na segunda crise o dente foi o primeiro suspeito e insistiu-se em tratá-lo por duas semanas, mas a causa era completamente diferente.

Saúde frágil, panorama pessoal e familiar complicados e retornos constantes ao centro médico sem aparente resultado contribuíram para piorar a condição emocional da paciente. Esse amálgama que constitui sua vida con-

.Dores Mudas.
As estranhas dores da boca

tribui para o desespero nos momentos de crises, principalmente às consultas, quando chegava e saia com a mesma dor. Seu desespero residia no fato de voltar para casa na mesma situação em que procurou atendimento. Daí o comportamento perante os filhos.

Este caso é o exemplo de que diagnóstico de uma "simples" dor não é tão simples como se imagina na maioria das vezes. Exige profissional e equipes treinadas, grande dose de paciência e perseverança, além de investigação constante. Além disso, as doenças que ela tinha, ou tivera, deixavam-na atenta e assustada. Avaliar esta paciente em crise, contorcendo-se, sem conseguir alívio, limitado pelo já excessivo uso de medicamentos, não é tarefa fácil, mesmo para os profissionais experientes na abordagem de pacientes com dor. Muito menos para os pouco experientes na avaliação de pacientes com crises de dor.

Por essa razão, a avaliação do paciente com dor pressupõe abordá-lo em seu todo. Precisamos de informações sobre: paciente, dor, face e as possíveis doenças que causam a dor.

O paciente

Este é o *ator* desta nossa história de dor. O paciente tem a queixa e nós temos que, ordenadamente, orientá-lo para que nos auxilie a identificar o seu problema. Esta tarefa pode ser simples ou extremamente árdua. Pode exigir tempo em investigação. Algumas vezes são necessários exames auxiliares, outras vezes interconsultas com outros especialistas. No modelo biopsicossocial da dor, não se pode isolar o paciente da sua família e dos seus ambientes social e de trabalho. A complexidade destas associações exige atenção por parte dos profissionais da área de saúde ao abordarem pacientes crônicos. A dor, incluindo a dor orofacial, pode ser incapacitante e afastar temporariamente o indivíduo de seu local de trabalho. Por outro lado, o próprio trabalho pode ser fator agravante da condição dolorosa. A Odontologia e a Medicina do trabalho procuram identificar os problemas relacionados com a atividade profissional do doente, mas, os profissionais de saúde que acompanhamos esses pacientes nem sempre estamos preparados para entender o alcance desses problemas. Além disso, normalmente há um distanciamento entre o clínico que acompanha o paciente e o perito do trabalho que avalia suas condições clínicas e opina sobre afastamento ou retorno à atividade. Os aspectos psicológicos envolvidos com a dor e a eventual presença de outras doenças associadas, como depressão, indicam a necessidade da avaliação e reavaliação constante dos pacientes com dor crônica.

As doenças

São numerosas as condições que podem provocar dor na boca e na face; algumas raras, outras comuns, mas devem ser reconhecidas pelos profissionais que tratam dores bucais e faciais. Não é tarefa fácil e exclusiva de um único profissional, pois existem cerca de 300 doenças que afetam a cavidade oral e a face. Conhecer Patologia Bucal e as classificações das dores crônicas que atingem as regiões da cabeça e do pescoço é indispensável para o diagnóstico e o tratamento das dores da boca.

Se existem várias condições dolorosas que se expressam clinicamente de maneira semelhante nessa pequena área do corpo humano, então surge a pergunta: como diferenciá-las? A maneira mais simples é conhecendo e adotando critérios de diagnóstico que identifiquem a causa da dor, ou seja, a doença que a provoca. Nunca deixar de reconhecer que a dor envolve alterações emocionais, porém serão os critérios de diagnóstico que auxiliaram na diferenciação e, na maioria das vezes, na identificação da doença que está provocando dor.

Eis dois excelentes exemplos: *neuralgia do trigêmeo e odontalgia (dor de dente)*. São condições que confundem o paciente e os profissionais da saúde, pois podem assemelhar-se.

A *neuralgia do trigêmeo*, que é fortíssima, na maioria absoluta das vezes tem características clínicas bem definidas: a dor é tipo choque elétrico, de curtíssima duração, normalmente disparada em um local específico da boca, ou do rosto, que é chamado de *zona gatilho*. Essa dor pode ser desencadeada por um toque suave, por uma leve brisa, por atividades corriqueiras como beber um gole de água, ou escovar os dentes. Involuntariamente a dor induz o paciente a movimentos compulsivos da face: o *tic doloroso*[144]. Por outro lado, uma *dor de dente (odontalgia)*, por mais variável que seja na maioria das vezes não é tipo choque elétrico, não dura apenas segundos e dificilmente é desencadeada por toque suave ou por leve brisa, mas pode ser desencadeada por um gole de água, pela escovação dos dentes ou pela mastigação. Quando a dor surge pode paralisar temporariamente o paciente. Essas duas dores são parecidas, mas têm diferenças sutis que as diferenciam e que só o conhecimento detalhado de cada uma delas e a experiência clínica do dentista e do médico é que ajudam a identificá-las e diferenciá-las.

A dor

A dor deve ser reconhecida como sintoma comum a inumeráveis doenças que atingem o organismo humano. Por outro lado é reconhecidamente um

.Dores Mudas.
As estranhas dores da boca

fenômeno complexo que necessita ser minimamente compreendido. Saber como se manifesta, como se processa, quais alterações comportamentais e fisiológicas que provoca, quais são seus efeitos secundários sobre o organismo quando atinge o Sistema Nervoso Central e quais são as *cicatrizes* que deixa, faz parte do aprendizado mínimo sobre dor. Além disso, devemos reconhecer que as pessoas são diferentes entre si e algumas são mais susceptíveis à dor que outras, inclusive geneticamente. Mas, infelizmente ainda não sabemos exatamente quem são essas pessoas.

Eis algumas das razões que motivaram a inclusão de dor como o quinto sinal vital, pois ela pode interferir na fisiologia do nosso organismo (**Figura 19.1**).

Quando surge uma dor repentina em nosso corpo, ela provoca alguma reação natural. Se a dor ocorre na boca ou na face, a pessoa pode interromper o que está fazendo, pode falar algo ou pode levar a mão ao rosto. São variadas as respostas. A dor gera um comportamento claramente demonstrado pelas atitudes do paciente e que se expressa no próprio rosto de quem a sente. No exemplo inicial da *neuralgia do trigêmeo*, o paciente pode levar a mão ao rosto, permanecer estático, contrair a mandíbula ou inclinar o pescoço. Involuntariamente tem atitudes que tentam evitar a dor ou impedir que ela piore. A pessoa pode simplesmente permanecer imóvel, à espera que ela cesse. Na *dor de dente*, mesmo sendo dor de causa diferente, pode haver comportamento semelhante ao gerado pela dor neurálgica: também pode levar a mão ao rosto, contrair a mandíbula, inclinar-se, esperando que ela passe ou que, pelo menos não piore.

Então, dores diferentes, principalmente quando ocorrem em uma mesma região do corpo, como na face, podem gerar reações ou comportamentos semelhantes. Por essa razão, o diagnóstico de pacientes com dor nem sempre é tarefa fácil.

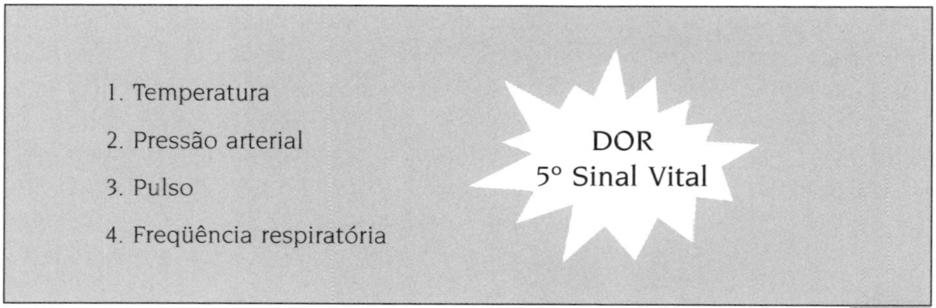

1. Temperatura
2. Pressão arterial
3. Pulso
4. Freqüência respiratória

DOR
5º Sinal Vital

Fig. 19.1

Dor, o quinto Sinal Vital. Observe, e compare com a Figura 19.2, como a dor pode interferir nos demais parâmetros fisiológicos dos doentes. Esse fato sinaliza a necessidade de identificar a dor para o adequado controle, sendo particularmente relevante nos pacientes que se submeteram a alguma cirurgia.

Mecanismos biológicos das dores faciais

Para entender as dores da boca e da face é indispensável conhecer como se compõe e como funciona o sistema trigeminal e quais são os mecanismos biológicos da dor, independente da especialidade ou da profissão exercida. O neurocientista, professor Barry Sessle (2000)[47], grande estudioso da biologia e dos mecanismos neurais das dores que afetam a cabeça, incluindo a face, faz interessante comentário sobre as dificuldades que desnorteiam muitos de nós profissionais da saúde:

> *"Parte das dificuldades em compreender efetivamente as condições dolorosas crânio-faciais é que a região crânio-facial tem especial significado biológico, emocional e psicológico ao paciente, e dor por si só é complexa, uma experiência multidimensional que envolve aspectos sensório-discriminativos, cognitivos, afetivos e motivacionais. Além disso, a etiologia e a patogênese de várias condições dolorosas crânio-faciais, particularmente aquelas crônicas, são ainda desconhecida e precariamente entendidas, e assim, por muitas destas condições, diagnóstico e tratamento têm limitada razão científica. Contudo, vários avanços no nosso conhecimento desses processos ocorreram nos anos recentes, especialmente nos mecanismos do tronco encefálico relacionado à dor crânio-facial e, como resultado, várias questões fundamentais sobre essas dores já têm respostas."*

O circuito neural compreende componentes periféricos e centrais e por ele percorre a informação desencadeada pelo estímulo irritante (nociceptivo) até tornar-se *consciente* a informação da dor no cérebro.

Os componentes da dor orofacial podem ser resumidos da seguinte forma[47,145,146].

1. *Componentes periféricos*: incluem as terminações nervosas livres (A-delta e C); os mediadores da inflamação, a exemplo da bradicinina (BK), da histamina (H), da prostaglandina (PGE) e da serotonina (5HT); e os neurotransmissores como a substância P (SP), o peptídio relacionado ao gene da calcitonina (CGRP) e a serotonina (5HT). A intensidade do estímulo que causa dor (nociceptivo) e a inflamação que ocorre no local da lesão podem excitar a região e produzir uma *sensibilização periférica*, reduzindo dessa forma o limiar de percepção de dor pelo paciente.

2. *Componentes centrais*: envolvem particularmente o sistema trigeminal (nervo trigêmeo), o tálamo e o córtex cerebral. Por essas áreas irão passar os estímulos provenientes de boca, face e de algumas regiões do próprio cérebro, como a dura-máter. A conexão dessas estruturas com o sistema neurovegetativo é responsável por manifestações clínicas globais como: taquicardia, náusea e aumento de pressão sanguínea periférica.

3. *Modulação da transmissão nociceptiva*: existem verdadeiros relês, ao longo do sistema neural por onde circulam os estímulos, que modulam (modificam) as sensações dolorosas, podendo contribuir para aumentar ou diminuir a dor. Existe o *sistema supressor de dor* que produz opióides endógenos, as endorfinas, as quais têm verdadeiro efeito analgésico, controlando a dor do indivíduo. Na região da face os cientistas descobriram, há mais de 20 anos, que estimulando algumas regiões do cérebro é possível controlar a dor de dente provocada experimentalmente em animais. Esse é um dos possíveis mecanismos de ação da acupuntura.

4. *Neuroplasticidade*: a intensidade e a freqüência da dor podem produzir alterações centrais, morfológica, bioquímica ou funcional. O paciente com dor pode apresentar *sensibilização central*, que é em parte responsável por quadros de dor referida e difusa; ou apresentar limiar reduzido de tolerância à dor, como é possível que aconteça em pacientes com síndromes dolorosas crônicas[147]. Experimentos em animais mostram que ao ser removida uma polpa dentária ("nervo" do dente) ocorrem alterações em regiões específicas do sistema trigeminal, mais precisamente no núcleo interpolar. Essas alterações são verdadeiras "cicatrizes" que representam as mudanças neurais decorrentes da manipulação periférica. A dor também deixa essas *cicatrizes* invisíveis aos nossos olhos.

5. *Efeitos excitatórios centrais*: como a dor é resposta individual considerada primitiva e ampla, decorrente de um estímulo que provoca dor (nociceptivo)[148], ela pode desencadear respostas neurovegetativas e motoras. Por exemplo, o contato da broca com o dente (dentina) pode causar dor brusca e forte. Quando isto ocorre há resposta imediata e global do paciente como: palidez, aumento dos batimentos cardíacos (taquicardia) e aumento da pressão sanguínea periférica. Estes fenômenos decorrem da liberação de adrenalina através do eixo hipotálamo-hipófise-adrenal. Ao mesmo tempo, o paciente reage, tentando fugir do estímulo que provocou a dor (neste caso o motor com a broca) e para isso ele usa seus músculos. Esta atividade motora decorrente da dor tem a função de proteção e fuga ao

Parte 4.
O modelo biopsicossocial da dor

agente nocivo. Esta atividade muscular, secundária à dor, não deve ser confundida como causa primária da dor. No segmento cefálico, independente da fonte de dor, os músculos acionados são os da mastigação e do pescoço. Mas a ação pode ser global, pois o indivíduo movimenta o tronco e às vezes o corpo todo. Pacientes com dor de dente forte ou com neuralgia do trigêmeo podem ter músculos da mastigação doloridos. Se o paciente tiver hábitos como de apertar ou ranger os dentes (bruxismo) essa sensibilidade poderá ser mais acentuada ainda.

Essa resposta fisiológica abrangente do organismo ao estímulo doloroso (nociceptivo) explica porque a dor é experiência complexa e deve ser compreendida em seu todo (Figura 19.2). Evitaria julgamentos preliminares, comuns na população em geral e mesmo entre profissionais da área da saúde, de que a dor é mera resposta emocional, principalmente quando não conseguimos aliviá-la.

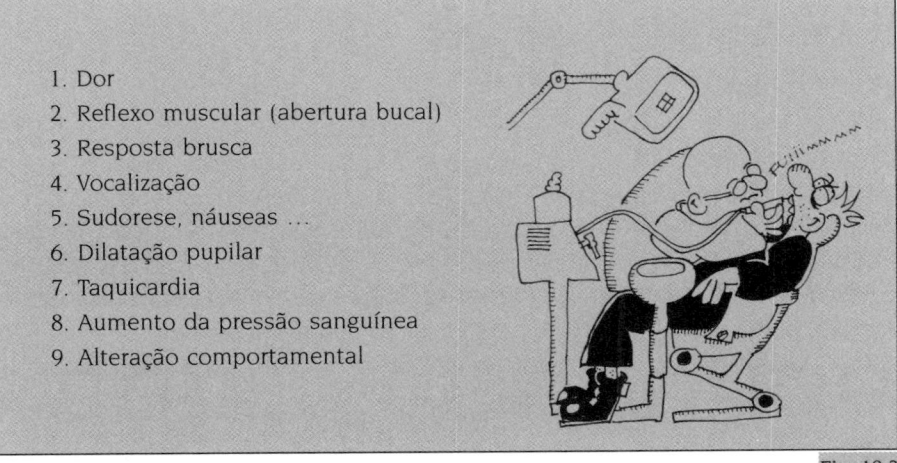

1. Dor
2. Reflexo muscular (abertura bucal)
3. Resposta brusca
4. Vocalização
5. Sudorese, náuseas ...
6. Dilatação pupilar
7. Taquicardia
8. Aumento da pressão sanguínea
9. Alteração comportamental

Fig. 19.2
Resposta do organismo frente ao estímulo nocivo (Sessle, 1981). (Cartum de Ângelo Maciel).

.Dores Mudas.
As estranhas dores da boca

A face

Este segmento pequeno do corpo humano tem características anatômicas, fisiológicas e psicológicas próprias. Sua importância nas vidas vegetativa e de relação dos seres humanos é indiscutível; a presença e a complexidade dos 12 pares de nervos cranianos e, particularmente, do próprio sistema trigeminal (quinto par) talvez seja o fator mais importante da face. Finalmente, a ampla representação da face no cérebro do indivíduo (córtex) transforma-a em região especial[14].

Nos dois casos acima relatados, a transmissão da dor pode seguir o mesmo trajeto neural, o comportamento doloroso dos pacientes pode ser semelhante, mas, os sinais e os sintomas das suas dores, seguramente, não o são em sua totalidade. Embora ambas possam ocorrer por compressão de nervos elas são de caráter diferente: na *neuralgia do trigêmeo* a compressão pode ser no cérebro do paciente (intracraniana), que provoca anormalidade funcional do nervo que, por sua vez pode ser excitado por uma zona gatilho distante, lá na periferia, seja em um dente, na gengiva ou na pele da face; na *odontalgia* a causa da dor é a inflamação do "nervo" do dente (polpa), que é uma estrutura periférica ricamente inervada e vascularizada, que ao inflamar comprime as terminações nervosas existentes dentro do dente, contra a própria parede rígida do dente. Parecem iguais, mas são diferentes.

Modelo biopsicossocial de doença

Misturando todos esses ingredientes, voltemos a nossa história da *neuralgia do trigêmeo* e da *odontalgia*. Essas duas dores foram relatadas como dor de dente, mas a neuralgia é uma falsa dor de dente (Capítulo 10). A dor de dente também pode ser uma falsa neuralgia. Tanto a dor de dente como a neuralgia do trigêmeo causam medo, ansiedade e angústias nos pacientes que as sofrem. Imagine quando o infortunado paciente tem essas duas dores ao mesmo tempo! Seguramente, o diagnóstico será um desafio árduo para o dentista ou para o médico que o atender. Talvez os dois precisem atuar juntos em alguns desses casos. De qualquer forma, nessas duas dores, a freqüência e intensidade com que se manifestam podem gerar atividade na mandíbula do paciente, criar hábitos posturais, alterar a rotina alimentar e incapacitação para atividades de rotina ou para o trabalho. A localização da dor, que no início pode ser bem identificável, pode tornar-se difusa, espalhar-se pela face, crânio ou pescoço. São vários os fatores que causam este alastramento da dor. No aspecto comportamental essas duas diferentes dores acabam tendo expressões clínicas semelhantes, mesmo que dependam das características emocionais dos pacientes em que se instalam. Portanto, só os critérios de diagnóstico aplicados para identificar a dor facial obscura é que permitem a diferenciação de quadros álgicos semelhantes produzidos por doenças diferentes. Há necessidade de se conhecer o que é comum, isto é a dor, e como se processa esse fenômeno. *Odontalgia* e *neuralgia do trigêmeo* têm origens (etiologias) e características clínicas diferentes, mas geram manifestações centrais (cérebro) que as tornam semelhantes na expressão clínica. Para dificultar esse panorama, ambas podem se manifestar na mesma *inocente e banal* estrutura: o dente. Observe na Figura 19.3 o *ambiente* biopsicossocial em que ocorre dor crônica da face.

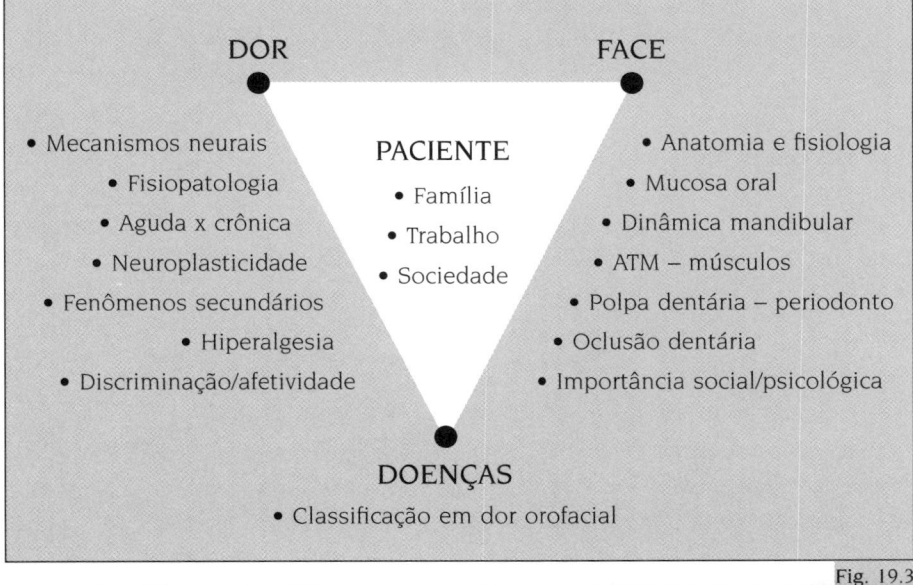

DOR
- Mecanismos neurais
- Fisiopatologia
- Aguda x crônica
- Neuroplasticidade
- Fenômenos secundários
- Hiperalgesia
- Discriminação/afetividade

PACIENTE
- Família
- Trabalho
- Sociedade

FACE
- Anatomia e fisiologia
- Mucosa oral
- Dinâmica mandibular
- ATM – músculos
- Polpa dentária – periodonto
- Oclusão dentária
- Importância social/psicológica

DOENÇAS
- Classificação em dor orofacial

Fig. 19.3
Esquema que mostra o universo biopsicossocial em que a dor ocorre. Desconhecer essa complexidade dificulta o entendimento clínico e favorece erros de diagnóstico e intervenções que provocam mais danos aos doentes com dor crônica da boca ou face.

.20.
Dores Orofaciais:
As dores da boca e da face

> *"O que é bem conhecido, justamente por ser conhecido não é conhecido."*
> Hegel.

As dores da boca e da face são reconhecidas atualmente pela denominação genérica de *Dores Orofaciais*. A cavidade oral é relativamente pequena em relação ás demais estruturas do corpo humano, e também abriga doenças comuns e *inocentes*, como a cárie dentária. Talvez por essas razões, ela nem sempre reflete para a população em geral, e também para muitos profissionais da área da saúde, a importância e complexidade de algumas dores e doenças que alberga, ou que nela se manifestam. A frase inicial que abre este capítulo pode ser complementada por outra do filósofo francês Edgar Morin[10]:

> *"Quando o pensamento descobre o gigantesco problema dos erros e das ilusões que não cessaram (e não cessam) de impor-se como verdades ao longo da história humana, quando descobre correlativamente que carrega o risco permanente do erro, então ele deve procurar conhecer-se."*

.Dores Mudas.
As estranhas dores da boca

Talvez assim tenham refletido os coordenadores do I Workshop de Dor Oral e Facial, realizado em 1974 nos Estados Unidos da América e patrocinado pelo Instituto Nacional de Pesquisa Odontológica, Controle da Dor e de Estudos Comportamentais daquele país[149]. Nesse encontro foram reunidos cientistas, professores e clínicos de diversas áreas do conhecimento, e profissões, que estudavam ou tratavam de dores na boca e na face. A classificação sobre dor orofacial que surgiu desse encontro foi taxonômica e baseava-se principalmente na ocorrência de sinais e sintomas das doenças, mais do que nas suas etiologias. Essa classificação foi a base para as classificações mais amplas atualmente em uso e que são apresentadas mais à frente.

Inicialmente as dores da boca e da face foram divididas em:

a) *Neuropáticas*, quando o próprio nervo é afetado por doenças inflamatórias, infecciosas, metabólicas (como diabetes), tumores ou traumatismos.

b) *Não-neuropáticas*, quando o nervo não é afetado primariamente e a dor decorre de doenças que acometem a região crânio-facial. Poderiam ser *Intracranianas*, quando afetassem o cérebro, ou *por Causas Extra neurais*, como as dentárias, músculo-esqueléticas, ósseas, vasculares e dores referidas de outras áreas.

c) *De Natureza desconhecida*, que englobavam dores ou sensações obscuras, como queimação da boca e possíveis quadros psiquiátricos (depressão).

Classificações em dores orofaciais

As classificações em dor permitem identificar as fontes potenciais de dor, conforme critérios comuns que possibilitem a diferenciação clínica. Existem classificações diferentes, mas há tendência de uniformização. Reconhecer as características da doença auxilia no diagnóstico diferencial, mas depende de educação e treinamento continuado para adquirir experiência. Dores na boca e na face têm inúmeras causas e assemelham-se clinicamente por razões, já discutidas anteriormente. Existem vários critérios de classificação de doenças e a maioria concentra-se em sinais e sintomas. Torna-se cada vez mais importante a padronização dos critérios para o diagnóstico e a comparação de estudos entre diferentes especialidades ou profissões que trabalham em áreas comuns. Da mesma forma é indispensável a revisão periódica dos critérios diagnósticos para condições como as próprias disfunções temporomandibulares, a dor facial atípica e a síndrome da ardência bucal. Estudos epidemiológicos sobre dor orofacial são necessários no Brasil.

Dores Orofaciais: As dores da boca e da face

Parte 4

As classificações das dores orofaciais mais conhecidas são da Associação Internacional para o Estudo da Dor (IASP)[5], de 1994; da Sociedade Internacional de Cefaléias (2004)[150] e da Academia Americana de Dor Orofacial (1996)[151]. Eis o que diz a IASP:

> "Em relação à dor crônica, é importante estabelecer um sistema de classificação que vá de encontro ao que já está disponível pelos sistemas internacionais, como é o caso da Classificação Internacional de Doenças (CID). Necessitamos não substituir, mas complementar essa classificação."

Classificações sobre dor crônica adotam aspectos físicos e psicossociais determinantes da instalação e manutenção da doença, ou conseqüência delas. Na classificação da Sociedade Internacional de Cefaléias as dores da boca e da face estão agrupadas nos itens 11 e 13 e são consideradas fontes de cefaléias secundárias e o item 13 engloba as neuralgias. Os quatro primeiros grupos são das cefaléias primárias, como a enxaqueca. Algumas dessas cefaléias assemelham-se às dores orofaciais e vice-versa.

Classificação Internacional de Cefaléias e Dores Crânio-faciais (IHS, 2004)[150]:

Parte 1 – *Cefaléias primárias*
1. Migrânea
2. Cefaléia do tipo tensão
3. Cefaléia em salvas e hemicrânia paroxística crônica
4. Cefaléias diversas não associadas a lesão estrutural

Parte 2 – *Cefaléias secundárias*
5. Cefaléia associada a trauma craniano
6. Cefaléia associada a distúrbio vascular
7. Cefaléia associada a distúrbio intracraniano não vascular
8. Cefaléia associada ao uso de substâncias ou à sua supressão
9. Cefaléia associada a infecção não cefálica
10. Cefaléia associada a distúrbio metabólico
11. Cefaléia ou dor facial associada a distúrbio de crânio, pescoço, olhos, ouvidos, nariz, seios, dentes, boca ou a outras estruturas da face ou crânio
12. Cefaléia de origem psiquiátrica

Parte 3 – *Neuralgias cranianas, dor facial primária e central e outras cefaléias*
13. Nevralgias cranianas, dor de tronco nervoso e dor na deaferentação
14. Cefaléia não classificável

Outra importante classificação é da Associação Internacional para o Estudo da Dor, dirigida para dores crônicas e que foi atualizada em 1994. É mais ampla que a classificação de cefaléias e algias crânio-faciais e procura englobar esta classificação no que se refere ao segmento cefálico. Em relação às dores da boca ela é mais detalhada. Neste texto só apresentamos os itens relacionados aos dentes, boca e face.

Classificação da IASP (1994)[5]

Grupo III: DOR CRÂNIO-FACIAL DE ORIGEM MÚSCULO-ESQUELÉTICA
III – 1. Dor de Cabeça por Tensão Aguda.
III – 2. Dor de Cabeça por Tensão Crônica.
III – 3. Síndrome da Dor e Disfunção Temporomandibular.
III – 4. Osteoartrite da Articulação Temporomandibular.
III – 5. Artrite Reumatóide da ATM.

Grupo IV: LESÕES DO OUVIDO, NARIZ E CAVIDADE BUCAL
IV – 1. Sinusite Maxilar.
IV – 2. Odontalgia 1: Defeitos de dentina e esmalte.
IV – 3. Odontalgia 2: Pulpite.
IV – 4. Odontalgia 3: Periodontite e abscesso de periápice.
IV – 5. Odontalgia 4: Odontalgia atípica.
IV – 6. Glossodinia: Língua ardente ou disestesia oral.
IV – 7. Síndrome do dente fraturado.
IV – 8. Alvéolo seco.

Este breve relato histórico sobre as classificações de dor na boca e na face é relevante para termos a noção da amplitude do tema e sua importância na clínica. Talvez também seja essa uma das razões pela qual o diagnóstico inicial nessa área nem sempre é tão fácil e imediato. Portanto, a face destaca-se curiosamente por alojar esse *universo* de dores, umas banais, outras estranhas, mas todas afetam e atordoam o ser humano (**Figura 20.1**).

Diversidade de dores

Um exemplo da multiplicidade das fontes das dores orofaciais pode ser observado em estudo sobre pacientes com dor persistente da face[152]. Foram reavaliados 26 pacientes (20 mulheres e 6 homens) com dor persistente da

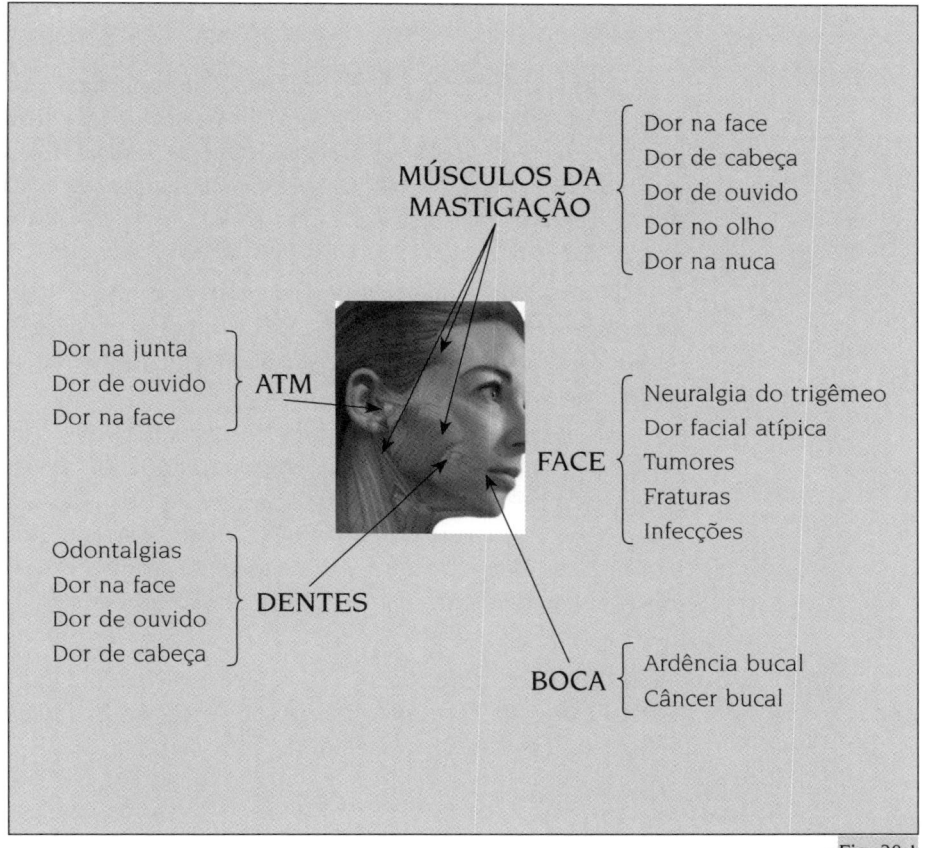

.Parte 4.
Dores Orofaciais: As dores da boca e da face

```
                        ┌ Dor na face
                        │ Dor de cabeça
     MÚSCULOS DA       ┤ Dor de ouvido
     MASTIGAÇÃO         │ Dor no olho
                        └ Dor na nuca

Dor na junta  ┐
Dor de ouvido ├ ATM
Dor na face   ┘
                                ┌ Neuralgia do trigêmeo
                                │ Dor facial atípica
                          FACE ┤ Tumores
                                │ Fraturas
                                └ Infecções

Odontalgias   ┐
Dor na face   ├ DENTES
Dor de ouvido │
Dor de cabeça ┘
                          BOCA ┤ Ardência bucal
                                └ Câncer bucal
```

Fig. 20.1
Eis um panorama de algumas dores da boca e da face.

face, que não melhoraram aos tratamentos recebidos previamente. Tinham sido tratados em média por 4,7 profissionais de saúde, mesmo assim, em 80,7% deles o diagnóstico fora incorreto ou incompleto. Foram encontrados 11 diagnósticos diferentes: pulpites (7), leucemia (1), câncer da orofaringe (1), odontalgia atípica (1), síndrome de Eagle (1), neuralgia idiopática do trigêmeo (4), neuralgia atípica (1), disfunção temporomandibular (9), síndrome de fibromialgia (2), cefaléia tipo-tensão (1) e doenças psiquiátricas (histeria de conversão) (2). O acompanhamento dos doentes por 6 meses, após os respectivos tratamentos, mostrou controle da dor em todos, exceto para o doente com câncer.

.Dores Mudas.
As estranhas dores da boca

Eis a conclusão do estudo[152]:

> "Este estudo demonstra a grande variabilidade de diagnósticos para a dor facial, incluindo a dor dentária difusa (referida à cabeça). É importante lembrar que algumas condições de dor são incomuns (como nos 2 casos de tumores) e pode, confundir-se com outras dores muito comum, mas insuspeitas (como os 7 casos de dor de dente), levando a erros de diagnóstico, iatrogenia e cronicidade da dor.
>
> Nesta amostra total, a causa para dor persistente foi perpetuada pelos diagnósticos e tratamentos incorretos... Finalmente, a equipe interdisciplinar é frequentemente necessária para diagnóstico e tratamento de muitas condições dolorosas da face.
>
> Os resultados deste estudo são consistentes com outros estudos internacionais, indicando que enquanto algumas condições de dor são benignas, há outras que podem representar sério risco de vida. Este estudo realça a responsabilidade dos clínicos, dentistas e médicos, para encaminharem casos de dor facial persistente não responsiva aos tratamentos habituais, a profissionais ou centros especializados de dor."

Certamente nem médicos nem dentistas têm preparo suficiente para tratar todas as dores da boca e da face, mas todos sem exceção, deveriam compreender a multiplicidade das causas dessas dores.

A semiologia da dor orofacial

Pelas classificações que descrevemos acima nota-se que as dores na boca são de diversas causas., sendo indispensável uma avaliação cuidadosa. Muitas vezes a explicação não vem só do exame da boca, mas da perfeita anamnese do paciente.

O caso a seguir mostra que os pacientes podem ter diversas dores que parecem uma só. Leia com atenção a história desta senhora:

> "Agora só dói a boca e o rosto"
>
> "A paciente fora encaminhada pelo médico otorrinolaringologista que lhe retirara um pólipo das cordas vocais devido a uma doença chamada de Remker. Ela queixava-se de dores na gengiva e na face há cerca de cinco anos. Estava descontente com a prótese dentária (dentadura) que lhe machucava seguidamente a gengiva. Por essa razão não

conseguia comer livremente; precisava selecionar alimentos que fossem mais macios à mastigação e que não machucassem a boca. Na maior parte das vezes evitava usar essa prótese.

Além disso, do problema da dentadura ela também se queixava de fortes dores no rosto, em frente ao ouvido, que a impediam de abrir muito a boca. Ela abria a boca delicadamente na tentativa de evitar essa dor.

As dores começaram quando extraiu os últimos dentes do maxilar inferior – 'estavam estragados, mas não sei se foi melhor ou pior sem eles', diz com certo arrependimento. – 'Tenho o hábito de apertar as dentaduras para que não caiam', realçou. – 'Parece que o meu ouvido tá sempre inflamado, pelo menos tenho essa sensação' – 'O gozado doutor, é que esfrego também este ouvido de um jeito que acabo machucando; já fui ao médico várias vezes por causa disso' contou com um olhar entre conformado e levemente encabulado.

Além de tudo isso, também tinha fortes crises mensais, fortíssimas, de dor no rosto. Essas crises duravam cerca de 10 dias e nesse período praticamente não conseguia mexer a boca, pois aumentava, e muito, a dor. Felizmente essas crises aliviavam com analgésicos e antiinflamatórios e raramente ocorriam nos dois lados da face ao mesmo tempo. – 'Ainda bem, dizia.' Mas para deixá-la mais irritada ainda – 'a junta do maxilar com o ouvido estalava que abria a boca', dizia, referindo-se a articulação entre a mandíbula e o crânio (ATM).

Mas não era só a boca que lhe doía, não senhor; doia-lhe o corpo todo – 'e mais ainda nas juntas'. O joelho esquerdo doía quando ela andava e por isso usava a bengala. Estava em tratamento médico, pois tinha também outras duas doenças bem conhecidas e que causam dor: Fibromialgia e Artrite Reumatóide. Tinha extensa relação de medicamentos que usara nos últimos três anos: prednisona, paracetamol, carbonato de cálcio, cloroquina, antiinflamatórios, relaxante muscular, metotrexato e amitriptilina. Felizmente estava bem controlada dessas doenças – 'pelo menos em relação ao que eu sentia no passado'. Mas agora o que lhe incomodava mesmo eram as dores na boca e no rosto.

Quando examinada pelo dentista ela demonstrava sentir dor em toda a boca, nos músculos da mastigação e nas articulações da mandíbula – 'dói demais doutor!', reclamava. A boca quase não abria tal era a dor que sentia ao movimentá-la. Suas dentaduras estavam em estado sofrível e a mucosa bucal, sob elas, estava cronicamente inflamada, principalmente no palato (céu da boca) e na gengiva inferior. Esta gengiva, muito dolorida no lado direito, apresentava ainda uma enorme e assustadora úlcera causada por traumatismo da própria prótese."

.Dores Mudas.
As estranhas dores da boca

As dores da boca e da face desta paciente não seriam bem entendidas se não soubéssemos toda a sua história médico-odontológica.

Veja quantas possíveis causas de dor ela tinha.

a) Dores na articulação da mandíbula que poderiam ser pela Artrite Reumatóide (cerca de 10% dos doentes com artrite reumatóide têm queixas na ATM).
b) Dores nos músculos da mastigação devido à *disfunção da* ATM, que também poderia ser a causa das dores nas ATM.
c) Ela também apertava os dentes (bruxismo), o que poderia contribuir para piorar as dores.
d) A dor na gengiva foi causada pela prótese dentária que abrira uma enorme e dolorosa úlcera.
e) A síndrome da fibromialgia poderia complicar todas essas dores, pois esses pacientes têm um baixíssimo limiar e tolerância à dor.
f) A inflamação crônica da boca é por infecção fúngica (candidíase) e também causa dor e queimação. O uso prolongado de corticóides e imunossupressores reduzem a imunidade e facilitam essas infecções, principalmente quando o paciente usa dentaduras.

A avaliação da paciente exige conhecimento de todas essas possibilidades diagnósticas e os tratamentos são vários e diferentes. Em conjunto permitirão o controle adequado da dor, que não é única e simples, desta paciente. Embora a prótese dentária e o bruxismo contribuam para a dor, não deveriam ser avaliados fora do contexto global da sua história médico-odontológica.

Esta história de dor é excepcional exemplo para entender porque muitas pacientes nunca estão contentes com os tratamentos recebidos e parece que a dor nunca desaparece. Pois é, nem sempre temos uma única dor, embora tudo pareça igual.

Estranhas dores da boca

A seguir vamos relacionar o pequeno universo de dores orofaciais para mostrar sua diversidade e explicar, pelo menos em parte, a conhecida complexidade da dor facial: dor de dente, cefaléia dental, odontalgia atípica, dor de dente fantasma, dor por bruxismo do sono, disfunção da ATM, neuralgia do trigêmeo, síndrome da ardência bucal, dor do câncer bucal, dor facial atípica, dores referidas à face e dores em dentes, boca ou maxilares decorrentes de doenças sistêmicas.

Dor de dente – "cefaléia dentária" – odontalgia atípica – dor de dente fantasma

Previsível na maioria das vezes, variável na sua apresentação clínica, frequentemente mal localizada e capaz de se espalhar pela face, pelos outros dentes, pela cabeça, pelo pescoço, até atingir braços e tórax; é considerada a mais comum das dores e, possivelmente a maioria absoluta da população sinta dor de dente alguma vez na vida. Existem muitos tipos diferentes de dor de dente, fato que nos confunde ainda mais. A dor de dente simula praticamente todas as demais dores que afetam crânio, face e pescoço. Muitas vezes é tão estranha, e manifesta-se distante do dente que a provoca, que o dentista menos experiente não a reconhece. Muitas descobertas científicas sobre mecanismos de dor foram conseqüência do estudo da dor de dente, principalmente a pulpite (inflamação do "nervo" do dente). Tão estranho é o dente, que algumas vezes, mesmo após ter sido removido, parece que continua dentro da boca e o paciente tem a estranha sensação de que ele ainda dói: é a dor de dente "fantasma." *Odontalgia atípica* é outra estranha dor de dente, que não afeta o famoso "nervo" do dente (a polpa dentária), mas afeta o restante do nervo que continua até o cérebro. A dor de dente mais conhecida e divulgada nos comerciais da televisão é a famosa dor do "colo" dentário, que não nos deixa saborear um gostoso sorvete ou beber uma deliciosa bebida gelada. Esta dor afeta milhões de pessoas ao redor do mundo. Felizmente é de curta duração e cessa rapidamente, embora faça-nos perder o apetite ou deixar de se refrescar com um gostosíssimo suco geladinho (ver Capítulos 10 e 13).

"Disfunção da ATM" ou dor por disfunção mandibular

Disfunção da ATM é um termo popular que se refere a dor facial por disfunção mandibular. Depois das odontalgias são as principais causas de dor facial[119]. A dor varia de intensidade leve a moderada; frequentemente é crônica e atinge a face e a cabeça; confunde-se com algumas cefaléias primárias, como a cefaléia tipo tensão e é mais comuns nas mulheres. Entre os fatores de risco citam-se: ranger ou apertar os dentes (bruxismo), estresse emocional, traumatismos faciais, problemas da mordida (oclusão dentária), fatores genéticos, saúde geral e alterações posturais. São conhecidas atualmente como Disfunções Temporomandibulares (DTM). Sabe-se que as dores ocorrem nas articulações temporomandibulares (ATM), nos músculos da mastigação ou em ambos. Antigamente imaginava-se que era uma síndrome, ou seja, uma doença com múltiplas manifestações. Atualmente sabe-se que elas assemelham-se

.Dores Mudas.
As estranhas dores da boca

às cefaléias e às lombalgias, ou seja, da mesma forma que existem vários tipos de cefaléias e lombalgias, existem também vários tipos de DTM (**Figura 17.2**).

Eis como um paciente que sofrera de dor de cabeça por muitos anos, e que escreveu interessante livro a esse respeito, Cláudio Zapata[153], refere-se a essas dores:

> "A "disfunção de ATM" passa despercebida muitas vezes ao ser tratada como enxaqueca, equívoco que complica a situação do paciente, já que o mais provável é que os remédios específicos para a enxaqueca não produzam nenhum efeito benéfico, mas efeitos secundários que agravem a dor de cabeça."

Em 1994, o Instituto Nacional de Saúde dos EUA (NIH), através do seu ramo em pesquisa odontológica, reuniu clínicos, professores e cientistas para discutirem essas dores na tentativa de uma padronização[45]:

> "A região crânio-facial não é somente uma das mais densamente inervadas áreas do corpo, mas também o foco de algumas das dores mais comuns (por exemplo, dor de dente e dor de cabeça) e algumas das mais bizarras e desafiantes dores (por exemplo: neuralgia do trigêmeo), que afetam os humanos.
>
> Uma destas condições dolorosas que reflete todas essas características é aquele grupo de condições agora coletivamente denominadas de distúrbios temporomandibulares (DTM). A etiologia e a patogênese das DTM são ainda obscuras, e os clínicos frequentemente experimentam dificuldades em diferenciar as DTM de outras condições dolorosas crânio-faciais, ou distúrbios neuromusculares, tanto quanto abordar os inúmeros pacientes que se apresentam com esta condição."

As dores musculares por disfunção mandibular são freqüentes em mulheres na faixa etária dos 30 aos 50 anos, enquanto problemas da própria articulação temporomandibular (ATM) são mais freqüentes em jovens dos 15 aos 30 anos e nos idosos, nestes a mais freqüente alteração é a artrose da ATM.

Outro fator de confusão, em relação às dores musculares da face, deve-se ao fato de que elas podem envolver outras cadeias musculares, principalmente da região cervical e vice-versa. Os pacientes podem queixar-se de dor no pescoço também e elas também se assemelham com outros tipos de dores de cabeça e do pescoço, confundindo ainda mais dentistas, médicos e pacientes.

As dores das disfunções mandibulares ocorrem freqüentemente em frente ao ouvido ou no próprio ouvido. Cerca de 30% dos pacientes visitam inicialmente o médico otorrinolaringologista devido à dor[14,119]. A dor pode ser desencadeada por movimentos da mandíbula, principalmente á mastigação. Sensação de travamento da mandíbula, dificuldade de abrir a boca, estalos fortes em frente ao ouvido são sugestivos desses problemas. As ATM também podem ser afetadas por doenças sistêmicas inflamatórias como a Artrite Reumatóide. Nestes casos o paciente pode necessitar de cuidados médicos e odontológicos.

Fraturas, tumores e infecções também podem causar dor na ATM.

As dores nos músculos da mastigação, ao contrário da dor articular da mandíbula, podem ser localizadas na face, na cabeça (principalmente na fronte e nas têmporas), no ângulo da mandíbula, no fundo dos olhos e na nuca. Essas dores são mais difusas (espalhadas), normalmente de intensidade leve a moderada intensidade, mas, quando se tornam crônicas, os pacientes queixam-se por anos. Felizmente existem períodos de melhora, por remissão espontânea ou por tratamentos. Freqüentemente, nestes casos, os pacientes queixam-se de cansaço na face, principalmente ao acordar, pela manhã, cansaço ou dor facial, ou na cabeça, após falarem muito, mastigarem chicletes ou mastigarem alimentos mais fibrosos como carne. Baixas temperaturas ambientes pioram essas dores. As dores confundem os pacientes, pois podem mudar de posição, migrar de um lado para outro da face, ou cabeça, ou se apresentarem nos dois lados do rosto, ou da cabeça, ao mesmo tempo. Isso as confunde com outras dores complexas da face, denominadas de *dor facial atípica*.

Pacientes com dor por disfunção mandibular relatam mais fadiga, anormalidades do sono, depressão e transtornos menstruais[154]. Doenças locais e sistêmicas, anormalidades de postura cervical, alterações respiratórias e psicológicas freqüentemente são relacionadas como possíveis fatores de risco de DTM. Faltam estudos que focalizem todos os fatores de risco, assim como a própria oclusão dentária. De modo geral os estudos não são multifatoriais e abordam os fatores sob prisma único, dependendo do interesse e, muitas vezes, da profissão do pesquisador[155].

Muitas vezes, a procura do doente por assistência médico-odontológica, deve-se à dificuldade de movimentar a mandíbula sem queixa de dor. Limitações da abertura bucal podem ser progressivas, indolores e exigir atitudes mais drásticas como as cirurgias. A capacidade de excursão mandibular altera-se quando há dor. Os movimentos protrusivos (para a frente) também amplos tornam-se reduzidos quando ocorre dor relacionada a eventos estressantes[156].

Frequentemente a dor por disfunção mandibular é associada a condições emocionais e muitos estudos tentam implicar a personalidade do indivíduo como fator causal. Mas isto não ocorre em todos os problemas de DTM.

Sinais e sintomas que sugerem dor muscular por disfunção mandibular[14]

a. Dor – difusa em várias regiões da face como: ouvido, pré-auricular, face, fundo dos olhos, ângulo mandibular, nuca, têmporas. Pode espalhar-se pelas adjacências até o crânio e a região cervical; normalmente é unilateral, eventualmente bilateral e freqüentemente migratória (ora em um lado, ora no outro lado da face).
   - Nem sempre é desencadeada pelo movimento mandibular
   - Os pacientes têm dor muscular à palpação do rosto; presença de fibroses, endurecimento muscular e eventualmente pontos dolorosos (trigger points) podem estar presentes.
b. Limitação da abertura bucal não é freqüente, exceto em casos agudos ou nos períodos de crises.
c. Irregularidades nos movimentos mandibulares.
d. Fatores perpetuantes: bruxismo, sinais de apertamento dentário, próteses irregulares ou mal-adaptadas, respiração bucal, má-postura cervical, estressores psicológicos, dores crônicas em outras partes do corpo, etc.
e. Alterações oclusais (mordida aberta) ou faciais podem estar presentes e devem ser avaliadas no contexto da história do paciente.
f. Alterações otológicas (zumbidos), eventualmente atribuídas ao bruxismo ou à musculatura cervical.

Existem inúmeras opções de tratamento e depende do tipo específico de disfunção mandibular: medidas físicas, placas de mordida, fármacos, acupuntura, terapia cognitivo-comportamental, toxina botulínica e até cirurgia são alguns dos procedimentos disponíveis.

Os pacientes com dor crônica por disfunção mandibular devem evitar procedimentos longos e invasivos como método de tentativa. A cirurgia é indicada para algumas doenças da própria articulação temporomandibular (ATM), como em tumores, fraturas ou lesões osteoarticulares graves e que comprometem a mobilidade da mandíbula. Não têm indicação para a dor muscular a não ser em casos excepcionais.

Bruxismo do sono

Este nome estranho refere-se ao apertar ou ranger dos dentes, principalmente durante o sono. Mães e cônjuges frequentemente preocupam-se com os estranhos sons rítmicos emitidos por seus filhos e maridos/esposas, e que os assustam. A Associação Americana dos Distúrbios do Sono[157] define o Bruxismo do Sono como *o movimento estereotipado caracterizado pelo apertar ou ranger dos dentes durante o sono*. O bruxismo do sono é considerado distúrbio de movimento. Atualmente os estudos do sono ajudam a explicar melhor os mecanismos biológicos do bruxismo. Considera o bruxismo do sono uma entidade diferente do bruxismo realizado em vigília. Parece haver correlação com o estresse emocional. Também considera que cerca de 90% da população range os dentes em algum momento da vida, mas que cerca de 5% tem problemas clínicos. Parece não haver predominância de sexo e é maior na infância reduzindo com a idade. Polissonografia é o nome do exame que permite avaliação da qualidade do sono e o monitoramento da atividade dos músculos da mastigação (masseter e temporal) que caracterizam o bruxismo do sono. Essa atividade ocorre em todas as fases do sono, sendo mais acentuada na fase dois. Existe também o bruxismo secundário decorrente do uso de medicamentos ou de doenças neurológicas.

Bruxismo, o que é isso?

Segundo o dicionário Houaiss, bruxismo é a prática da bruxaria. Bem, e o que isso tem a ver com ranger de dentes? Será que o medo das bruxas provoca o apertar ou ranger dos dentes? É possível... Mas a palavra bruxismo, sob o aspecto clínico, refere-se simplesmente ao ranger ou apertar dos dentes durante o sono ou durante o dia, em vigília. Então, fique tranqüilo... Aqui não vamos estudar a prática da bruxaria. Na verdade, a palavra correta é *briquismo*, de origem grega, que significa exatamente *ranger de dentes*. Alterações gradativas na pronúncia do termo original levaram à palavra francesa *bruxomanie*, introduzida na França em 1907 por Karolyi e adotada pela língua inglesa como *bruxism* de onde chegou ao Brasil como *bruxismo*, que é de uso corrente entre profissionais de saúde e leigos.

Entretanto, a própria Bíblia já associa ranger dos dentes com nervosismo e ansiedade, e essa conotação está presente ainda na atualidade. Animais como cães, gatos ou leões ao enfurecerem-se ou prepararem-se para a luta têm expressão facial característica que evidencia os dentes, dá aspecto assustador e causa medo. Por isso, corriqueiramente associa-se raiva e medo à expressão *ranger os dentes*, entretanto, sob o aspecto técnico do termo, nem sempre corresponde à verdade. Mas é possível que as pessoas que têm o hábito do bruxismo aumentem essa atividade em períodos de maior tensão emocional (**Figura 20.2**).

.Dores Mudas.
As estranhas dores da boca

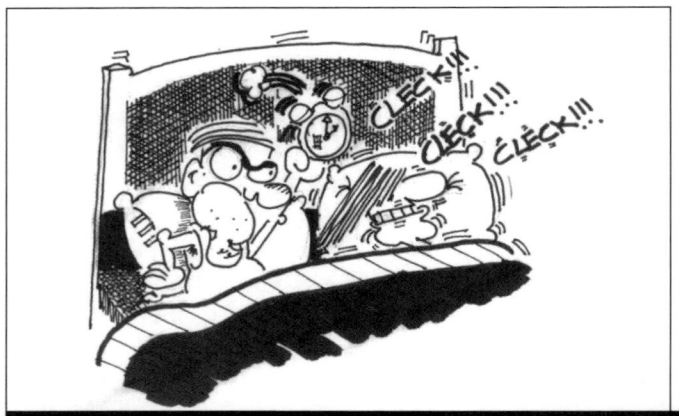

Fig. 20.2
É, parece que o sono não é tranquilo. Mas não é terremoto, é o parceiro de cama que está rangendo os dentes. O bruxismo do sono é um distúrbio de movimento que pode atrapalhar o sono e causar várias complicações como dores faciais e de cabeça e desgastes dentais. (Cartum do Ângelo Maciel).

Bruxismo do sono e dor de cabeça crônica

Dores musculares frequentemente são decorrentes de atividades repetitivas do nosso corpo[14]. O bruxismo também é chamado de parafunção, ou seja, função mandibular não funcional. Assim, o bruxismo do sono constitui-se em intensa atividade muscular que se repete muitas vezes durante o sono.

Os pacientes reclamam de cansaço facial, dor nos dentes, rosto ou cabeça, pela manhã, ao acordar. Hábito de ranger ou apertar os dentes pode ser importante fator de risco da dor facial ou de cabeça. Inicialmente a dor é devido à fadiga dos músculos da mastigação; é uma fadiga pós-exercício, sendo que, neste caso, o exercício foi à noite, e forte.

Não se sabe exatamente por qual razão alguns desenvolvem dor e outros não. Outra característica odontológica comum nos pacientes com bruxismo do sono é o desgaste dentário generalizado decorrente do atrito repetido entre os dentes. Funciona como uma verdadeira lixa que desgasta os dentes. Durante o bruxismo os dentes recebem forças de grande intensidade, com valores próximos a 75 lb/mm^2; isto é, cerca de seis vezes superior às forças fisiológicas que giram em torno de 12 lb/mm^2[158].

Pacientes com doenças psiquiátricas, como depressão, podem ranger mais frequentemente os dentes e, desta forma, perpetuar a dor crônica da face ou cabeça. Até o momento não existe um tratamento estabelecido para o bruxismo, mas existem tratamentos para as complicações que ele causa. As placas de mordida são aparelhos usados à noite que ajudam a reduzir o desgaste dos dentes e muitos dos sintomas do bruxismo. Elas não alteram a oclusão dentária nem tratam ou curam o bruxismo, mas amenizam seus efeitos deletérios. Seu mecanismo de ação ainda é alvo de controvérsias. É possível que alterem temporariamente a propriocepção dentária e a atividade motora da mandíbula.

Neuralgia do trigêmeo

Incomum, considerada a mais temerosa das dores, é também conhecida desde a origem da civilização humana, muitas vezes se confunde com dor de dente e inúmeros pacientes perderam seus dentes na tentativa de curá-la; tão forte é sua manifestação que existem inúmeros relatos de suicídios devido a essa dor. O maior desafio atual é educar jovens cirurgiões-dentistas no sentido de diagnosticarem rapidamente esta dor para evitar procedimentos irreversíveis como cirurgias maxilares e as extrações dentárias. Muitas vezes confundem-se com dor de dente, pois os pacientes sentem dor em atividades rotineiras como escovar os dentes, mastigar ou engolir. São comuns os relatos de pacientes que emagreceram bruscamente por não conseguirem sequer abrir a boca. A sensação mais freqüente de dor é um choque-elétrico que paralisa o paciente e dura apenas segundos. Em 5% dos pacientes esta neuralgia é devido a uma doença grave como tumor cerebral ou esclerose múltipla[14]. Pequeno histórico sobre a neuralgia do trigêmeo e as semelhanças com dores de dente são apresentadas no Capítulo 10.

Síndrome da ardência bucal – a queimação da boca

Estranha dor que afeta principalmente as mulheres, principalmente após o período da menopausa; provoca queimação insuportável, particularmente na língua; é desconhecida da maioria dos profissionais da área da saúde; provoca forte impacto emocional, familiar e social na vida das doentes, especialmente ao receberem a informação de que *não têm nada*. Parte destes pacientes associam o aparecimento dessa queimação com procedimentos dentários convencionais como: próteses dentárias, extração de dentes, tratamento gengival e implantes dentais. O descrédito profissional e familiar aumenta sua aflição, dando-lhes a sensação de verdadeira loucura. Respiram aliviadas quando alguém lhes confirma que essa dor existe e que pode ser controlada, embora a cura seja difícil. Cancerofobia (medo do câncer) é freqüente nessas pacientes e temem que seus dentistas ou médicos não tenham descoberto a "causa verdadeira" da sua queimação na boca. Muitas doenças que afetam a boca, por causas local ou sistêmica, causam sensação de ardor na boca. Por essa razão é indispensável a avaliação cuidadosa do paciente, incluindo radiografias, exames laboratoriais e interconsultas com outros profissionais.

Dor do câncer bucal

O câncer bucal pode manifestar-se de forma totalmente irregular e atípica[14,20]; deveria ser rapidamente diagnosticado para melhorar a previsão de tratamento e sobrevida dos doentes; esse câncer pode ser adequadamente tratado e os doentes ficarem curados quando o diagnóstico é precoce. Profissionais experientes detectam rapidamente esses tumores quando eles são a causa da dor. Por outro lado, existe a dor decorrente do tratamento do câncer bucal ou de suas complicações. As mucosites (inflamação da mucosa da boca) são extremamente dolorosas e limitam a qualidade de vida de pacientes em tratamento quimioterápico. Afetam sobremaneira as crianças com doenças oncológicas como a leucemia. No adulto, a presença de infecções dentárias e periodontais agravam as complicações dos tratamentos por radioterapia ou quimioterapia e devem ser devidamente tratadas. Cáries dentárias e lesões ósseas maxilares (osteorradionecrose) podem surgir em decorrência da radioterapia de cabeça e pescoço. Nos doentes terminais com câncer de boca são indispensáveis os cuidados paliativos e controle local das alterações da boca, o que lhes confere melhor qualidade de vida. Segundo o INCA, Instituto Nacional do Câncer, o câncer de boca é a sétima causa de morte por câncer no Brasil (ver o Capítulo 4).

Dor facial atípica / Odontalgia Atípica

Dor persistente e de difícil tratamento, frequentemente os doentes têm alterações psicológicas importantes e o diagnóstico é de exclusão, ou seja, eliminam-se todas as causas conhecidas; algumas vezes a dor persistente manifesta-se em dente, sem causa dentária, e recebe o nome de *odontalgia atípica*. Estes pacientes têm longas histórias de dor na face, consultas a inúmeros profissionais da saúde, realização de muitos procedimentos e usos de medicamentos. Gradativamente descobrem-se variações das doenças conhecidas com características atípicas. O tratamento destes doentes é complexo e exige esforço interdisciplinar (ler também os Capítulos 2 e 10).

Dores Orofaciais: As dores da boca e da face

.Parte 4.

Dores referidas à boca e face

Estranhas dores são aquelas que afetam a face e não se encontram quaisquer sinais de doenças ou anormalidades. Cuidado, podemos ter uma dor referida de outra área e que pode ser grave e exigir diagnóstico imediato. Como exemplo tem a angina do peito, o infarto do miocárdio, doenças intracranianas, tumores de pescoço, tórax e abdômen.

Dor nos dentes, boca ou maxilares decorrentes de doenças sistêmicas

Muitas doenças que afetam sistemicamente o doente manifestam-se também na boca e nos maxilares e podem causar dor. Eis alguns exemplos: diabetes mellitus, lúpus eritematoso sistêmico, artrite reumatóide, anemia falciforme, AIDS, mieloma múltiplo, linfomas e leucemia. A leucemia linfóide aguda pode envolver a polpa do dente (*nervo do dente*) e causar intensa dor, sem que o dente apresente qualquer anormalidade clínica ou radiográfica.

Em suma, a dor na face pode ser o sintoma comum de inúmeras doenças que afetam a boca e os maxilares. Algumas destas doenças são locais e outras são sistêmicas com manifestações nessa região. Por essa razão a semiologia da dor é o primeiro passo para chegarmos ao diagnóstico preciso.

.21. Conclusões

> "De tudo ficou um pouco.
> ...
> Pois de tudo fica um pouco.
> Fica um pouco do teu queixo
> No queixo de tua filha.
> De teu áspero silêncio
> Um pouco ficou, um pouco
> Nos muros zangados,
> Nas folhas, mudas, que sobem."
> Carlos Drumond de Andrade

As conclusões deste livro podem ser resumidas nos seguintes itens:

1. *Quanto à relação paciente/dentista*

De um lado se realça a necessidade de ouvir e compreender a história de dor do paciente; aqui a experiência profissional não se resume ao mero conhecimento técnico-científico, como observa o Dr. Gary Heir (2001)[159]:

> "Hoje ainda há muitos desafios no entendimento da dor. No passado, somente éramos capazes de tratar a dor com vários tipos de analgésicos, mas desconhecia-se o método de preveni-la. Os novos conhecimentos sobre a neurofisiologia da dor, neurotransmissores e de sua ação na transmissão da dor esclareceram poucos, mas importantes passos na área da farmacoterapia mais

> *seletiva que constituiu grande esperança futura. Enquanto a ciência, graças às pesquisas realizadas, avança rapidamente é necessário que não percamos a compreensão e a compaixão pelos doentes. O sofrimento individual e as conseqüências psicológicas no rendimento familiar e social não devem ser distanciados da experiência dolorosa. Enquanto progredimos no campo da fisiologia da dor não devemos distanciar do caráter humano da assistência."*

Do outro lado está o panorama social em que vivemos e o cotidiano repleto de doenças *banais*, às quais nos tornamos cronicamente indiferentes. Neste caso o texto da conclusão da II Conferência Nacional de Saúde Bucal[87] de 1993 nos remete à reflexão:

> *"Devemos como cidadãos responsáveis desenvolver ações concretas no sentido de transformar a ciência eticamente livre em outra eticamente responsável, estruturada juntamente com a substituição da democracia política teórica para a democracia social concreta.*
>
> *...Existe uma grande discrepância entre o progresso técnico e científico da Odontologia do Brasil e os níveis de saúde bucal dos brasileiros. As razões desta realidade estão relacionadas com a formação e capacitação dos recursos humanos que é inadequada, a ineficiência dos serviços e programas públicos e a gravidade dos problemas sanitários, que fazem com que a saúde bucal tenha prioridade secundária."*

2. Quanto à história

Estes ensaios sobre dor, tendo como pano de fundo a dor na boca, resgatam parte de momentos históricos sobre a prática da dor em Odontologia, graças aos dados históricos do pensamento clínico vigente até 1930, no Brasil. Através deles temos a noção das dificuldades de diagnóstico e de compreensão das dores dentais e de sua repercusão no comportamento do paciente, a exemplo do que ainda acontece atualmente. Os clínicos tinham e têm razão em se surpreender com algumas manifestações dessas dores, pois, curiosamente, a literatura científica internacional documenta alguns avanços no entendimento da dor graças ao estudo dessa dor corriqueira e surpreendente.

Porém, como diz o Dr. Antônio Bento[160] em seu livro O *Tratamento da Dor no Brasil – Evolução Histórica*:

> *"É fato proverbial que o Brasil não possui memória e que pouca gente se preocupa em gravar e conservar a história nos diversos setores da atividade humana. Essa omissão ocorre também no campo das ati-*

> *vidades científicas. Com essa atitude niilista, perde-se tudo ou quase tudo do conhecimento da evolução histórica nos mais diversos campos da atividade humana no Brasil. ...Admito que fatos e nomes que marcam ou marcaram a história brasileira da dor possam não ter sido relatados."*

Espero ter contribuído, pelo menos em parte, na revisão de alguns eventos e nomes da Odontologia e da Medicina brasileiras que contribuiram para o estudo da dor no Brasil. Certamente que muitos outros foram, involuntariamente, omitidos e não se pode esquecer que a história é feita de inúmeros atos e pessoas, mas que as documentações disponíveis nem sempre são acessíveis.

Neste livro fica minha homenagem a todos que anonimamente tratam pacientes com dor na boca.

3. Quanto ao sofrimento por dor corriqueira

Discutir a dor de dente, e tê-la como base de um livro, pode parecer supérfluo e ao mesmo tempo ousado, já que vivemos em avançado progresso técnico-científico também nas ciências da Saúde. Mas a variabilidade clínica dessa dor e a sua participação nos estudos que ajudaram a desvendar alguns dos mecanismos da dor credenciam-na a participar das discussões sobre dor, particularmente, no segmento cefálico. Ela é a ponta do *iceberg* que engloba a imensidade de condições dolorosas crânio-faciais e também continua sendo o *sinal* dessa *epidemia silenciosa* que é a cárie dental no Brasil. Por essa razão parece ser a dor de primeira escolha para começarmos a entender melhor a complexa região da face e para enxergarmos nessa dor o verdadeiro reflexo da saúde pública brasileira.

Nas discussões multidisciplinares sobre dor, na maioria das vezes a dor dental nem é citada. Quando citada parece ser uma entidade *fantasma*, diferente. O Programa Nacional de Educação e Assistência à Dor e Cuidados Paliativos, do Ministério da Saúde do Brasil, a despeito dos esforços dos profissionais nele envolvidos, ainda não conta, oficialmente, com um cirurgião-dentista em seu quadro. Esse descompasso e falta de percepção do poder público com um problema de saúde *epidêmico e silencioso*, como diz o relato do Instituto Nacional de Saúde dos EUA (2000)[39], é impressionante. O cirurgião-dentista empolga-se atualmente e envolve-se, corretamente, com o tratamento das dores crônicas da face, mas não deveria esquecer que o seu ponto de partida, que simboliza sua profissão, continua sendo as doenças que envolvem os dentes e seus anexos, e a dor de dente ainda é o carro chefe em termos de saúde pública. Não só por sua importância biológica, mas pelas repercurssões das doenças cárie e periodontais sobre a saúde geral, considerando-se que aumentou a média de vida dos brasileiros e a medicina melhorou a qualidade de vida de pessoas com doenças sistêmicas crônicas. Os focos infecciosos dentais continuam sendo importantes problemas de saúde; e a dor continua sendo a guardiã que nos alerta para essas doenças silenciosas, quando por ela se manifestam.

A odontologia brasileira avançou em todos os sentidos, particularmente na pesquisa e desenvolvimento tecnológico, e não existem limites para a reabilitação de pacientes com problemas na boca ou na face. Paralelamente, aumentou a ênfase no treinamento em Patologia e Semiologia Buco-Dental. A odontologia hospitalar é uma realidade. A odontologia infantil mudou completamente, e a prevenção é a palavra chave na saúde pública e nos consultórios. A tecnologia nos fascina: osseointegração, laser, fármacos, materiais moderníssimos, equipamentos sofisticados, bioproteção, microscópio clínico, livros belíssimos com figuras maravilhosas, imagens digitais, próteses por computador, câmeras digitais e os benefícios dos computadores nos consultórios são indiscutíveis. E vem aí a terapia gênica.

Ironicamente, a dor mais comum que afeta a região da face continua sendo a dor de dente. Sua causa primária é a cárie dentária que continua nos desafiando; suas seqüelas comprometem a saúde geral e a qualidade de vida dos pacientes, particularmente nos mais necessitados. Uma multidão de doentes com dores crônicas da boca e da face roda por consultórios, faculdades e hospitais, e mesmo com tanto avanço tecnológico não conseguimos aliviar, ou entender, seus sofrimentos. Creio que é hora de reflexão sobre o atendimento desses pacientes e sobre a própria formação do dentista brasileiro neste momento tão avançado do conhecimento técnico-científico.

4. Quanto à integridade do organismo humano

Odontologia e Medicina separaram-se em alguns momentos de suas práticas clínicas, como se a boca fosse dissociada do corpo. A natureza humana que conhecemos, biologicamente, é única e as separações de profissões ou especialidades não podem desconsiderá-la, e esta afirmação, evidentemente, não é nova nem original. É apenas a reafirnação do óbvio. As queixas dos pacientes exigem que os profissionais dessas profissões estejam atentos às doenças orais, sejam locais ou sistêmicas, e de suas implicações na saúde geral. Isto é perfeitamente possível e este livro baseia-se em experiência brasileira de integração interprofissional benéfica aos doentes, aos profissionais envolvidos e à própria instituição[161].

> *O treinamento profissional para ouvir atentamente os pacientes, também quando se queixam de dor crônica da boca, auxilia a desenrolar os complicados novelos de suas histórias e faz a diferença.*

Parte 4.
Conclusões

A Odontologia Hospitalar é uma realidade. Independente da formação do especialista em Cirurgia e Traumatologia Bucomaxilofacial, ela é absolutamente necessária para treinar dentistas recém-formados em regime de residência hospitalar, a exemplo dos médicos. É a forma objetiva e prática deles sentirem o problema real da saúde pública brasileira. O inter-relacionamento com equipes médicas e demais profissionais da saúde auxilia na compreensão de que saúde oral e saúde geral são indissociáveis e de que existem níveis diferentes de complexidade também das doenças bucais e dos próprios doentes com doenças sistêmicas que necessitam tratamento odontológico.

Se existem cerca de 300 doenças que se manifestam, primária ou secundariamente, na boca, é sinal de que diagnóstico e tratamento das dores orofaciais não é tarefa simples, nem exclusiva de um único profissional. Mas a responsabilidade de cada profissional, ao emitir opiniões, é de natureza individual. Profissionais que desejam atuar exclusivamente nessa área do conhecimento, necessitam de treinamento árduo, formação interdisciplinar, se possível em centros hospitalares universitários envolvidos com Ensino, Pesquisa e Assistência. Ignorar este fato é pensar de forma simplista, como se tratar dor se resumisse à mera aplicação de técnicas operatórias. Estas são indispensáveis, mas têm indicações precisas.

Afinal de contas dor é *uma experiência complexa e multidimensional*, depende da doença e do doente como mostra Dna. Antônia, que sofria de dor gengival crônica, quando tentava lhe *explicar* que essa dor era simples em comparação com outras:

> *"Doutor! a dor mais importante é a dor que a gente sente no corpo da gente."*

Sábia essa Dna. Antônia, como o povo em geral que nem sempre consegue freqüentar a escola; mostra sensibilidade e experiência de vida, próprias do ser humano, e não como privilégio de poucos, como muitos que nos consideramos *letrados*.

Lembrando-a, penso, ingenuamente, que neste mundo confuso, egoísta e paradoxal, antes de qualquer julgamento, sempre é bom ouvir da música de Raul Seixas que *o caminho da dor é o amigo*. Mas vivo, ou procuro viver, no mundo da ciência, e a razão me impele a refletir que o amigo, nas ciências da saúde, certamente é aquele que está preparado para cuidar dos seus pacientes, física e afetivamente.

.22.
Referências

1. Cassel EJ. The nature of suffering and the Goals of Medicine. New York: Oxford University Press. 1991.
2. Ingle JI, Glick DH, Scheffer D. Diagnóstico diferencial e tratamento das dores oral e perioral. In: Ingle JI, Beveridge EE (Eds). Endodontia. 2ª ed. Rio de Janeiro: Interamericana; 1979. p.450-517.
3. Peschanski M. A biologia da dor. Trad. W Lagos. Porto Alegre: L&PM; 1987.
4. De Masi D. O ócio criativo. 5ª ed. Rio de Janeiro: Sextante; 2000.
5. IASP – International Association for the Study of Pain Subcommittee on Taxonomy: Classification of chronic pain, descriptions of chronic pain syndromes and definitions of pain terms. Pain (Suppl) 3:S1-S225, 1994.
6. Melzack R. The puzzle of Pain, 1973.
7. Ring ME. Dentistry. An Illustrated history. St Louis: Mosby-year; 1985.
8. Melzack R, Wall PD. Pain mechanisms: a new theory. Science, v1501:971, 1965.
9. Jantsch HHF, Kemppainen P, Ringler R, Handwerker, Forster C. Cortical representation of experimental tooth pain in human. Pain, 118: 390-399, 2005.
10. Morin E. O Método. O conhecimento do conhecimento. Porto Alegre: Sulina; 1999. p.15.

11. Morris DB. Success Stories: Narrative, Pain, and the Limits of Storylessness. In: Narrative, Pain and Suffering. Daniel B Carr, Hohn D Loeser, David B Morris (Eds). Progress in Pain Research and Managemente. Vol. 34. Seattle: IASP Press, 2005. p269-285.
12. Tommasi AF. Diagnóstico em patologia bucal. Artes Médicas; 1982.
13. Russel Martin. Os cabelos de Beethoven. Rio de Janeiro: Globo; 2001.
14. Siqueira JTT, Teixeira MJ. Dor Orofacial, Diagnóstico, Terapêutica e Qualidade de Vida. Curitiba: Maio; 2001.
15. Freire P. Pedagogia da autonomia. Saberes necessários à prática educativa. Rio de Janeiro: Paz e Terra; 2000.
16. Thuler LCS, Rebelo MS. Epidemiologia do câncer de boca. In: Kowalski LP, Dib LL, Ikeda MK, Adde C. Prevenção, diagnóstico e tratamento do câncer bucal. Rio de Janeiro: Frôntis Editorial; 1999. p. 2-8.
17. INCA. Carcinoma Epidermóide da Cabeça e Pescoço. *Rev Bras de Cancerol*, 2001; 47: 361-76.
18. Cassia Ribeiro RK, Kowalski LP, Latorre MR. Perioperative complications, comorbidities, and survival in oral or oropharyngeal cancer. *Arch Otolaryngol Head Neck Surg*, 2003 Feb;129(2):219-28.
19. Epstein JB, Emerton S, Kolbinson DA, Le ND, Phillips N, Stevenson-Moore P, Osoba D. Quality of life and oral function following radiotherapy for head and neck cancer. *Head & Neck*. 1999; 21:1-11.
20. Cuffari L, Siqueira JTT, Nemr K, Rapaport A. Pain complaint as the first symptom of oral cancer: a descriptive study. *Oral Surg Oral Med Oral Pathol Oral Radiol Endod*, 102(1):56-61, 2006.
21. Eyer F. (Organizador). Actas e Trabalhos do Terceiro Congresso Odontológico Latino Americano. (3°. COLA). Rio de Janeiro: Imprensa Nacional, 1931. Vols I, II e III.
22. Barbosa JF. Câncer da boca. São Paulo: Sarvier. 2ª ed. 1968.
23. Castilho EA. Entrevista sobre Ética em Pesquisa. JBA – *Jornal Brasileiro de Oclusão, ATM e Dor Orofacial*, 5(18): 1-4, 2005.
24. Parker MJ. Getting ethics into practice. Clinicians need to be able to analyze and justify their day to day value judgments. *BMJ*, 2004; 329:126.
25. General Medical Council. Tomorrow's doctors: recommendations on undergraduate medical education. London: GMC; 2003.
26. Diniz D, Guilhem DB, Garrafa V. Bioethics in Brazil. *Bioethics*, 13(3-4): 244-248, 1999.
27. World Medical Association – Declaration of Helsinki. *JAMA*, 1997; 277: 925-6.
28. Conselho Nacional de Saúde – Ministério da Saúde. Normas de Pesquisa em Saúde - Resolução 01 1988.
29. Conselho Nacional de Saúde – Ministério da Saúde. Diretrizes e Normas Regulamentadoras de Pesquisa Envolvendo Seres Humanos – Resolução 196 1996.
30. Sardenberg T, Müller SS, Pereira HR, Oliveira RA, Hossne WS. Análise dos aspectos éticos da pesquisa em seres humanos contidos nas Instruções aos Autores de 139 revistas científicas brasileiras. *Rev Ass Med Brasil*, 1999; 45(4): 295-302 295.
31. Conselho Federal de Odontologia. Código de Ética Odontológica, 2003.
32. Brazilian Oral Research (Pesquisa Odontológica Brasileira). Vol 18 – Suppl. September, 2004.
33. Fields H. Core curriculum for professional education in pain. 2ª ed. Seattle: IASP Press. 1995.
34. Morris DB. Ethics beyond Guidelines: Culture, Pain, and Conflict. In: Proceedings of the 10th World Congress on Pain. Progress in Pain Research and Managemente. Vol.24. JO Dostrovsky, DB Carr, M Koltzenburg (Eds). Seattle: IASP Press, 2003. p37-48.

Parte 4.
Referências

35. Nemen RN. O paciente como ser humano. São Paulo: Summus, 1993. p 208.
36. Reich W. A revolução sexual. Rio de Janeiro: Zahar, 1974.
37. Vianna AO. Uma vista de olhos sobre o evolver da Odontologia. In: Eyer F. (Organizador). Actas e Trabalhos do Terceiro Congresso Odontológico Latino Americano. (3°. COLA). Rio de Janeiro: Imprensa Nacional, 1931. Vol III, pgs 5-8.
38. Dobbs EC, Prinz H. Farmacologia y Terapêutica Dental, 10ª ed. México: Union Tipografia, 1953. 525p.
39. Department of Health and Human Services. EUA. Oral health in America: A report of the General Surgeon. Executive summary. EUA, 2000.
40. Dionne RA, Cooper AS. Delaying the onset of postoperative dental pain by preteatment with ibuprofen. *Oral Surg Oral Med Oral Pathol*, 45:851-856, 1978.
41. Andrade M. Namoro com a Medicina, 1937.
42. Vasconcelos AA. Cárie dentária e Vitamina C. Tese de Doutoramento apresentada à Faculdade de Medicina da Bahia, 1941.
43. Bennet CR. Monheim anestesia local e Controle da dor na prática dentária. Rio de Janeiro: Guanabara Koogan; 1986.
44. Dickenson AH. Pharmacology of pain transmission and control. In: Campbell JN (Ed), Pain – Updated review. Seattle: IASP Press; 1996, p.113-21.
45. Sessle BJ, Bryant PS, Dionne RA. Temporomandibular Disorders and Related Pain Condition. Progress in pain research and management. Seattle: Iasp Press; 1995. Vol 4
46. Ready LB, Edwards WT. Tratamento da dor aguda. Rio de Janeiro: Revinter; 1995.
47. Sessle BJ. Acute and chronic craniofacial pain: Brainstem mechanisms of nociceptive transmission and neuroplasticity, and their clinical correlates. *Crit Rev Oral Biol Med*, 2000; 11(1):57-91.
48. Wall PD. The mechanisms by which tissue damage and pain are related. In: Campbell JN (Ed). Pain – Updated review. Seattle: IASP Press; 1996. p.123-6.
49. Dobbro ERL. A música como trapia complementar no cuidado de mulheres com fibromialgia (dissertação). São Paulo (SP): Escola de Enfermagem da USP, 1998.
50. Brody H. The placebo response. New York: Harper Collins, 2000.
51. Levine JD, Gordon NC, Fields HL. The mechanisms of placebo analgesia. *Lancet*, 2:654-657, 1978.
52. Cousins N. Anatomy of an Illness as perceived by the patient. New York: Bantam Books. 1979.
53. Levine JD, Gordon NC, Smith R, Fields HL. Analgesic responses to morphine and placebo in individuals with postoperative pain. *Pain*, 10:379-389, 1981.
54. Amanzio M, Pollo A, Maggi G, Benedetti F. Response variability to analgesics: a role for nonspecific activation of endogenous opioids. *Pain*, 90:205-215, 2001.
55. Sessle B. Pain. In: Roth GI, Calmes R (eds). Oral Biology. EUA: Mosby Company; 1981. p.3-28.
56. Amanzio M, Benedetti F. Neurophamacological dissection of placebo analgesia: expectation-activated opioid systems versus conditioning-activated wpecific sub-systems. *J Nerosci*, 19:484-494, 1999.
57. Fields JL, Basbaum AI. Central nervous system mechanisms of pain modulation. In: WallPD, Melzack R (Ed). Textbook of Pain. Edinburgh: Churchill Livingstone, 1999. p309-329.
58. Price DD. Psychological Mechanisms of Pain and Analgesia, Progress in Pain Research and Management. Vol 15. Seattle: IASP Press, 1999.
59. Petrovic P, Kalso E, Petersson KM, Ingvar M. Placebo and opioid analgesia – imaging a shared neuronal network. *Science*, 295:1737-1740, 2002.

60. Pollo A, Vighetti S, Rainero I, Benedetti F. Placebo analgesia and the heart. Pain, 2003.
61. Carpenter HC. A Dôr em Odontologia. In: Eyer F. (Organizador). Actas e Trabalhos do Terceiro Congresso Odontológico Latino Americano. (3º. COLA). Rio de Janeiro: Imprensa Nacional, 1931. Vol I, pgs 499-512.
62. Trovão JM. Conexões Oculo-dentárias e Pathogenia correlata. In Eyer F. (Organizador). Actas e Trabalhos do Terceiro Congresso Odontológico Latino Americano. (3º. COLA). Rio de Janeiro: Imprensa Nacional, 1931. Vols I, pgs 113-139.
63. Guimarães L. Doenças Mentaes e Apparelho Dentario. In Eyer F. (Organizador). Actas e Trabalhos do Terceiro Congresso Odontológico Latino Americano. (3º. COLA). Rio de Janeiro: Imprensa Nacional, 1931. Vols I, pgs 325-335.
64. Cirne Lima. Infecção dentaria e Systema Nervoso. In Eyer F. (Organizador). Actas e Trabalhos do Terceiro Congresso Odontológico Latino Americano. (3º. COLA). Rio de Janeiro: Imprensa Nacional, 1931. Vols I, pgs 479-497.
65. Colyer JF; Sprawson E. Dental Surgery and pathology. 9th ed. London: Butterworths Medical Publications; 1953.
66. Portela GA. Tic doloroso da face. In Eyer F. (Organizador). Actas e Trabalhos do Terceiro Congresso Odontológico Latino Americano. (3º. COLA). Rio de Janeiro: Imprensa Nacional, 1931. Vols I, pgs 201-205.
67. Siqueira SRDT, Nóbrega JCM, Valle LBS, Teixeira MJT, Siqueira JTT. Idiopathic Trigeminal Neuralgia: Clinical aspects and dental procedures. Oral Surgery Oral Medicine Oral Pathology Oral Radiology and Endodontics, 2004a; 98(3):311-5.
68. Cirne Lima. Pathogenia da infecção em Fóco. In Eyer F. (Organizador). Actas e Trabalhos do Terceiro Congresso Odontológico Latino Americano. (3º. COLA). Rio de Janeiro: Imprensa Nacional, 1931. Vols I, pgs 251-276.
69. Goes PSA (2001). The prevalence, severity and impact of dental pain in Brazilian schoolchildren and their families. Department of Epidemiology and Public Health. University College London. University of London. PhD Thesis.
70. Moyses SJ. Oral health and healthy cities: An analysis of intra-urban differentials in oral health outcomes in relation to "Healthy Cities" policies in Curitiba, Brazil. Department of Epidemiology and Public Health , University College London. PhD thesis; 2000.
71. Arrudão M. O milagre da dentadura. Jornal O Estado de São Paulo, 1950. APUD Seleções Odontológicos, 1950. 5(22):36-7.
72. Matos G. Poemas Escolhidos. 14ª ed. São Paulo: Cultrix; 2004.
73. Pessoa F. Mensagem. 3ª ed. Rio de Janeiro: Ed. Nova Fronteira, 1981.
74. Freud S. Sobre o Narcisismo: Uma Introdução (1914). Edição Standard Brasileira (ESB) vol XIV.
75. Loeser J. Pain, Suffering, and the Brain: a Narrative of Meanings. In: Narrative, Pain and Suffering. Daniel B Carr, Hohn D Loeser, David B Morris (Eds). Progress in Pain Research and Managemente. Vol. 34. Seattle: IASP Press, 2005. p17-27.
76. Poe EA. A carta roubada e outras histórias de crime e mistério. Floresta: L&PM Pocket; 2003.
77. Emmerich A. A corporação odontológica e o seu imaginário. Vitória: Editora UFES; 2000.
78. Salles-Cunha EM. A Evolução da Odontologia no Brasil. Memória Histórica. In Eyer F. (Organizador). Actas e Trabalhos do Terceiro Congresso Odontológico Latino Americano. (3º. COLA). Rio de Janeiro: Imprensa Nacional, 1931. Vol III, pgs 131-197.
79. Meireles C. Romanceiro da Inconfidência. 8ª ed. Rio de Janeiro: Ed. Nova Fronteira, 1989.
80. Houaiss. Dicionário. Rio de Janeiro: Objetiva; 2001.
81. Coelho e Souza A, Dias de Carvalho A. Manual Odontologico, 4ª ed. Lisboa: Typographia do Annuario Commercial. 1912.
82. Iversen LL. The Science of Marijuana. USA: Oxford; 2000.

Parte 4
Referências

83. Amaral JM. Aspecto histórico da mutilação dentaria e sua influencia em nossos marinheiros de guerra. In Eyer F. (Organizador). Actas e Trabalhos do Terceiro Congresso Odontológico Latino Americano. (3º. COLA). Rio de Janeiro: Imprensa Nacional, 1931. Vol III, pgs 191-217.
84. Ferro A. A Hygiene da Bocca. 1895. APUD Salles-Cunha EM. A Evolução da Odontologia no Brasil. Memória Histórica. In: Eyer F. (Organizador). Actas e Trabalhos do Terceiro Congresso Odontológico Latino Americano. (3º. COLA). Rio de Janeiro: Imprensa Nacional, 1931. Vol III, pgs 131-197.
85. Graziani M. Cirurgia buco-maxilar. 3ª ed. Rio de Janeiro: Editora Científica; 1942.
86. Hayes LV. Diagnostico clinico de las enfermidades de la boca. México: UTHA; 1954.
87. Brasil. Relatório Final da III Conferência Nacional de Saúde Bucal, 1993.
88. Lipton JA, Ship JA, Larach-Robinson D. Estimated prevalence and distribuition of reported orofacial pain in the United States. J Am Dent Assoc, 1993; 124:115-21.
89. Teixeira MJ. Io. Estudo Master em dor. Io. SIMBIDOR, São Paulo, 1994.
90. Nomura LH, Bastos JLD, Peres MA. Dental pain prevalence and association with dental caries and socioeconomic status in school children Southern Brazil, 2002. Braz Oral Res, 2004; 18(2):134-40.
91. Cortes MIS, Marcenes W. Sheiham, A. Prevalence and correlates of traumatic injuries to the permanent teeth of school-children aged 9–14 years in Belo Horizonte, Brazil. Dental Traumatol, 2001; 17:22, 5p (Issue 1).
92. Nogueira AJS, Melo CB, Faria PJV, Nogueira RGM, Sampaio MAS. Prevalência de traumatismos dos dentes descíduos em crianças da faixa etária de 0 a 5 anos. Rev Ibero-am Odontopediatr Odontol Bebê, 2004; 7(37):266-71.
93. Savioli C, Silva C, Prado E, Campos L, Ching LH, Siqueira JTT. Dental and Facial Characteristics in Patients with Idiopathic Juvenile Arthritis. Revista do Hospital das Clínicas da Faculdade de Medicina de São Paulo, 2004; 59(3):93-8.
94. Brasil. Ministério da Saúde. Divisão Nacional de Saúde Bucal. Levantamento epidemiólogico em saúde bucal. Brasil, zona urbana, 1986. Brasília, CD-MS, 1988.
95. Silva M. Compêndio de Odontologia Legal. São Paulo: Medsi, 1997.
96. Lima JF. Da influencia das infecções dentarias nas affecções cardiacas. In: Eyer F. (Organizador). Actas e Trabalhos do Terceiro Congresso Odontológico Latino Americano. (3º. COLA). Rio de Janeiro: Imprensa Nacional, 1931. Vols I, pgs 231-235.
97. Pannaim LC. A Pyorrhéa Alveolar. In: Eyer F. (Organizador). Actas e Trabalhos do Terceiro Congresso Odontológico Latino Americano. (3º. COLA). Rio de Janeiro: Imprensa Nacional, 1931. Vols I, pgs 175-200.
98. Ribeiro FM. Contribuição ao estudo da Pyorréa Alveolar. In: Eyer F. (Organizador). Actas e Trabalhos do Terceiro Congresso Odontológico Latino Americano. (3º. COLA). Rio de Janeiro: Imprensa Nacional, 1931. Vols I, pgs 141-158.
99. DeStefano F, Anda RF, Kahn HS et al. Dental disease and risk of coronary heart disease and mortality. Br Med J, 1993; 306:688-91.
100. Herzberg MC, MacFarlane GD, Gong K. The platelet interactivity phenotype of Strptococcus sanguis inflences the course of experimental endocarditis. Infect Immun 1992; 60:4809-18.
101. Wu T, Trevisan M, Gemnco RJ, Dorn JP, Flkner KL, Sempos CJ. Periodontal disease and risk of cerebrovascular disease. The first national health and nutrition examination survey and its follow up study. Arch of Intern Med, 2000; 160(18):2749-55.
102. Dajani AS, Taubert KA, Wilson W, Bolger A.F, Bayer A, Ferriere P, Gewitz MH, Shulman ST, Nouri S, Newburger JW, Hutto C, Pallash TJ, Gage TW, Levinson ME, Peter RG, Zuccaro Jr, G. Prevention of bacterial endocarditis. Recommendations by the American Heart Association. JAMA, 277:1794-1801, 1997.

103. Cirne Lima. Infecções dentarias e Nevralgias. In: Eyer F. (Organizador). Actas e Trabalhos do Terceiro Congresso Odontológico Latino Americano. (3°. COLA). Rio de Janeiro: Imprensa Nacional, 1931. Vols I, pgs 309-315.
104. Fabri GM. Mudança de paradiga: A doença periodontal agravando o diabete melito. Monografia apresentada à comissão de Aprimoramento em Odontologia Hospitalar do Hospital das Clínicas da Faculdade de Medicina da Universidade de São Paulo, 2000. 70 p.
105. Fontes C. A Odontologia em face da Pathologia Geral. In: Eyer F. (Organizador). Actas e Trabalhos do Terceiro Congresso Odontológico Latino Americano. (3°. COLA). Rio de Janeiro: Imprensa Nacional, 1931. Vols I, pgs 291-298.
106. Spalding M, Siqueira JTT. Avaliação de uma estratégia terapêutica em processos Infecciosos Buco-Dentais. *RGO*, 47:110-114, 1999.
107. Odontologia em Saúde Coletiva. Manual do Aluno. Departamento de Odontologia Social da Faculdade de Odontologia da USP; 1999.
108. Narvai PC. Odontologia e saúde bucal coletiva. São Paulo: Husitec; 1994.
109. Blasberg B, Geenberg MS. Orofacial Pain. In Burket's Oral Medicine. 10ª Edition. Edts. Greenberg MS; Glick M. EUA: BC Decker Inc. 2003. pg 307-340.
110. Thoma K. Oral Surgery. 2ª ed. St. Louis: Mosby; 1952.
111. Demo P. Conhecer & aprender. Porto Alegre: Artmed; 2000. p.52.
112. Glick M, Siegel MA, Brightman VJ. Evaluation of the Dental Diagnosis and Medical Risk Assesment. In. In Burket's Oral Medicine. 10ª Edition. Edts. Greenberg MS; Glick M. EUA: BC Decker Inc. 2003. pg 5-33.
113. Canto Pereira LC. Odontologia Hospitalar. São Paulo: Livraria Santos, 1984. 182p.
114. Burton RC. The problem of facial pain. *JADA*, 1969; 79:93-100.
115. Teixeira MJ. Prefácio. In: Siqueira JTT, Ching LH (eds). 1ª ed. Dor Orofacial / ATM – Bases para o diagnóstico clínico. Curitiba: Maio; 1999.
116. Sessle BJ, Hu JW, Amano N, Zhong G. Convergence of cutaneous, tooth pulp, visceral, neck and muscle afferents onto nociceptive and non-nociceptive neurones in trigeminal subnucleus caudalis (medullary dorsal horn) and its implications for referred pain. *Pain*, 1986; 27:219-35.
117. Davis KD, Dostrovsky JO. Activation of trigeminal brainstem nociceptive neurons by dural artery stimulation. *Pain*, 1986; 25:395-401.
118. Lundqvist S, Haraldson T. Occlusal perception of thickness in patients with bridges on osseointegrated oral implants. *Scand J Dent Res*, 1984; 92:88-92.
119. Okeson JP. Orofacial Pain: Guidelines for Assessment, Diagnosis and Management. Chicago: Quintessence; 1996.
120. Gear RW. Neural control of oral behavior and its impact on occlusion. In: Science and Practice of Occlusion. McNeil C (Ed). Chicago: Quintessence, 1997. 538p.
121. Bell WE. Dores orofaciais. Classificação, diagnóstico e tratamento. 3ª ed. São Paulo: Quintessence Books; 1991.
122. Travell J, Simon D. Myofascial pain and dysfunction - the trigger point manual. Baltimore: Williams Wilkins; 1992. vol 2.
123. Teixeira MJ, Braun Filho JL, Marquez JO, Lin TY. Dor, Contexto Interdisciplinar. Curitiba: Maio; 2002.
124. Dubner R, Ruda MA. Activity-dependent neuronal plasticity following tissue injury and inflammation. *TINS*, 1992; 15:96-103.
125. Byers MR, Westrum LE, Dong WK, Ladarola MJ. C-Fos and silver degeneration reactions in adult rat brainstem following acute and chronic dental inflammation. *Soc Neurosci*, 1990; 16:1164 (Abstr).

126. Nähri M, Yamamoto H, Ngassapa D. Function of intradental nociceptors in normal and inflamed teeth. In: Shimono M, Maeda T, Suda H, Takahashi K (eds). Dentin/pulp complex. Tokyo: Quintesssence; 1996. p.136-40.
127. Olgart LM. Neural control of pulpal blood flow. Crit Rev Oral Biol Med 1996; 7:159-71.
128. Sigurdssun A, Maixner W. Effects of experimental and clinical noxious counter-irritants on pain perception. *Pain*, 1994; 57:265-75.
129. Byers MR. Dynamic plasticity of dental sensory nerve structure and cytochemistry. *Arch Oral Biol*, 1994; 39:13s-21s.
130. Vongsavan N, Matheus B. Changes in pulpal blood flow and in fluid through dentine produced by autonomic and sensory stimaulation in the cat. *Proc Finn Dent Soc*, 1992; 88(Suppl):491-8.
131. Matheus B, Vongsavan N. Interactions between neural and hydroynamic mechanisms in dentin and pulp. *Arch Oral Biol*, 1994; 39(Suppl):87s-96s.
132. Edwall L, Scott D. Influence of changes in micorcirculation on the excitability of the sensory units in the tooth of the cat. *Acta Physiol Scand*, 1971; 82:555-66.
133. Kumazawa T, Kruger L, Mizumua K. The polimodal receptor – A gateway to pathological pain. *Prog Brain Res*, 1996; 113:3-543.
134. Lawson SN. Peptides and cutaneous polymodal nociceptor neurones. *Prog Brain Res*, 1996; 113:369-86.
135. Hokfelt T, Zhang X, Wiesenfeld-Hallin Z. Messenger plasticity in primary sensory neurons and its functional implications. *Trends Neurosci*, 1994; 17:22-30.
136. Fried K, Arvidsson I, Robertson B, Pfaller K. Anterograde HRP tracing and immunohistochimistry of trigeminal ganglion tooth polp neurons after dental nerve lesions in the rat. *Neuroscience*, 1991; 33:269-78.
137. Coimbra F, Coimbra A. Dental noxious input reaches the subnucleous caudalis of the trigeminal complex in the rat, as show by c-fos expression upon thermal or mechanical stimulation. *Neurosci Lett*, 1994; 173:201-4.
138. Torneck CD, Howley TP. A comparison of pulpal and tactile detection threshold levels in young adults. *Am J Orthod Dentofac Orthop*, 1989; 96:302-11.
139. Jacobs R, van Steenberghe D. Role of periodontal ligament receptors in the tactile function of teeth: a review. *J Periodontol Res*, 1994; 29:153-67.
140. Ishihara Y, Nishihara T, Maki E, Noguchi T, Koga T. Role of interleukin-1 and prostaglandin in vitro bone resorption induced by Actinobacillus actinomycetemcomitans lipopolysaccharide. *J Periondontol Res*, 1991; 26:155-60.
141. Bartold PM, Kyltra A, Lawson R. Substance P: an immunohistochemical and biochemical study in human gingival tissues. A role for neurogenic inflammation. *J Periodontol*, 1994; 65:1113-21.
142. Ramfjord S, Ash MM. Oclusão. 3ª ed. São Paulo: Interamericana; 1984.
143. Kvinnsland I, Heyeraas KJ, Byers MR. Effects of dental trauma on pulpal and periodontal nerve morphology. *Proc Finn Dent Soc*, 1992; (Supp I) 88:125-32.
144. Loeser JD. Tic douloureux and atypical facial pain. *J Can Dent Assoc*, 1985; 51:917-23.
145. Dubner R, Sessle B, Storey AT. The neural basis of oral and facial function. New York:Plenum Press, 1978.
146. Hu JW; Tsai C-M, Bakke M, Seo K, Tambeli CH, Vernon H et al. Deep craniofacial pain: Involvement of trigeminal subnucleus caudalis and its modulation. In: Jensen TS, Turner JA, Wiesenfeld-Hallin Z (Eds). Proceedings of the 8th World Congress on Pain, Progress in Pain Research and Management, Vol 8, Seattle: IASP Press; 1997, p.497-506.
147. Wolfe F, Simons DG, Fricton J et al. The fibromyalgia and myofascial pain syndromes: A preliminary study of tender points and trigger points in persons with fibromyalgia, myofascial pain syndrome and no disease. *J Rheumatol*, 1992; 19: 951-94.

148. Bazerque P. Farmacologia odontologica. Buenos Aires: Editorial Mundi; 1978.
149. IASP Proceedings First World Congress of the International Association for the Study of Pain. Florence, Italy, Sept. 1975.
150. The International Classification of Headache Disorders: 2nd edition. Cephalalgia; 24 Suppl 1:9-160,2004.
151. AAOP- AMERICAN ACADEMY OF OROFACIAL PAIN - Orofacial pain: Guidelines for assesments, diagnosis and management. Chicago, Quintessence, 1996.
152. Siqueira JTT; Ching LH; Nasri C; S Siqueira SRDT; Teixeira MJ; Heir G, Valle LBS. Clinical study of patients with persistent orofacial pain. Arq Neuropsiquiatr, 62(4):988-996, 2004b
153. Zapata C. Aprenda a viver sem dor de cabeça. São Paulo: Record, 1992.
154. Bailey DR. Tension headache and bruxism in the sleep disordered patient. *Cranio*, 1990; 8:174-82.
155. Grzesiak RC. Considerações psicológicas na disfunção temporomandibular. Abordagem biopsicossocial para a formação de sintomatologia. *Clin Odontol Am Norte*, 1991; 1:217-35.
156. Luz JGC, Uono HH, Yamamoto MK. Passive mandibular border positions and their relationships with signs and symptoms of craniomandibular disorder. A study of linear and angular measurements. J *Nihon Univ Sch Dent*, 1995; 37:28-32.
157. American Sleep Disorders Association. International Classification of Sleep Disorders, revised: Diagnostic and Coding Manual. Rochester, Allen Press: American Sleep Disorders Association; 1997.
158. Solberg WK. Disfunções e desordens temporomandibulares. Trad. por W.S. Gomes. São Paulo: Santos, 1989. p.13-26.
159. Heir G. Prefácio. In: Siqueira JTT, Teixeira MJ (Edts). Dor Orofacial, Diagnóstico, Terapêutica e Qualidade de Vida. Curitiba: Maio; 2001.
160. Castro AB. Tratamento da dor no Brasil. Evolução histórica. Curitiba: Maio; 1999.
161. Siqueira JTT. The Past, Present and Future of Temporomandibular Disorders and Orofacial Pain in Brazil. In: S-C Chung, J Fricton (Eds). The Past, Present and Future of Temporomandibular Disorders and Orofacial Pain. Seoul: Shinhung International. 2006. p315-348.
162. Ojugas AC. A dor através da história e da arte. Tomo 6. Cleveland: Atlas Medical Publishing Ltda, 1999,p.153.
163. Benedetti *et al*. Loss of expectation-related mechanisms in Alzheimer's disease makes analgesic therapies less effective. *Pain*, 121 (2006),133-144.